AME 医学评论系列医学图书 2B014

转化医学最新进展与专家评论

主　编　顾　兵　束永前　朱陵君

副主编　贾瑞鹏　罗　亮　王　琼　杨　磊

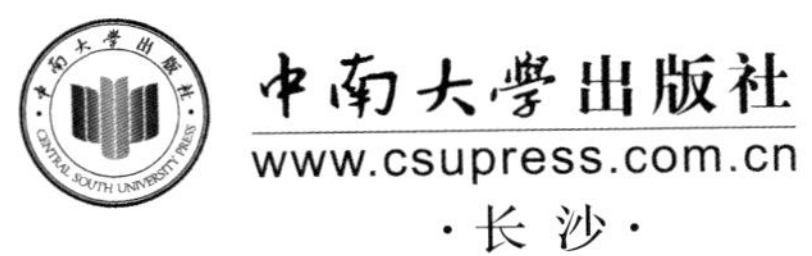

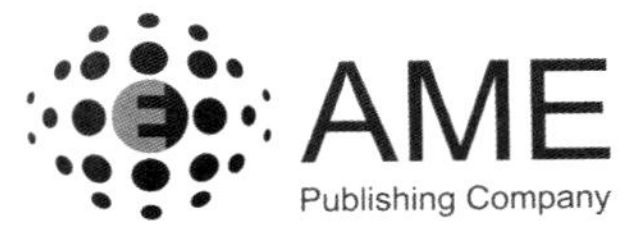

图书在版编目（CIP）数据

转化医学最新进展与专家评论/顾兵，束永前，朱陵君主编. —长沙：中南大学出版社，2020.7

ISBN 978-7-5487-3554-0

Ⅰ.①转…　Ⅱ.①顾…　②束…　③朱…　Ⅲ.①医学—研究　Ⅳ.①R

中国版本图书馆CIP数据核字(2019)第019863号

AME 医学评论系列医学图书 2B014

转化医学最新进展与专家评论

ZHUANHUAYIXUE ZUIXINJINZHAN YU ZHUANJIAPINGLUN

顾兵　束永前　朱陵君　主编

□丛书策划　郑　杰　汪道远

□项目编辑　陈海波　廖莉莉

□责任编辑　谢新元　江苇妍　张开平

□责任校对　石曼婷

□责任印制　易红卫　潘飘飘

□版式设计　王　李　林子钰

□出版发行　中南大学出版社

社址：长沙市麓山南路　　邮编：410083

发行科电话：0731-88876770　　传真：0731-88710482

□策 划 方　AME Publishing Company

地址：香港沙田石门京瑞广场一期，16 楼 C

网址：www.amegroups.com

□印　　装　天意有福科技股份有限公司

□开　　本　889×1194　1/16　□印张 12　□字数 394 千字　□插页

□版　　次　2020 年 7 月第 1 版　□ 2020 年 7 月第 1 次印刷

□书　　号　ISBN 978-7-5487-3554-0

□定　　价　185.00 元

图书出现印装问题，请与经销商调换

编者风采

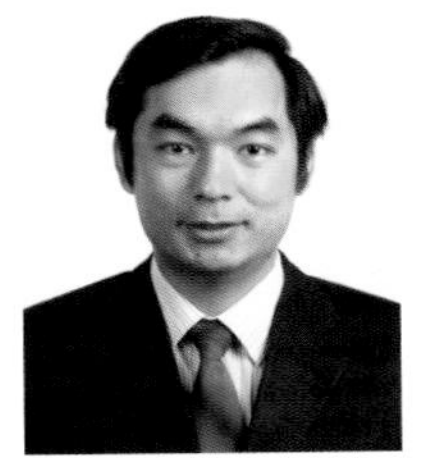

主编：顾兵 教授 博士 硕士研究生导师

徐州医科大学科技处副处长（主持工作）、徐州医科大学附属医院检验科副主任

美国普渡大学及UCLA访问学者，江苏省“科教强卫”医学重点人才、“333工程”人才、“六大人才高峰”人才、“六个一工程”高层次卫生人才。中华医学会检验分会青委会副主任委员、中国医学装备协会检验医学分会副会长、中国老年医学学会检验医学分会常务委员、江苏省研究型医院学会感染检验与合理用药专委会主任委员、江苏省医学会检验分会青委会副主任委员、江苏省研究型医院学会常务理事及感染检验与合理用药专委会主任委员、江苏省免疫学会常务理事、国家自然科学基金一审专家、AME学术沙龙总负责人。*J Lab Precis Med*执行主编，SCI期刊*Ann Transl Med*和*J Thorac Dis*编委。主要从事感染性疾病快速检测新技术与细菌耐药机制研究，主持国家自然科学基金3项、省级课题6项。以第一或通迅作者在*Emerg Infect Dis*、*J Antimicrob Chemothe*、*J Clin Microbiol*、*Nanoscale*等SCI期刊发表论文55篇，其中JCR1区论文12篇；主编及副主编专著18部；获专利4项，江苏省科学技术奖二等奖1项、江苏省医学科技奖三等奖1项、江苏省医学新技术引进奖5项。

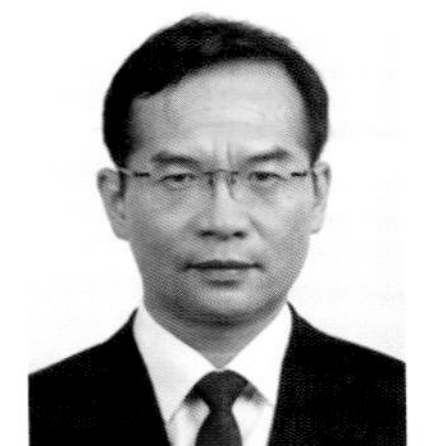

主编：束永前 主任医师 教授 博士生导师

南京医科大学第一附属医院肿瘤中心主任、肿瘤科主任、老年医学科肿瘤科主任、南京医科大学转化学院副院长、南京医科大学肿瘤教研室主任

国际肺癌协作组（IASLC）委员、国家卫计委原发性肺癌诊疗规范专家组成员、中国抗癌协会精准医疗专业委员会常委、中国医促会精准医疗专业委员会常委、中国肾癌诊疗规范指南专家组成员、中国黑色素瘤诊疗规范指南专家组成员、中国肿瘤血管生成治疗专业委员会委员、中华医学会江苏省化疗和靶向治疗学分会副主任委员、中国热疗专业委员会副理事长、中国CSCO执行委员、中国抗癌协会靶向分会及胃癌分会常委、中国医药教育协会腹部肿瘤专业委员会副主任委员、江苏省医学会肿瘤化疗与生物治疗委员会主任委员、江苏省免疫学会肿瘤免疫专业委员会主任委员、江苏省生物学会肿瘤生物诊断及治疗专业委员会主任委员、江苏省抗癌协会复发与转移专业委员会主任委员、2018年康复学会肿瘤康复分会主任委员、2018年生物学会分子诊断与免疫治疗主任委员、2018年转化研究院癌症联盟主任委员、江苏省“333”第二层次培养对象、“江苏省政府有突出贡献的中青年专家”、卫计委”十二五”临床医学规划教材——《肿瘤学概论》编委。

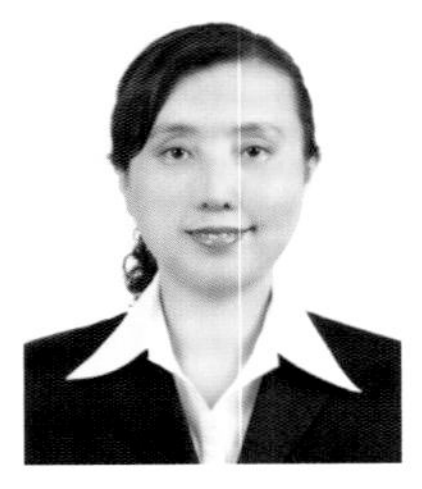

主编：朱陵君　主任医师　副教授　博士　博士后　博士研究生导师

南京医科大学肿瘤学教研室副主任

“十三五”江苏省医学重点人才、江苏省“六大人才高峰”培养对象、吴阶平医学基金会肿瘤医学部执行常委、中国抗癌协会康复会胃肠肿瘤分会常委、CSCO胆道肿瘤专家委员会副主任委员、中国医药教育协会腹部肿瘤专业委员会常委、中国医药教育协会盆腔肿瘤专业委员会常委、中国抗癌协会癌症康复与姑息治疗专业委员会委员、江苏省抗癌协会病因学及流行病学专业委员会副主任委员、江苏省免疫学会转化医学分会副主任委员、中国抗癌协会大肠癌专业委员会肝转移学组委员、江苏省健康产业研究会肿瘤防治专业委员会副主任委员、中国医疗保健国际交流促进会神经内分泌肿瘤分会委员、南京市卫生局肿瘤医疗质量控制中心委员、*Scientific Reports*杂志和*Annals of Oncology*中文版副刊编委。

以第一负责人主持国家自然科学基金面上项目、江苏省博士后基金、江苏省卫生厅指导性项目和江苏省临床医学研究中心横向课题各一项，其他课题多项。

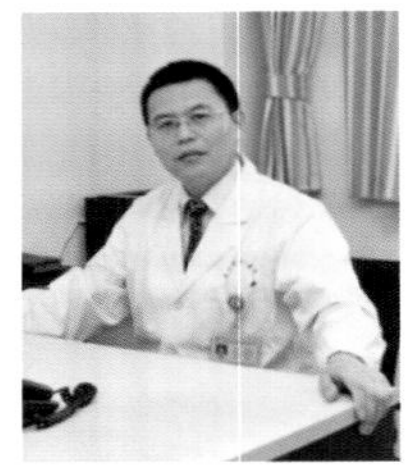

副主编：贾瑞鹏　主任医师　博士　博士生导师

南京医科大学附属南京医院（南京市第一医院）泌尿外科主任

中华医学会微生物与免疫学分会第二届移植免疫学组副组长兼秘书、中国医促会泌尿生殖专业常委、中国性学会会员、江苏省转化医学专业委员会常委/副主任委员、江苏省医学会泌尿外科分会肿瘤学组副组长、江苏省免疫学会“组织损伤与免疫调节”学组组长、江苏省医学会男科学分会常委、江苏省医促会泌尿生殖专业副组长、江苏省性学会常务理事、江苏省免疫学会理事、江苏省抗癌学会泌尿生殖专业委员、江苏省器官移植分会委员、江苏省医学会泌尿外科分会委员、南京医学会男科学分会候任主任委员、南京市医学会泌尿外科分会副主任委员。

《中华男科学杂志》编委、《中华解剖与临床》编委、《中华实验外科杂志》通讯编委、《中华移植杂志》电子版编委、《泌尿外科杂志》电子版编委、《医学研究生学报》通讯编委、*Asian Journal of Andrology*理事、《肾脏病与透析肾移植》杂志审稿人、《南京医科大学学报》审稿人。

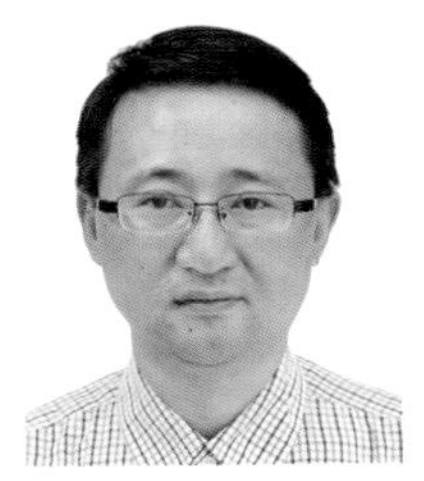

副主编：罗亮　主任医师　博士　硕士研究生导师

南京医科大学附属无锡第二医院重症医学科主任

美国胸科协会会员、江苏省医学会重症医学分会青年委员、江苏省医学会重症医学分会呼吸学组成员、江苏省免疫学会科普委员会常务委员、江苏省免疫学会区域与移植免疫专业委员会委员、江苏省医疗损害鉴定专家、无锡市医学会重症医学专业委员会委员、无锡市国产保健协作组专家组成员。

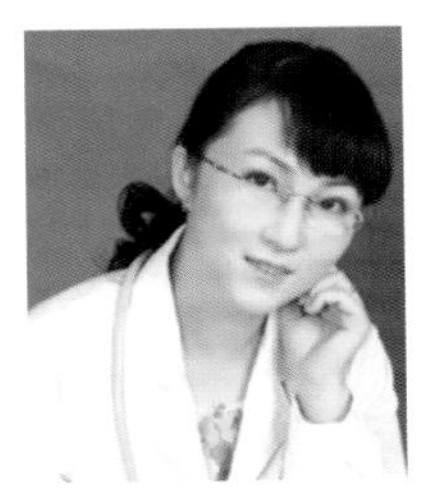

副主编：杨磊　主任医师　博士　硕士研究生导师

南通市肿瘤医院内科副主任

南通市肿瘤医院临床试验机构肿瘤专业负责人、中国抗癌协会肿瘤靶向治疗专业委员会委员、江苏省医学会化疗及生物治疗委员会青年委员、江苏省抗癌协会生物标志委员会委员、南通市医学会化疗及生物治疗委员会委员、南通市医学会内科分会委员。

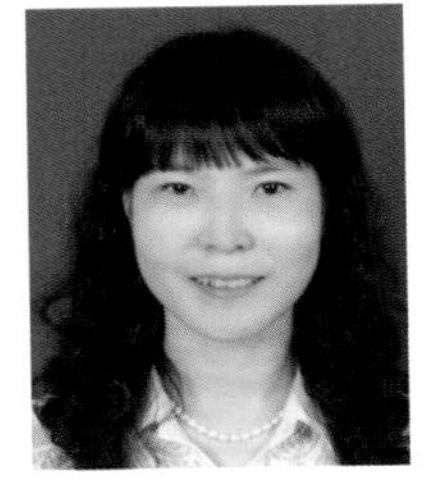

副主编：王琼　主任医师　硕士研究生导师

江阴市人民医院肿瘤四科主任

中国抗癌协会癌症康复与姑息治疗专业委员会委员、淮海协作组成员、难治性癌痛学组成员、中国老年学和老年医学学会肿瘤康复分会委员、吴阶平医学基金会营养学部精准营养专业委员会委员、江苏省抗癌协会化疗专业委员会委员、江苏省免疫学会肿瘤免疫专业委员会常委、江苏省老年学学会肿瘤康复专业委员会常委、江苏省医学会肿瘤化疗与生物治疗分会肿瘤姑息与康复学组成员、江阴医学会肿瘤分会副主任委员、江阴市中青年医学拔尖人才，从事肿瘤临床治疗和研究二十余年。

编者（以姓氏拼音为序）：

蔡元培
南京中医药大学附属盐城市中医院

常建华
复旦大学附属肿瘤医院

陈东芹
苏州大学附属第一医院

陈佳
南通市肿瘤医院

陈苏宁
苏州大学附属第一医院

陈莹
徐州医科大学

陈志鹏
张家港市第一人民医院

崔诗允
南京医科大学第一附属医院（江苏省人民医院）

戴夕超
盐城市第一人民医院

丁宁
南京医科大学第一附属医院（江苏省人民医院）

段超勤
南京医科大学附属苏州医院(苏州市立医院)

范博
大连医科大学附属第二医院

方勇
浙江大学医学院附属邵逸夫医院

房栋
镇江市中西医结合医院

高明珠
南京医科大学附属无锡第二医院（无锡市第二人民医院）

高天芸
南京大学医学院附属鼓楼医院

葛余正
南京医科大学附属南京医院（南京市第一医院）

顾兵
徐州医科大学/徐州医科大学附属医院

桂琦
苏州大学附属第一医院

郭伟剑
复旦大学附属肿瘤医院

韩志君
南京医科大学附属无锡第二医院（无锡市第二人民医院）

胡志德
内蒙古医科大学附属医院

黄朝晖
江南大学附属医院（无锡市第四人民医院）

季建美
南通市肿瘤医院

贾瑞鹏
南京医科大学附属南京医院（南京市第一医院）

姜丽岩
上海市胸科医院

金亮
中国药科大学生命科学与技术学院

孔辉
南京医科大学第一附属医院（江苏省人民医院）

李杰
东南大学医学院附属江阴医院（江阴市人民医院）

李倩倩
南京医科大学附属无锡第二医院（无锡市第二人民医院）

梁军
北京大学国际医院

凌扬
苏州大学附属常州肿瘤医院

刘越
哈尔滨医科大学附属第一医院

陆向东
东南大学医学院附属江阴医院（江阴市人民医院）

罗亮
南京医科大学附属无锡第二医院（无锡市第二人民医院）

马从超
江苏省建湖县人民医院

马加威
南京医科大学附属无锡市第二医院（无锡市第二人民医院）

马萍
徐州医科大学/徐州医科大学附属医院

闵寒
南京医科大学附属苏州医院(苏州市立医院)

莫然
南京大学医学院附属鼓楼医院

秦安东
江苏省淮安市第四人民医院

邱天竹
南京医科大学第一附属医院（江苏省人民医院）

任安晶
南京医科大学第一附属医院（江苏省人民医院）

沈冬
东南大学医学院附属江阴医院（江阴市人民医院）

束永前
南京医科大学第一附属医院（江苏省人民医院）

王俊宏
南京医科大学第一附属医院（江苏省人民医院）

王琪
大连医科大学附属第二医院

王琼
东南大学医学院附属江阴医院(江阴市人民医院)

王婉
徐州医科大学

王云
安徽省第二人民医院

王增军
南京医科大学第一附属医院(江苏省人民医院)

吴婷婷
南京医科大学第一附属医院（江苏省人民医院）

吴向华
复旦大学附属肿瘤医院

奚松阳
镇江市中西医结合医院

徐海燕
苏州大学附属第三医院(常州市第一人民医院)

徐智
上海交通大学医学院附属同仁医院

杨磊
南通市肿瘤医院

于韶荣
南京医科大学附属肿瘤医院江苏省肿瘤医院（江苏省肿瘤防治研究所）

查全斌
江苏大学附属金坛医院

张畅
徐州医科大学

张玮
泰州市人民医院

张鑫
淮安市第四人民医院

赵沙
上海市肺科医院

郑晓
苏州大学附属第三医院（常州市第一人民医院）

郑永昌
中国医学科学院北京协和医院

周炳荣
南京医科大学第一附属医院（江苏省人民医院）

周彩存
上海市肺科医院

周六化
南京医科大学附属南京医院（南京市第一医院）

周愿
徐州医科大学

朱陵君
南京医科大学第一附属医院（江苏省人民医院）

朱武生
东部战区总医院

祝鸿程
复旦大学附属肿瘤医院

庄秀芬
江苏大学附属医院

进展介绍（以姓氏拼音为序）：

陈东芹
苏州大学附属第一医院

陈佳
南通市肿瘤医院

段超勤
南京医科大学附属苏州医院(苏州市立医院)

范博
大连医科大学附属第二医院

方勇
浙江大学医学院附属邵逸夫医院

高天芸
南京大学医学院附属鼓楼医院

葛余正
南京医科大学附属南京医院（南京市第一医院）

桂琦
苏州大学附属第一医院

郭伟剑
复旦大学附属肿瘤医院

季建美
南通市肿瘤医院

贾瑞鹏
南京医科大学附属南京医院（南京市第一医院）

李杰
东南大学医学院附属江阴医院（江阴市人民医院）

李倩倩
南京医科大学附属无锡第二医院（无锡市第二人民医院）

陆向东
东南大学医学院附属江阴医院（江阴市人民医院）

罗亮
南京医科大学附属无锡第二医院（无锡市第二人民医院）

马从超
江苏省建湖县人民医院

秦安东
淮安市第四人民医院

任安晶
南京医科大学第一附属医院(江苏省人民医院)

沈冬
东南大学医学院附属江阴医院（江阴市人民医院）

王琪
大连医科大学附属第二医院

奚松阳
镇江市中西医结合医院

查全斌
江苏大学附属金坛医院

张玮
泰州市人民医院

张鑫
淮安市第四人民医院

郑晓
苏州大学附属第三医院（常州市第一人民医院）

郑永昌
中国医学科学院北京协和医院

周六化
南京医科大学附属南京医院（南京市第一医院）

庄秀芬
江苏大学附属医院

进展点评

Alan Moss
Department of Medicine, Beth Israel Deaconess Medical Center, Boston, USA

Alessandro Marcello
Laboratory of Molecular Virology, International Centre for Genetic Engineering and Biotechnology (ICGEB), Trieste, Italy

András Váradi
Institute of Enzymology, RCNS, Hungarian Academy of Sciences, Budapest, Hungary Correspondence to: András Váradi. Institute of Enzymology, RCNS, Hungarian Academy of Sciences, Budapest, Hungary

Anna C. Juncadella
Department of Gastroenterology and Hepatology, Beth Israel Deaconess Medical Center, Boston, USA

Annalisa Chiocchetti
Department of Health Sciences, Interdisciplinary Research Center of Autoimmune Diseases, University of Piemonte Orientale, Novara, Italy

Artem Cherkasov
Vancouver Prostate Centre and the Department of Urologic Sciences, University of British Columbia, Vancouver, Canada

Ashok Agarwal
Department of Urology, Glickman Urologic and Kidney Institute, Cleveland Clinic Foundation, Cleveland, OH, USA

Caicun Zhou
Shanghai Pulmonary Hospital, Shanghai 200433, China

Christoph Kaiser
Pediatrician, Pediatric Practice, Baden-Baden, Germany

Congchao Ma
Department of Gastrointestinal Surgery, Jian Hu People's Hospital, Jiangsu Province, Jiangsu 224700, China

Danit Sofer
Central Virology Laboratory, Ministry of Health, Tel-Hashomer, Israel

Dong Li
Center for Applied Genomics, The Children's Hospital of Philadelphia, Philadelphia, PA, USA

Ella Mendelson
Central Virology Laboratory, Ministry of Health, Tel-Hashomer, Israel; School of Public Health, Sackler Faculty of Medicine, Tel-Aviv University, Tel-Aviv, Israel

Erick Mora-Cárdenas
Laboratory of Molecular Virology, International Centre for Genetic Engineering and Biotechnology (ICGEB), Trieste, Italy

Flóra Szeri
Institute of Enzymology, RCNS, Hungarian Academy of Sciences, Budapest, Hungary Correspondence to: András Váradi. Institute of Enzymology, RCNS, Hungarian Academy of Sciences, Budapest, Hungary

Giuseppe Cappellano
Department of Dermatology, Venereology and Allergology, Medical University of Innsbruck , Innsbruck, Austria

Hakon Hakonarson
Center for Applied Genomics, The Children's Hospital of Philadelphia, Philadelphia, PA, USA; Department of Pediatrics, University of Pennsylvania School of Medicine, Philadelphia, PA, USA; Divisions of Human Genetics and Pulmonary Medicine, The Children's Hospital of Philadelphia, Philadelphia, PA, USA Correspondence to: Hakon Hakonarson, MD, PhD. Center for Applied Genomics, The Children's Hospital of Philadelphia, Abramson Research Building, Suite 1216B, 3615 Civic Center Boulevard, Philadelphia, PA 19104-4318, USA

Jean-Pierre Routy
Research Institute, Chronic Viral Illness Service, Division of Hematology, McGill University Health Centre, Montréal, Québec, Canada Correspondence to: Jean-Pierre Routy, MD, FRCPC

Jeremy P. Burton
Department of Microbiology and Immunology, Schulich School of Medicine and Dentistry, Western University, London, ON, Canada; Lawson Health Research Institute, London, ON, Canada; Division of Urology, Department of Surgery, Schulich School of Medicine and Dentistry, Western University, London, ON, Canada

Jing Yang
Bristol-Myers Squibb Company, Pennington, NJ, USA

Jun Liang
Beijing University of Beijing International Hospital, Beijing 102206, China

Justin R. Hamilton
Australian Centre for Blood Diseases, Monash University, Melbourne, Australia

Kakooza-Mwesige A
Department of Paediatrics & Child Health, Makerere University College of Health Sciences, Kampala, Uganda; Astrid Lindgren Children's Hospital, Department of Women's & Children's Health, Neuropediatric Research Unit, Karolinska Institutet, Stockholm, Sweden

Karsten Kretschmer
Molecular and Cellular Immunology/Immune Regulation, DFG-Center for Regenerative Therapies Dresden (CRTD), Center for Molecular and Cellular Bioengeneering (CMCB), Technische Universität Dresden, Dresden, Germany; Paul Langerhans Institute Dresden (PLID) of the Helmholtz Zentrum München at the University Hospital and Medical Faculty Carl Gustav Carus of TU Dresden, Dresden, Germany; German Center for Diabetes Research (DZD e.V.), Ingolstädter Landstraße 1, Neuherberg, Germany

Krisztina Fülöp
Institute of Enzymology, RCNS, Hungarian Academy of Sciences, Budapest, Hungary Correspondence to: András Váradi. Institute of Enzymology, RCNS, Hungarian Academy of Sciences, Budapest, Hungary

Laura J. Craven
Department of Microbiology and Immunology, Schulich School of Medicine and Dentistry, Western University, London, ON, Canada; Lawson Health Research Institute, London, ON, Canada

Liang Jin
School of Life Science and Technology, China Pharmaceutical University, Nanjing 210009, China

Lifeng Tian
Center for Applied Genomics, The Children's Hospital of Philadelphia, Philadelphia, PA, USA

Liyan Jiang
Shanghai Chest Hospital, Shanghai, China

Mandi J. Lopez
Laboratory for Equine and Comparative Orthopedic Research, School of Veterinary Medicine, Louisiana State University, Baton Rouge, LA, USA

Mani Roshan-Moniri
Vancouver Prostate Centre and the Department of Urologic Sciences, University of British Columbia, Vancouver, Canada

Marc Maegele
Department for Trauma and Orthopedic Surgery, Cologne-Merheim Medical Center (CMMC); Institute for Research in Operative Medicine (IFOM), University Witten/Herdecke (UW/H), Campus Cologne-Merheim, Cologne, Germany

Marvin T. Nieman
Department of Pharmacology, Case Western Reserve University, Cleveland, OH, USA

Masaru Katoh
Department of Omics Network, National Cancer Center, Tokyo, Japan Correspondence to: Masaru Katoh, MD, PhD. Department of Omics Network, National Cancer Center, 5-1-1 Tsukiji, Chuo-ward, Tokyo

Michael E. Cox
Vancouver Prostate Centre and the Department of Urologic Sciences, University of British Columbia, Vancouver, Canada

Michael Hsing
Vancouver Prostate Centre and the Department of Urologic Sciences, University of British Columbia, Vancouver, Canada

Michael J. Boivin
Department of Psychiatry and Neurology & Ophthalmology, Michigan State University, East Lansing, MI, USA; Department of Psychiatry, University of Michigan, Ann Arbor, MI, USA

Michael Silverman
Department of Microbiology and Immunology, Schulich School of Medicine and Dentistry, Western University, London, ON, Canada; Lawson Health Research Institute, London, ON, Canada; Department of Infectious Disease, St. Joseph's Health Care, London, ON, Canada

Musa Hindiyeh
Central Virology Laboratory, Ministry of Health, Tel-Hashomer, Israel; School of Public Health, Sackler Faculty of Medicine, Tel-Aviv University, Tel-Aviv, Israel

Pancras C. Wong
Bristol-Myers Squibb Company, Pennington, NJ, USA

Paul S. Rennie
Vancouver Prostate Centre and the Department of Urologic Sciences, University of British Columbia, Vancouver, Canada

Sarah Coleman Vij
Department of Urology, Glickman Urologic and Kidney Institute, Cleveland Clinic Foundation, Cleveland, OH, USA

Sébastien D. S. Pion
UMI 233, Institut de Recherche pour le Développement (IRD) and University of Montpellier 1, Montpellier, France

Shauna L. French
Australian Centre for Blood Diseases, Monash University, Melbourne, Australia

Sonja Schallenberg
Molecular and Cellular Immunology/Immune Regulation, DFG-Center for Regenerative Therapies Dresden (CRTD), Center for Molecular and Cellular Bioengeneering (CMCB), Technische Universität Dresden, Dresden, Germany

Suning Chen
Department of Hematology, The First Affiliated Hospital of Soochow University, Suzhou 215006, China

Tamás Arányi
Institute of Enzymology, RCNS, Hungarian Academy of Sciences, Budapest, Hungary Correspondence to: András Váradi. Institute of Enzymology, RCNS, Hungarian Academy of Sciences, Budapest, Hungary

Theresa L. Whiteside
Departments of Pathology, Immunology and Otolaryngology, School of Medicine; UPMC Hillman Cancer Center, University of Pittsburgh, Pittsburgh, PA, USA

Umberto Dianzani
Department of Health Sciences, Interdisciplinary Research Center of Autoimmune Diseases, University of Piemonte Orientale, Novara, Italy

Vikram Mehraj
Research Institute, Chronic Viral Illness Service, McGill University Health Centre, Montréal, Québec, Canada Correspondence to: Jean-Pierre Routy, MD, FRCPC

Weijian Guo
Department of Oncology, Cancer Hospital of Fudan University, Shanghai 200032, China

Wusheng Zhu
Department of Neurology, Jingling Hospital, Medical Schoool of Nanjing University, Nanjing 210002, China

Xiangdong Lu
Department of Oncology, The Jiangyin Hospital affiliated to Medical College of Southeast University, Jiangyin 214400, China

Xianghua Wu
Department of Oncology, Cancer Hospital of Fudan University, Shanghai 200032, China

Xu Han
Department of Pharmacology, Case Western Reserve University, Cleveland, OH, USA

Yang Ling
Changzhou Oncology Hospital affiliated to Suzhou University, China

Yaniv Lustig
Central Virology Laboratory, Ministry of Health, Tel-Hashomer, Israel

Yong Fang
Department of Oncology, Sir Run Run Shaw Hospital, Hangzhou 310016, China

Yongqian Shu
Department of Oncology, The First Affiliated Hospital of Nanjing Medical University,Nanjing, 210029， China

Zengjun Wang
Department of Urology, The First Affiliated Hospital of Nanjing Medical University, Nanjing 210006, China

点评翻译（以姓氏拼音为序）：

陈东芹
苏州大学附属第一医院

陈志鹏
张家港市第一人民医院

段超勤
南京医科大学附属苏州医院(苏州市立医院)

范博
大连医科大学附属第二医院

高天芸
南京大学医学院附属鼓楼医院

桂琦
苏州大学附属第一医院

李杰
江苏省江阴市人民医院（江阴市人民医院）

马加威
南京医科大学附属无锡市第二医院（无锡市第二人民医院）

王琪
大连医科大学附属第二医院

奚松阳
镇江市中西医结合医院

查全斌
江苏大学附属金坛医院

郑晓
苏州大学附属第三医院（常州市第一人民医院）

审校（以姓氏拼音为序）：

徐智
上海交通大学医学院附属同仁医院

于韶荣
南京医科大学附属肿瘤医院（江苏省肿瘤医院）

丛书介绍

学术期刊是否会灭亡？这个问题曾经令我很困惑，一度迷茫。

随着互联网的发展，纸质期刊即将成为古董。针对临床研究而言，试想一下，随着科技的进一步发展，如果临床研究数据开放成为主流的话，会发生怎样的改变？

虽然"大数据"的呼声很高，但是，"大数据临床研究"却进步很慢，其瓶颈就在于数据能否开放。没有开放的数据就意味着统计分析只能局限在某个地区或者某几个地区，这样的研究最多称为"数据大研究"，不能叫"大数据研究"。"大数据"与"数据大"是完全不同的两个概念。大数据包括多个纬度：一方面，针对某个个体而言，其相关的全程数据即可以足够大；另一方面，针对整个群体而言，希望纳入尽量多的个体，类似"集合"概念中的"全集"，从而实现所谓的"基于真实世界"的临床研究。

之所以要推崇"基于真实世界的临床研究"，是因为随着样本量的改变，针对同一问题、同一研究方法，其结果和结论将"可能"发生改变，而且，这个"可能"发生的概率非常高。这也是为什么很多顶尖的学术期刊，其刊登的论文中，经常会出现作者采用同样的方法，将其结果在另外一组人群进行验证。其结果在一个人群得到"验证"，仅仅说明其结果可重复。那么在第二个人群、第三个人群……其结果能否同样重复？所以，如果从另外一个角度去思考验证这个工作的话，其等价于"自欺之人"。

当临床研究数据开放成为主流的时候，我们可以很容易将多个中心的数据整合在一起进行统计分析，同时也可以在多个人群中对其进行验证。那样的话，是不是就可以轻松在《新英格兰医学杂志》杂志上发表文章？

我想答案是否定的。因为当临床研究数据开放成为主流的时候，整个出版行业尤其是学术期刊的出版，将产生革命性的变化！当前《新英格兰医学杂志》和《柳叶刀》等杂志为什么具有如此大的影响力？其中，很大部分的原因在于其影响因子很高。为什么他们能够有很高的影响因子？因为他们刊登了一系列重要的临床研究结果，尤其是随机对照研究，而这些临床研究结果一旦发表之后，将被其他相关的论文所引用，而这些引用直接与影响因子相关。

当临床研究数据开放成为主流的时候，我们只要打开互联网，就会看到数据库在不断更新，点击某个按钮，就会出现针对"当前数据"的统计结果，再点击某个按钮，就会出现基于某个人群的验证结果。而一段时间（1个月或1天）之后，随着数据库的更新，其统计结果可能会发生改变。试想一下，那个时候还会有人在杂志上发表某个研究的结果吗？即使有人热衷于去写这样的文章，我想《新英格兰医学杂志》这类期刊也不会愿意去刊登，因为没有读者会对这样随时会被颠覆的结果感兴趣。

那么，摆在我们面前的一个很严肃的问题是，学术期刊是否会灭亡？有一天，在一个课堂上，老师给我们每位同学发了一篇来自《哈佛商业评论》的《案例研究》栏目的文章。每期《哈佛商业评论》都刊载一篇文章，先是介绍某个案例，紧接着邀请两位专家针对这个案例提出自己的观点，可能是相反的，也可能是相近的。老师希望我们去认真阅读这个案例，一方面用自己的语言归纳这个案例，另一方面希望我们能够学会站在不同的角度去独立思考问题。

正是这一节课，不仅让我找到了答案，更重要的是让我不再那么困惑与迷茫。学术期刊不管是否会灭亡，但是至少在内容方面会发生革命性的改变，不再是重点关注那些生硬的、冰冷的结果，而是更多地去关注对问题的思考、理念的更新和具有人文气息的学术与艺术。

此后，我们不断探索和实践，针对某一话题，例如关于早期非小细胞肺癌，应该选择传统手术还是立体定向放疗，邀请来自不同国家、不同专业的意见领袖，在我们AME旗下的杂志上发表自己的观点和声音。百家争鸣，百花齐放。而后，我们将其进行归类和合并，以“AME医学评论”系列丛书的形式，采用中英文版本同步出版发行，希望能够给更多的临床一线医生读者一份思考，进而帮助到更多患者。

这套“AME医学评论”系列丛书，可能只有开始，没有结尾，因为将不断有新的话题摆在我们面前，对我们是挑战，也是一种激励。

也许，您手捧的这本书，即将讨论的是一个沉重的话题，但是希望她能够是一本轻松的读物，当您合起这本书的时候，能够带给您一份深刻的思考，哪怕是一点点的启发，足矣！

总之，这是一群爱好医学评论和学术论文写作的人，写给爱好临床科研和阅读医学评论的人的医学丛书。是为序。

汪道远

2016年4月4日晚，于悉尼飞北京的航班

前言

近年来，随着各个国家对科研投入力度的增加，基础研究在各个领域都已经深入到一定的层次，但这些研究真正应用于临床，解决人类的基本健康问题，仍有相当遥远的距离。转化医学的出现，打破了基础医学与药物研发，临床及公共卫生之间的固有屏障，为实现基础研究成果和临床疾病防治新方法的快速转化建起了桥梁。它通过利用包括现代分子生物技术在内的方法将实验室研究成果转化为临床应用的产品与技术，同时通过临床的观察与分析帮助实验室更好地认识人体与疾病、进行更优化的实验设计来促进基础研究，从而最终实现整体医疗水平的提高，帮助患者解决健康问题。同时，转化医学也体现了现代医学已从以往以疾病为中心的模式，逐渐转变为以患者为中心的连续、双向、开放的研究过程。

目前，转化医学俨然已成为当今医学研究的一个“热词”，国内外学者正将此方向的探索进行得如火如荼。最近，国际转化医学领域又涌现出不计其数的创新性、突破性研究成果，同时也挖掘出仍需广大研究者们前赴后继，深刻思索的疑难困惑。值江苏省免疫学会转化医学分会成立之际，我们倾情编写了《转化医学最新进展与专家评论》一书。

本书罗列了国际转化医学领域最新的、重大的突破性进展，涉及肿瘤、消化、血液、神经、泌尿、感染及其他领域等，并且有幸邀请到国内外各个领域的多位知名专家对该研究及相关领域进行点评及心得分享，力求使得国际转化医学理念更深入人心，同时拓展研究者们的科研视野，激发更多创新研究思路。迄今为止，本书为国内首部国际转化医学研究进展相关丛书。

《转化医学最新进展与专家评论》的编写、审校及顺利完成有赖于国内外广大研究者的大力支持，谨在此表示诚挚谢意。本书内容及编排如有不妥之处，殷切希望广大读者提出，以便及时纠正改进，同时欢迎有兴趣的同道们积极交流心得体会。

顾兵、束永前

2020年1月

目　录

第一部分

感染、传染及微生物重要研究进展

第一章　在HIV感染的急性期中有效的效应细胞CD8⁺ T细胞的延迟分化降低了病毒血症和病毒库的播散

原文标题： Delayed Differentiation of Potent Effector CD8⁺ T Cells Reducing Viremia and Reservoir Seeding in Acute HIV Infection

原文作者： Takata H[1,2], Buranapraditkun S[1,2,3], Kessing C[4], Fletcher JL[5], Muir R[6], Tardif V[6], Cartwright P[7], Vandergeeten C[8], Bakeman W[8], Nichols CN[8], Pinyakorn S[1,2], Hansasuta P[3,9], Kroon E[5], Chalermchai T[5], O'Connell R[10], Kim J[11], Phanuphak N[5], Robb ML[1,2], Michael NL[1], Chomont N[12], Haddad EK[6], Ananworanich J[1,2,5], Trautmann L[13,2]; RV254/SEARCH010 and the RV304/SEARCH013 Study Groups

[1]U.S. Military HIV Research Program, Walter Reed Army Institute of Research, Silver Spring, MD 20910, USA; [2]Henry M. Jackson Foundation for the Advancement of Military Medicine, Bethesda, MD 20817, USA; [3]Faculty of Medicine, Chulalongkorn University, Bangkok, Thailand; [4]The Scripps Research Institute, Jupiter, FL 33458, USA; [5]SEARCH, The Thai Red Cross AIDS Research Centre, Bangkok, Thailand; [6]Department of Medicine, Division of Infectious Diseases and HIV Medicine, Drexel University, Philadelphia, PA 19102, USA; [7]School of Medicine, Case Western Reserve University, Cleveland, OH 44106, USA; [8]Vaccine and Gene Therapy Institute of Florida, Port St. Lucie, FL 34987, USA; [9]Nuffield Department of Medicine, University of Oxford, Oxford, U.K; [10]Armed Forces Research Institute of Medical Sciences, Bangkok, Thailand; [11]International Vaccine Institute, Seoul, Republic of Korea; [12]Department of Microbiology, Infectiology, and Immunology, Centre de Recherche Hospitalier de l'Université de Montréal, Université de Montréal, Montréal, Quebec, Canada; [13]U.S. Military HIV Research Program, Walter Reed Army Institute of Research, Silver Spring, MD 20910, USA. ltrautmann@hivresearch.org.

刊载信息： Sci Transl Med. 2017 Feb 15;9(377). pii: eaag1809. doi: 10.1126/scitranslmed.aag1809

1　研究目的

为了证明CD8⁺ T细胞在控制HIV病毒血症方面起关键作用，并且在通过减少HIV感染的细胞来消除HIV的方法中可能起重要作用。

2　方法

本研究中来自RV254/SEARCH010研究的106名HIV感染者和14名来自泰国RV304/SEARCH013研究的HIV健康个体的个人身份和急性HIV感染阶段都是随机的，并且样本随机编号进行实验。对AHI阶段的恢复进行了统计分析。分析中没有排除异常值，但是在第0周没有开始抗逆转录病毒治疗的患者的标本，在以后时间点的进一步分析中是被排除的。然后选择HLA-A1101阳性患者来分析HIV特异性HLA-A1101受限CD8⁺ T细胞。

3　主要结果

①HIV特异性CD8⁺ T细胞在HIV急性感染的早期进行扩增。②在急性HIV感染中，效应细胞特异性CD8⁺ T细胞在抗逆转录病毒治疗后导致病毒载量下降。③在急性HIV感染过程中，HIV特异性CD8⁺ T细胞因子的分泌和生存潜能丧失。④在急性HIV感染抗逆转录病毒治

疗两周后，HIV特异性$CD8^+$ T细胞存在差异性。⑤在HIV感染的第三阶段中，HIV特异性$CD8^+$ T细胞在抗逆转录病毒治疗两周后仍持续增殖，从而限制了HIV病毒库的存在和播散。

4　讨论

完全分化的HIV特异性$CD8^+$ T细胞在开始抗逆转录病毒治疗两周后仍然存在，但是它们的数量出现了大幅减少。延长它们存活时间的干预措施可能对HIV病毒库的规模有深远影响。接下来几年的挑战在于如何通过免疫干预措施诱导和维持这些强力HIV特异性$CD8^+$ T细胞。

5　结论

有效的HIV特异性$CD8^+$ T细胞有助于减少HIV产生病毒的数量和体内的HIV蓄积。

总结：奚松阳，镇江市中西医结合医院

[点 评]

较早期的抗逆转录病毒疗法可通过CD8+ T细胞来阻止艾滋病病毒库的播散

原文标题： Very early antiretroviral therapy permits CD8 T cells to keep HIV reservoirs at bay

原文作者： Jean-Pierre Routy[1,2,3], Vikram Mehraj[1,2]

[1]Research Institute, [2]Chronic Viral Illness Service, [3]Division of Hematology, McGill University Health Centre, Montréal, Québec, Canada Correspondence to: Jean-Pierre Routy, MD, FRCPC. Division of Hematology and Chronic Viral Illness Service, McGill University Health Centre: Glen site, Research Institute, Block E, Suite EM 3-3232, Mezzanine 3M, 1001 Boulevard Décarie, Montréal, QC H4A 3J1, Canada. Email: jean-pierre.routy@mcgill.ca.

Provenance: This is a Guest Editorial commissioned by Section Editor Zhijun Han, MD (Department of Laboratory Medicine, Wuxi Second Hospital, Nanjing Medical University, Wuxi, China).

Comment on: Takata H, Buranapraditkun S, Kessing C, et al. Delayed differentiation of potent effector CD8+ T cells reducing viremia and reservoir seeding in acute HIV infection. Sci Transl Med 2017;9:eaag1809.

刊载信息： Ann Transl Med 2017;5(21):434. doi: 10.21037/ atm.2017.08.38

View this article at: http://atm.amegroups.com/article/view/16450

人类免疫缺陷病毒（HIV）感染的定义是一种严重的免疫功能障碍和被抑制的T细胞内稳态[1]。在缺乏治疗的情况下，CD4+ T细胞的逐渐丧失与疾病的进展有关。另一方面，CD8+ T细胞计数在感染的早期和慢性期的平稳阶段变得非常高。直到晚期，所有T细胞亚群的主要耗竭发生[2]。

在大多数HIV感染患者中，抗逆转录病毒疗法（ART）抑制了HIV的复制，降低了艾滋病和非艾滋病事件的风险，并有助于改善健康状况[3]。通常，一个最佳的CD4+ T细胞重建（>500细胞/μL）治疗后的取得需要几年，取决于治疗开始时CD4+ T细胞计数[1]。与CD4+ T细胞的下降相比，CD8+ T细胞的升高在没有治疗的情况下依然存在，即使经过10年的治疗也只是部分下降。尽管ART控制病毒复制，但CD8+ T细胞计数的正常化即使在最优CD4+ T细胞重组的情况下也很少被观察到。CD8+ T细胞数量的持续升高与CD4+ T细胞重组无关，与非艾滋病相关的临床事件的风险增加有关，包括肾脏疾病、心血管疾病、神经认知功能障碍和癌症[2,4]。事实上，CD8+ T细胞计数的正常化只取决于早期的启动，而不是延长的ART时间[2,5]。在治疗HIV感染的这些观察结果中，CD4+/CD8+比值比CD4+或CD8+ T细胞能更好地预测炎症性非艾滋病事件、免疫衰竭水平和HIV蓄积量的风险[6]。

抗原特异性CD8+ T细胞是抵御入侵病毒防御系统的主要组成部分，通过识别并杀死感染细胞的非自体蛋白质。这个过程的关键步骤包括T细胞受体（TCR）通过人类白细胞抗原（HLA）Ⅰ类分子识别被感染CD4+ T细胞表面的病毒衍生肽。HIV特异性CD8+ T细胞只占CD8+ T细胞总数的一小部分，并且在病毒血症发作的早期阶段被启动。然后，启动的HIV特异性

CD8+ T细胞反应获得部分病毒复制的控制权，并建立一个病毒设置点，进一步决定疾病进展的速度。即使是那些自发控制病毒复制的罕见个体即所谓的精英控制者也无法清除。因此，尽管有部分控制病毒血症的能力，但HIV特异性CD8+ T细胞无法清除HIV感染。探寻限制CD8+ T细胞通过细胞毒性作用杀死被感染细胞的能力的因素是多年来研究的重点。我们第一次了解到发生急性感染HIV迅速扩张后，CD8+ T细胞在几个月的感染后会不断衰弱甚至变得功能低下或"精疲力尽"[7]。CD8+ T细胞反应的质量有助于每一个患者的病毒设定点的建立，反过来又可预测艾滋病事件和CD4+ T细胞衰变的发展时间[8-9]。现在已经确定，在急性感染期间病毒血症的高峰期间，这种病毒特异性反应的出现与血浆病毒载量的衰减呈现时间相关性。HIV特异性CD8+ T细胞毒性反应的时间动态变化仍然不是很明确[10-11]。

与其他病毒特定的反应（例如感染巨细胞病毒）相反，在开始ART后，原发感染的HIV特异性CD8+ T细胞反应迅速衰落，并且与一种免疫检查点受体的不可逆的细胞表面表达相关，而这种受体被称为程序性细胞死亡蛋白1（PD-1），PD-1可导致持久的细胞记忆缺陷[12-16]。

特劳特曼等此前曾报道，在2~4个月的HIV感染后，HIV特异性CD8+ T细胞的溶细胞功能逐渐衰竭[17]。现在在泰国项目的参与者感染的数天内评估了这种反应。这些参与者在非常早期的HIV感染期间接受治疗，并被分为第1、2和3阶段，分别为感染后14 d、16 d和19 d[18]。他们能够显示出HIV特异性CD8+ T细胞的大小及其增殖能力在病毒血症高峰之前的第1阶段和第2阶段被推迟了。尽管早期出现了HIV特异性CD8+ T细胞，但它们的扩张和功能在经过治疗后被废除了。这些结果与之前在SIV模型中早期感染黏膜组织中观察发现的低CD8+ T细胞反应结果是一致的[19]。相反，在高峰病毒血症（第三阶段，HIV感染后23 d的中位数）中，HIV特异性CD8+ T细胞的大量扩增与细胞因子应答和急性感染的症状发生同步[20]。与第1组和第2组相比，完全分化的HIV特异性CD8+ T细胞使控制病毒复制的时间更短。最重要的是，维持HIV特异性CD8+ T细胞功能的提升能力与HIV DNA PCR检测的低病毒库大小有关。在全球范围内，这些研究结果表明，HIV特异性CD8+ T细胞反应有助于减少HIV产生病毒的数量，以及早期抗逆转录病毒治疗患者的HIV蓄积量[21-27]。

参考文献

[1] Maartens G, Celum C, Lewin SR. HIV infection: epidemiology, pathogenesis, treatment, and prevention. Lancet 2014, 384: 258-271.

[2] Cao W, Mehraj V, Kaufmann DE, et al. Elevation and persistence of CD8 T-cells in HIV infection: the Achilles heel in the ART era. J Int AIDS Soc 2016, 19: 20697.

[3] Ford N, Meintjes G, Vitoria M, et al. The evolving role of CD4 cell counts in HIV care. Curr Opin HIV AIDS 2017, 12: 123-128.

[4] Sinha A, Ma Y, Scherzer R, et al. Role of T-Cell Dysfunction, Inflammation, and Coagulation in Microvascular Disease in HIV. J Am Heart Assoc 2016, 5: e004243.

[5] Cao W, Mehraj V, Trottier B, et al. Early Initiation Rather Than Prolonged Duration of Antiretroviral Therapy in HIV Infection Contributes to the Normalization of CD8 T-Cell Counts. Clin Infect Dis 2016, 62: 250-257.

[6] Lu W, Mehraj V, Vyboh K, et al. CD4: CD8 ratio as a frontier marker for clinical outcome, immune dysfunction and viral reservoir size in virologically suppressed HIV-positive patients. J Int AIDS Soc 2015, 18: 20052.

[7] Trautmann L, Janbazian L, Chomont N, et al. Upregulation of PD-1 expression on HIV-specific CD8+ T cells leads to reversible immune dysfunction. Nat Med 2006, 12: 1198-1202.

[8] Streeck H, Jolin JS, Qi Y, et al. Human immunodeficiency virus type 1-specific CD8+ T-cell responses during primary infection are major determinants of the viral set point and loss of CD4+ T cells. J Virol 2009, 83: 7641-7648.

[9] Streeck H, Lu R, Beckwith N, et al. Emergence of individual HIV-specific CD8 T cell responses during primary HIV-1 infection can determine long-term disease outcome. J Virol 2014, 88: 12793-12801.

[10] Altfeld M, Kalife ET, Qi Y, et al. HLA Alleles Associated with Delayed Progression to AIDS Contribute Strongly to the Initial CD8(+) T Cell Response against HIV-1. PLoS Med 2006, 3: e403.

[11] Demers KR, Makedonas G, Buggert M, et al. Temporal Dynamics of CD8+ T Cell Effector Responses during Primary HIV Infection. PLoS Pathog 2016, 12: e1005805.

[12] Gray CM, Lawrence J, Schapiro JM, et al. Frequency of class I HLA-restricted anti-HIV CD8+ T cells in individuals receiving highly active antiretroviral therapy (HAART). J Immunol 1999, 162: 1780-1788.

[13] Cartwright EK, Spicer L, Smith SA, et al. CD8(+)

Lymphocytes Are Required for Maintaining Viral Suppression in SIV-Infected Macaques Treated with Short-Term Antiretroviral Therapy. Immunity 2016, 45: 656-668.

[14] Roberts ER, Carnathan DG, Li H, et al. Collapse of Cytolytic Potential in SIV-Specific CD8+ T Cells Following Acute SIV Infection in Rhesus Macaques. PLoS Pathog 2016, 12: e1006135.

[15] Mehraj V, Cox J, Lebouché B, et al. Socioeconomic status and time trends associated with early ART initiation following primary HIV infection in Montreal, Canada: 1996-2015. 9th IAS Conference on HIV Science (IAS 2017); Paris, 2017.

[16] Ananworanich J, Schuetz A, Vandergeeten C, et al. Impact of multi-targeted antiretroviral treatment on gut T cell depletion and HIV reservoir seeding during acute HIV infection. PLoS One 2012, 7: e33948.

[17] Trautmann L, Mbitikon-Kobo FM, Goulet JP, et al. Profound metabolic, functional, and cytolytic differences characterize HIV-specific CD8 T cells in primary and chronic HIV infection. Blood 2012, 120: 3466-3477.

[18] Takata H, Buranapraditkun S, Kessing C, et al. Delayed differentiation of potent effector CD8+ T cells reducing viremia and reservoir seeding in acute HIV infection. Sci Transl Med 2017, 9: eaag1809.

[19] Reynolds MR, Rakasz E, Skinner PJ, et al. CD8+ T-lymphocyte response to major immunodominant epitopes after vaginal exposure to simian immunodeficiency virus: too late and too little. J Virol 2005, 79: 9228-9235.

[20] Stacey AR, Norris PJ, Qin L, et al. Induction of a striking systemic cytokine cascade prior to peak viremia in acute human immunodeficiency virus type 1 infection, in contrast to more modest and delayed re-sponses in acute hepatitis B and C virus infections. J Virol 2009, 83: 3719-3733.

[21] Li Y, Han Y, Xie J, et al. CRF01_AE subtype is associated with X4 tropism and fast HIV progression in Chinese patients infected through sexual transmission. AIDS 2014, 28: 521-530.

[22] Mehraj V, Ghali MP, Ramendra R, et al. The evaluation of risk-benefits ratio for gut tissue sampling in HIV cure research. J Virus Erad 2017, 3: 212-217.

[23] Robb ML, Eller LA, Kibuuka H, et al. Prospective Study of Acute HIV-1 Infection in Adults in East Africa and Thailand. N Engl J Med 2016, 374: 2120-2130.

[24] Deeks SG, Odorizzi PM, Sekaly RP. The interferon paradox: can inhibiting an antiviral mechanism advance an HIV cure? J Clin Invest 2017, 127: 103-105.

[25] Barouch DH, Ghneim K, Bosche WJ, et al. Rapid Inflammasome Activation following Mucosal SIV Infection of Rhesus Monkeys. Cell 2016, 165: 656-667.

[26] Sung JA, Sholtis K, Kirchherr J, et al. Vorinostat Renders the Replication-Competent Latent Reservoir of Human Immunodeficiency Virus (HIV) Vulnerable to Clearance by CD8 T Cells. EBioMedicine 2017, 23: 52-58.

[27] Deeks SG, Lewin SR, Ross AL, et al. International AIDS Society global scientific strategy: towards an HIV cure 2016. Nat Med 2016, 22: 839-850.

译者：奚松阳，镇江市中西医结合医院

第二章　亚洲及非洲系谱寨卡病毒的快速特异性检测

原文标题：Rapid and specific detection of Asian- and African-lineage Zika viruses

原文作者：Chotiwan N[1,2], Brewster CD[1], Magalhaes T[2,3], Weger-Lucarelli J[1,2], Duggal NK[4], Rückert C[1,2], Nguyen C[1,2], Garcia Luna SM[1,2], Fauver JR[1,2], Andre B[1], Gray M[1,2], Black WC 4th[1,2], Kading RC[1,2], Ebel GD[1,2], Kuan G[5], Balmaseda A[6], Jaenisch T[7,8], Marques ETA[3,9], Brault AC[4], Harris E[10], Foy BD[1,2], Quackenbush SL[1], Perera R[1,2], Rovnak J[11]

[1]Department of Microbiology, Immunology and Pathology, College of Veterinary Medicine and Biomedical Sciences, Colorado State University, Fort Collins, CO 80523, USA; [2]Arthropod-borne Infectious Disease Laboratories, College of Veterinary Medicine and Biomedical Sciences, Colorado State University, Fort Collins, CO 80523, USA; [3]Laboratory of Virology and Experimental Therapeutics, Centro de Pesquisas Aggeu Magalhaes, Fundacao Oswaldo Cruz, Recife-PE, Brazil; [4]Division of Vector-Borne Diseases, Centers for Disease Control and Prevention, Fort Collins, CO 80521, USA; [5]Centro de Salud Sócrates Flores Vivas, Ministry of Health, Managua, Nicaragua; [6]Laboratorio Nacional de Virología, Centro Nacional de Diagnóstico y Referencia, Ministry of Health, Managua, Nicaragua; [7]Section Clinical Tropical Medicine, Department for Infectious Diseases, Heidelberg University Hospital, Heidelberg, Germany; [8]German Centre for Infection Research (DZIF), partner site Heidelberg, Heidelberg, Germany; [9]Center for Vaccine Research, School of Public Health, University of Pittsburgh, Pittsburgh, PA 15261, USA; [10]Division of Infectious Diseases and Vaccinology, School of Public Health, University of California, Berkeley, Berkeley, CA 94720-7360, USA; [11]Department of Microbiology, Immunology and Pathology, College of Veterinary Medicine and Biomedical Sciences, Colorado State University, Fort Collins, CO 80523, USA. joel.rovnak@colostate.edu.

刊载信息：Sci Transl Med. 2017 May 3;9(388). pii: eaag0538. doi: 10.1126/scitranslmed.aag0538

1　研究目的

建立用于特异性检测寨卡病毒基因组RNA的环介导等温扩增技术（LAMP），通过与常规RT-PCR进行比较，分析其在感染蚊虫及人群中的病毒检测能力。

2　研究方法

（1）本实验研究主要选用GenBank数据库中的寨卡病毒株PRVABC59、寨卡病毒株P6-740、菌株41525、菌株MR-766NIID；

（2）Vero和C6/36（白纹伊蚊）细胞以0.01~0.1的感染复数接种寨卡病毒，并进行培养和收集病毒上清液；

（3）用TRIzol试剂（Ambion）对病毒上清液进行RNA分离；

（4）对埃及伊蚊菌株F12一代进行孵化、饲养，在羽化后5~7 d，予以含有PRVABC59寨卡病毒的人造血粉饲养1 h，在其感染后7 d或14 d时进行蚊子样品收集；

（5）在Vero细胞上通过空斑测定以定量寨卡病毒感染滴度；

（6）进行LAMP引物选择、目标序列对比；进行DNase和RNase消化及RT-PCR，同时确定检测限度；

（7）从未感染的捐献者收集全血和血浆，制备接种PRVABC59寨卡病毒株的生物流体进行LAMP测定；收集和评估人类临床样本（血清、血浆及精液）进行RT-PCR检测。

其中，临床人血清和血浆样品作为盲样样品进行测定、评估和列表，揭示其之前确定的寨卡病毒状态。每个单一临床样品至少进行四次实验重复。

3 主要结果

（1）LAMP分析技术可特异性扩增亚洲或非洲谱系寨卡病毒的RNA；

（2）在受感染的蚊子中，利用LAMP分析可以检测到寨卡病毒RNA；

（3）检测PRVABC59寨卡病毒株的RNA限度，LAMP技术与RT-PCR法检测可达到相当的结果；

（4）LAMP分析技术可检测出感染病毒的人血液，血浆，唾液，尿液和精液样品中的PRVABC59寨卡病毒株RNA；

（5）可在感染患者的血浆，血清和精液样品中检测到寨卡病毒RNA；

4 讨论

本研究发现，没有RNA提取的情况下，LAMP分析可在单个蚊子中检测到寨卡病毒RNA，其检测到的最低病毒载量为8.4×10^3 PFU/mL，其与感染寨卡病毒的埃及伊蚊感染的最低病毒载量相当，其范围为10^4~10^6 PFU/mL，且检测设备要求已显著降低。在反应中采用加热块和视浊度进行目测观察，研究结果表明，单个蚊子的快速现场测试将提供病媒载体内病毒载量的评估，可进行实地测定以提高效率并降低总体成本，从而增加资源有限地区的监测范围，故LAMP对病媒监测是有一定价值的。此外，在全部或部分被寨卡病毒叮咬的蚊子、加入寨卡病毒的人血、血浆、唾液、尿液与精液、以及寨卡病毒感染者的临床样本的检测中，LAMP技术可高效、特异地检测寨卡病毒RNA。但是，需要注意的是，LAMP检测限于定量检测，仍需要对样品和设施进行仔细控制，并对扩增产物进行完全物理分离以避免输入样品或试剂的污染。此外，延长的孵育时间可产生假阳性信号。鉴于这部分研究的局限性：临床样本（冷冻样本）质量差、两个不同国家的两个不同实验室完成检测、不确定的参考方法，仍需要更多的对照研究来进一步阐明LAMP检测技术的优异性。总之，快速和简单的LAMP检测技术可提高对感染蚊传播的控制力及指导感染人群的医疗决策，同时亦可提高动物模型开发的生产力和病媒研究的性能，目前尚无批准的寨卡病毒疫苗上市，公共卫生机构主要工作在于控制虫媒病毒感染及临床诊断，未来需要更多的研究用于临床诊断及治疗。

5 结论

LAMP检测技术可替代目前用于寨卡病毒检测的RT-PCR法，成为高效、特异、性价比高的新方法。对感染蚊子、感染人群体液中寨卡病毒RNA进行灵敏、高效检测，可为公共卫生的虫媒病毒感染及治疗提供依据。

总结：李倩倩，南京医科大学附属无锡第二医院

[点 评1]

用于亚洲和非洲谱系寨卡病毒特异性检测的LAMP分析：是否到达预期?

原文标题： LAMP assay for specific detection of Asian and African lineage Zika virus: will it meet the expectations?

原文作者： Yaniv Lustig[1] , Danit Sofer[1] , Musa Hindiyeh[1,2], Ella Mendelson[1,2]

[1]Central Virology Laboratory, Ministry of Health, Tel-Hashomer, Israel; [2]School of Public Health, Sackler Faculty of Medicine, Tel-Aviv University, Tel-Aviv, Israel Correspondence to: Yaniv Lustig. National Center for Zoonotic Viruses Laboratory, Central Virology Laboratory, Ministry of Health, Sheba Medical Center, Ramat-Gan, Israel. Email: Yaniv.lustig@sheba.health.gov.il.

Provenance: This is an invited Editorial commissioned by Section Editor Dr. Hui Kong (Department of Respiratory Medicine, The First Affiliated Hospital of Nanjing Medical University, Nanjing, China).

Comment on: Chotiwan N, Brewster CD, Magalhaes T, et al. Rapid and specific detection of Asian- and African-lineage Zika viruses. Sci Transl Med 2017;9. pii: eaag0538.

刊载信息： Ann Transl Med 2018;6(3):53. doi: 10.21037/atm.2017.11.25

View this article at: http://atm.amegroups.com/article/view/17393

现在的寨卡病毒（ZIKV）暴发始于2015年的巴西，从那时起已经蔓延至南美和中美洲、非洲和亚洲的70多个国家[1]。关于ZIKV感染的主要问题之一是增加了包括小头畸形在内的先天性中枢神经系统畸形风险，尤其是在怀孕前三个月[2-3]。除了通过蚊子感染的主要途径之外[4]，性传播也是ZIKV的传播途径[3]，所以准确和快速诊断ZIKV感染不但对孕妇（ZIKV感染会引起婴儿出生缺陷）具有重要意义，而且对于她们的男性伴侣也是如此。

ZIKV是属于黄病毒属（黄病毒科家族）[1,4]的蚊媒正链RNA病毒。ZIKV感染的临床诊断困难，是因为在许多ZIKV流行的国家中其他人类致病性虫媒病毒同样存在，比如登革热和基孔肯雅病，其临床症状相似。由于ZIKV与其他黄病毒抗体具有高度交叉反应性，血清学实验室诊断结果也不甚理想[5-6]。因此，尽管ZIKV RNA的检测窗口相对较短，但是通过核酸扩增试验（NAAT）的分子诊断来检测血浆中病毒RNA，现在被认为是明确ZIKV感染的“金标准”[7-9]。目前ZIKV主要在发展中国家流行，而这些国家又恰好缺乏现代实验室的基础设施和多步骤测定（qRT-PCR）所需的昂贵仪器。此外，将样品运送到距离较远、设备齐全的实验室所耗时间，可能会因RNA降解以及保护措施受到影响而致样本质量降低。

Chotiwan等最近的研究[10]阐述了用于特异性检测亚洲和非洲谱系ZIKV RNA的环介导等温扩增（LAMP）技术进展。与qRT-PCR相比较而言，2000年[11]开发的LAMP技术主要优点是，它在一个恒定温度下采用简单而经济的设备（反应中采用加热块和视浊度进行目测观察）完成检测。具体而言，这项研究中使用Bst DNA聚合酶完成了扩增期间的病毒RNA逆转录，从而替代了专门的逆转录步骤，以及体液在未进行RNA分离的情况下直接进行的测试。这就使得检测变得更加快速而简单。此外，Chotiwan等[10]报道了两种LAMP检测技术用来鉴别亚洲和非洲谱系ZIKV。这些非洲和美洲的ZIKV检测被建议用于两个目的：蚊媒监测和临床诊断。在临床工作中，谱系特异性鉴定似乎没有什么优势，特别是因为ZIKV谱系当前正在不同地区流行，但是对于蚊媒监视和科学研究而言却是重要的，特别是如果发生这些谱系的同时流行。

令人印象深刻的是，这项研究中包括了所有参数的完整检测以及LAMP可能的应用，同时也将其与ZIKV感染细胞培养的qRT-PCR进行直接比较，以及检测全部或部分被ZIKV叮咬的蚊子、加入ZIKV的人血、血浆、唾液、尿液与精液、以及ZIKV感染者的临床样本。至于在ZIKV实验室被感染的蚊子，检测在实验条件下按预期进行：事先未提取RNA情况下，直接检测蚊子匀浆与组织培养分离物是相当的，因为所有感染的蚊子都得到了鉴定，而未感染的蚊子检测结果是阴性的。虽然这种技术是非常有前景的，但仍然需要证明这种检测方法与采用qRT-PCR检测自然界捕获蚊子中的ZIKV结果一样灵敏。使用LAMP测定法直接检测ZIKV感染的细胞培养物中的ZIKV，与从ZIKV感染细胞培养物中提取RNA的qRT-PCR检测结果是相当的。然而，由于体液需要稀释至1:100方可直接进行LAMP测定，所以临床样本直接检测明显不如qRT-PCR敏感，此外还产生了一些假阳性结果。实际上，在进行LAMP检测之前，从样本中提取RNA可以显著增加LAMP的检测灵敏度。这个结果似乎弱化了LAMP作为快速、敏感现场检测手段用于临床诊断的潜力。鉴于这部分研究的局限性：临床样本（冷冻样本）质量差、两个不同国家的两个不同实验室完成检测、不确定的参考方法，似乎需要更多的对照研究来进一步阐明这种检测技术用于临床诊断的真实潜力。

最后，在偏远地区和发展中国家采用LAMP试验作为现场检测手段，仍然需要采用全程冷链运输和维护高敏试剂（引物、核苷酸、酶等）。用Ganguli等[12]所提到的预干燥试剂进行实验，对于运输条件的要求就不是很严格，也将非常实用。

先前开发了通过LAMP测定的ZIKV感染的分子检测[13]，然而该测定的灵敏度仅与采用凝胶检测的传统逆转录酶PCR进行了比较，并且没有对来自ZIKV感染患者的临床样品进行评估。在Chotiwan等的研究之后[10]，RNA提取和外部逆转录酶步骤（RT-LAMP）亦被用于其他两项研究，而这两项研究开发出LAMP检验法被用于ZIKV RNA检测[14-15]。两项研究都得出结论：尽管RT-LAMP灵敏度比qRT-PCR低到接近一个对数级，但是该检测方法具有高度的特异性和灵敏度，而且可用于临床诊断。患者样本可能只是具有低水平的ZIKV RNA，因此也可能会漏检出，这对作者来说的确是一个非常具有挑战性的结论，因此强制进行二次确认测试以对RT-LAMP测定结果予以补充诊断。

总之，qRT-PCR是目前检测临床样品中ZIKV RNA最灵敏的方法，应该继续在诊断实验室中用作分子“金标准”工具。Chotiwan等与其他人的研究[10,13-15]表明，LAMP可以在那些缺少昂贵、复杂仪器的地区，作为检测ZIKV的一线工具——目前许多地区ZIKV正在流行。

ZIKV LAMP检测方法的开发相对较新，一旦检验特异性与灵敏度优化措施得以良好建立，其使用便捷性和低廉价格就有可能带来分子检测的革命，高标准的临床诊断也会得以广泛推广。

参考文献

[1] Song BH, Yun SI, Woolley M, et al. Zika virus: History, epidemiology, transmission, and clinical presentation. J Neuroimmunol 2017, 308: 50-64.

[2] Rasmussen SA, Jamieson DJ, Honein MA, et al. Zika Virus and Birth Defects--Reviewing the Evidence for Causality. N Engl J Med 2016, 374: 1981-1987.

[3] D'Ortenzio E, Matheron S, Yazdanpanah Y, et al. Evidence of Sexual Transmission of Zika Virus. N Engl J Med 2016, 374: 2195-2198.

[4] Petersen LR, Jamieson DJ, Powers AM, et al. Zika Virus. N Engl J Med 2016, 374: 1552-1563.

[5] Lanciotti RS, Kosoy OL, Laven JJ, et al. Genetic and serologic properties of Zika virus associated with an epidemic, Yap State, Micronesia, 2007. Emerg Infect Dis 2008, 14: 1232-1239.

[6] Lustig Y, Zelena H, Venturi G, et al. Sensitivity and Kinetics of an NS1-Based Zika Virus Enzyme-Linked Immunosorbent Assay in Zika Virus-Infected Travelers from Israel, the Czech Republic, Italy, Belgium, Germany, and Chile. J Clin Microbiol 2017, 55: 1894-1901.

[7] Gourinat AC, O'Connor O, Calvez E, et al. Detection of Zika virus in urine. Emerg Infect Dis 2015, 21: 84-86.

[8] Lustig Y, Mendelson E, Paran N, et al. Detection of Zika virus

RNA in whole blood of imported Zika virus disease cases up to 2 months after symptom onset, Israel, December 2015 to April 2016. Euro Surveill 2016, 21(26).

[9] Paz-Bailey G, Rosenberg ES, Doyle K, et al. Persistence of Zika Virus in Body Fluids - Preliminary Report. N Engl J Med 2017. [Epub ahead of print].

[10] Chotiwan N, Brewster CD, Magalhaes T, et al. Rapid and specific detection of Asian- and African-lineage Zika viruses. Sci Transl Med 2017, 9. pii: eaag0538.

[11] Notomi T, Okayama H, Masubuchi H, et al. Loopmediated isothermal amplification of DNA. Nucleic Acids Res 2000, 28: E63.

[12] Ganguli A, Ornob A, Yu H, et al. Hands-free smartphonebased diagnostics for simultaneous detection of Zika, Chikungunya, and Dengue at point-of-care. Biomed Microdevices 2017, 19: 73.

[13] Wang X, Yin F, Bi Y, et al. Rapid and sensitive detection of Zika virus by reverse transcription loop-mediated isothermal amplification. J Virol Methods 2016, 238: 86-93.

[14] Calvert AE, Biggerstaff BJ, Tanner NA, et al. Rapid colorimetric detection of Zika virus from serum and urine specimens by reverse transcription loop-mediated isothermal amplification (RT-LAMP). PLoS One 2017, 12: e0185340.

[15] Kurosaki Y, Martins DBG, Kimura M, et al. Development and evaluation of a rapid molecular diagnostic test for Zika virus infection by reverse transcription loop-mediated isothermal amplification. Sci Rep 2017, 7: 13503.

译者：马加威，南京医科大学附属无锡第二医院

[点 评2]

打开LAMP识别寨卡病毒

原文标题： Switch-on the LAMP to spot Zika

原文作者： Erick Mora-Cárdenas, Alessandro Marcello

Laboratory of Molecular Virology, International Centre for Genetic Engineering and Biotechnology (ICGEB), Trieste, Italy

Correspondence to: Alessandro Marcello, PhD. Laboratory of Molecular Virology, International Centre for Genetic Engineering and Biotechnology (ICGEB), Padriciano, 99-34149 Trieste, Italy. Email: marcello@icgeb.org.

Provenance: This is a Guest Editorial commissioned by Section Editor Dr. Hui Kong (Department of Respiratory Medicine, The First Affiliated Hospital of Nanjing Medical University, Nanjing, China).

Comment on: Chotiwan N, Brewster CD, Magalhaes T, et al. Rapid and specific detection of Asian- and African-lineage Zika viruses. Sci Transl Med 2017;9. pii: eaag0538.

刊载信息： Ann Transl Med 2017;5(24):500. doi: 10.21037/atm.2017.10.19

View this article at: http://atm.amegroups.com/article/view/17290

寨卡热是由属于黄病毒科黄病毒属的虫媒病毒（一种由昆虫传播的病毒）引起的，仅举几个例子，如登革热蜱传脑炎、西尼罗病毒以及黄热病等。该病的昆虫媒介是起源于非洲的埃及伊蚊的雌蚊。白纹伊蚊（来自亚洲的老虎蚊）也可以传播寨卡病毒，正如它已像登革热和寨卡病毒一样，这是另一种与登革热和寨卡病毒具有相似载体和地理分布的虫媒病毒。1947年，乌干达首次在一只猴子体内检测到了寨卡病毒。第一例人类病例出现在非洲，接下来出现在亚洲，但这种病毒几十年并未被人注意到。2007年，密克罗尼西亚（太平洋的亚普群岛）出现了流行病学暴发。2013年，法属波利尼西亚出现了大规模流行，然后蔓延至太平洋其他岛屿。2015年5月，巴西西北部首次发现寨卡病毒，并迅速传播到邻国。截至2017年1月，几乎所有拉丁美洲和加勒比国家都报道了寨卡病毒的活跃传播。来自巴西的亚洲寨卡病毒出现在美国大陆（佛罗里达与德克萨斯州），并蔓延到佛得角，再次向非洲发起挑战。欧洲出现了几例由旅行者带来的寨卡病毒感染输入病例。白纹伊蚊作为病毒载体存在于南欧，但迄今为止寨卡病毒在原住地的传播病例尚未见报道。有几篇已经发表的有关寨卡病毒流行的综述非常好，鼓励读者阅读以增加对该疾病的综合理解[1-2]。当一只蚊子叮咬循环感染寨卡病毒的人时，这只蚊子会在吸食血液过程中就会感染卡寨病毒。病毒在蚊子体内繁殖而不影响载体活性，并在下一次吸食血液过程中传播给另一位受害者。在蚊子叮咬后，病毒血症阶段会持续几周。在这段时间内，这个人的感染会垂直传播至新生儿，以及通过性交或输血发生平行传播。大多数感染该病毒的人会出现轻微的症状，但不需要住院治疗。这些症状与登革热和基孔肯雅病感染相似，这些感染具有相同的传媒与地理分布，因此如果没有特定的检测方法就很难诊断[3-4]。寨卡感染的并发症包括吉兰-巴雷综合征，这是一种渐进性上行麻痹，并可能影响呼吸肌[5-6]。孕妇可以将病毒传播给未出生的孩子，这会导致小头畸形和严重的神经系统并发症。

塞卡病毒的标准实验室诊断包括病毒分离、病毒基因组和血清学的分子检测。根据美国疾病控制中心和世界卫生组织的建议，设计了一种塞卡病毒诊断程序用以指导实验室分析。如图2-1简明概括的内容所示，从症状发作起一周内的可疑感染个体，要进行血液病毒RNA检测。尿液长时间排出病毒为病毒检测提供了较长的检查窗（大约2周）。考虑到症状的重叠以及传媒与位置的相同之处，应考虑同时检测登革热和基孔肯雅病毒RNA。如果检测出现阳性结果，急性病毒感染就可以明确。如果检测出现阴性结果，接下来就应该行IgM血清学检测，并最终通过蚀斑减少中和试验（PRNT）予以确证。阳性结果提示近期感染。对于有风险的孕妇（特殊地区旅行、性暴露）来说，强烈推荐在妊娠期间进行反复检测。

来自柯林斯堡科罗拉多州立大学兽医和生物医学科学学院的Nunya Chotiwan、Connie D. Brewster以及Joel Rovnak等，最近发表了他们关于通过病毒RNA的环介导等温扩增（LAMP）法检测塞卡病毒的结果[7]。参与该项研究的一个大型国际合作者网络中，比如巴西和尼加拉瓜这样的塞卡病毒流行国家，都提供了有价值的检测样本。他们提出的LAMP检测分析方法允许在培养的感染细胞、蚊子、病毒刺激的人体分泌物样本（血液，血浆，唾液，尿液和精液）以及感染患者的生物体液中进行塞卡病毒RNA的谱系特异性检测。用于检测塞卡RNA的LAMP是在一步反应中利用Bst DNA聚合酶的逆转录酶和链置换活性进行的。其灵敏度在标准RT-PCR范围内，特异性为塞卡谱系特异性，对密切相关的登革热以及基孔肯雅病毒无反应。尽管保存不佳的样品和/或病毒RNA含量低的标本可能仍然需要RNA提取/浓缩的步骤，以最大限度地增加成功的机会，但在大多数情况下并不需要提取病毒RNA。此外，LAMP检测受限于不同生物体液间存在的差异，加入病毒RNA的精液则较差。后者特别重要，应该进行更详细的研究。要注意到，一些报道显示黄病毒如西尼罗河病毒和蜱传脑炎似乎与全血红细胞部分有关[8-9]。实际上，在全血中能够检测到超过两个月的塞卡病毒血症[10-11]。这些发现对因输血传播病毒的风险具有明显的影响，而且对于通常处理血清或血浆而不是全血的诊断标本制备方法也是如此。这方面的进一步调查正在进行中。

LAMP是一种非常灵敏的核酸扩增试验[12]。随着添加双环引物以加速反应的同时，通常两组或三组引物靶向特定的DNA区域进行高度特异性扩增。DNA靶序列通过高链置换活性聚合酶，在60 ℃~65 ℃的恒定

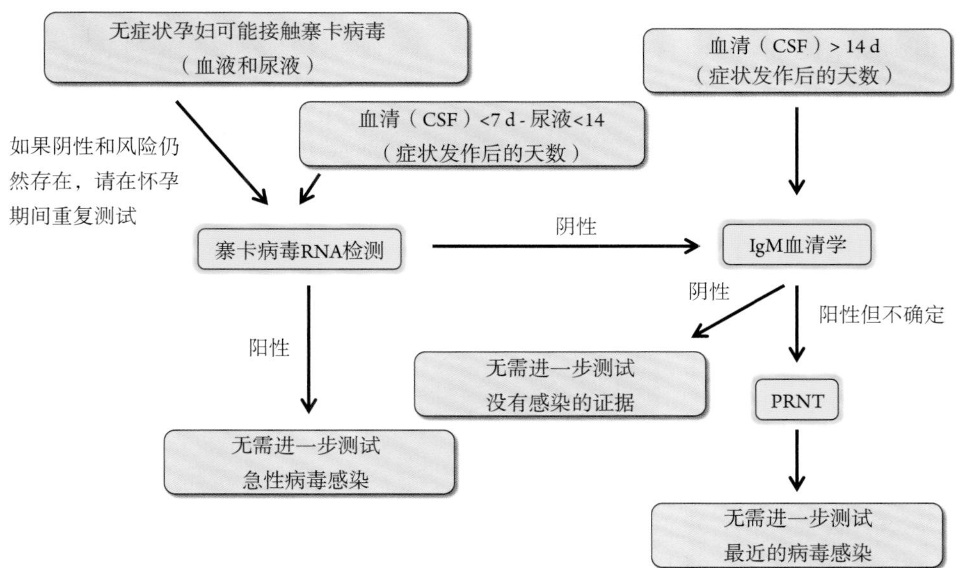

图2-1　测试症状个体的流程

注：在https://www.cdc.gov/zika/laboratories/lab-guidance.html网站中可见美国实验室检测塞卡病毒感染指南修改。PRNT，噬斑减少中和试验。

温度下进行扩增。逆转录酶活性的增加使得RNA得以扩增。LAMP中所产生的DNA总量大大高于PCR扩增反应，并且可以通过扩增副产物（焦磷酸镁沉淀）引起的浊度目视检测。由于这种扩增反应与PCR不呈线性关系，所以仅限于终点的比较，但是这个反应可以通过使用嵌入染料的荧光实时跟踪，而且为达到定量目的也可以直接对同一模板的扩增情况进行比较。基于LAMP的测定法不需要热循环仪，其特异性与灵敏度均能保持在标准RT-PCR范围内，因此在感染性疾病诊断中越来越受到欢迎。此外，对于生物体液中抑制药的抗性来讲，LAMP较RT-PCR更强，如果采用血液标本就可以允许对样本进行最小处理。低成本的操作和检测相结合，以及高度特异性的反应，使得LAMP成为一种有前途的工具，用于在资源有限的环境中也能开展的复杂即时检验（POCT）。该技术的最大缺点与扩增有限的DNA片段所需引物数目有关：虽然LAMP具有高特异性，但仍需要仔细的优化，以避免引物与引物之间的相互作用，因此限制了靶区域的选择以及使得多路反应不再可行。

用于检测寨卡病毒的LAMP技术开发，是为影响发展中国家的许多病毒疾病提供POCT所做国际努力的一部分[13]。图2-1所示流程的每一部分已考虑到POCT或加速/自动化处理。这一领域的快速发展在一定程度上因当前寨卡病毒流行而受到推动。最近，许多用于LAMP设计中寨卡病毒RNA扩增的POCT已被提出[14-19]。尽管扩增技术更加先进并已广泛应用，但LAMP似乎比RT-PCR更适合于POCT（参见CDC寨卡病毒紧急使用授权列表https://www. fda.gov/MedicalDevices/Safety/EmergencySituations/ucm161496#zika）。为了完成这张图，S1抗原捕获正被提议用于POCT格式的病毒血症检测，作为核酸检测的替代方法[20-21]。血清学检测的优势在于低成本的单参数测试，成本低且易于使用。然而，对于综合征要求的多参数设备需求正在增长，这种设备具有电子接口来处理和存储数据[22-23]。最后，最耗时费力的PRNT也正在向自动化方向发展以达到快速分析的目的[24-25]。很明显，大量的方法中也仅有少数最终能够保留下来。在这一方面，强烈建议尽可能遵循世界卫生组织的“ASSURED”标准。该标准对理想的诊断检测特征概括如下，可以在所有等级的医疗机构中使用：经济、敏感、特定、用户界面友好、快速、设备免费、以及能够惠及需要者等[26]。

结论和展望

Chotiwan等以及其他几个团队的工作非常重要，因为它们不仅为寨卡病毒检测提供了LAMP反应的套装，而且还对不同生物体液反应条件做了仔细分析。从提取到检测的整个过程优化，对于成功的诊断测定来说是至关重要的，因为每一步都会增加反应的复杂性并有助于确定最终检测成本。当所设计的POCT测定法在资源有限环境中应用时，这些就变得不可或缺。

参考文献

[1] Baud D, Gubler DJ, Schaub B, et al. An update on Zika virus infection. Lancet 2017, 390: 2099-2109.

[2] Weaver SC, Costa F, Garcia-Blanco MA, et al. Zika virus: History, emergence, biology, and prospects for control. Antiviral Res 2016, 130: 69-80.

[3] Musso D, Gubler DJ. Zika Virus. Clin Microbiol Rev 2016, 29: 487-524.

[4] Waggoner JJ, Pinsky BA. Zika Virus: Diagnostics for an Emerging Pandemic Threat. J Clin Microbiol 2016, 54: 860-867.

[5] Calvet G, Aguiar RS, Melo AS, et al. Detection and sequencing of Zika virus from amniotic fluid of fetuses with microcephaly in Brazil: a case study. Lancet Infect Dis 2016, 16: 653-660.

[6] Mlakar J, Korva M, Tul N, et al. Zika Virus Associated with Microcephaly. N Engl J Med 2016, 374: 951-958.

[7] Chotiwan N, Brewster CD, Magalhaes T, et al. Rapid and specific detection of Asian- and African-lineage Zika viruses. Sci Transl Med 2017, 9. pii: eaag0538.

[8] Rios M, Daniel S, Chancey C, et al. West Nile virus adheres to human red blood cells in whole blood. Clin Infect Dis 2007, 45: 181-186.

[9] Caracciolo I, Bassetti M, Paladini G, et al. Persistent viremia and urine shedding of tick-borne encephalitis virus in an infected immunosuppressed patient from a new epidemic cluster in North-Eastern Italy. J Clin Virol 2015, 69: 48-51.

[10] Lustig Y, Mendelson E, Paran N, et al. Detection of Zika virus RNA in whole blood of imported Zika virus disease cases up to 2 months after symptom onset, Israel, December 2015 to April 2016. Euro Surveill 2016, 21.

[11] Murray KO, Gorchakov R, Carlson AR, et al. Prolonged Detection of Zika Virus in Vaginal Secretions and Whole Blood. Emerg Infect Dis 2017, 23: 99-101.

[12] Notomi T, Mori Y, Tomita N, et al. Loop-mediated isothermal amplification (LAMP): principle, features, and future prospects. J Microbiol 2015, 53: 1-5.

[13] Baba M, Vidergar N, Marcello A. Virological point-ofcare testing

for the developing world. Future Virology 2014, 9: 595-603.
[14] Lee D, Shin Y, Chung S, et al. Simple and Highly Sensitive Molecular Diagnosis of Zika Virus by Lateral Flow Assays. Anal Chem 2016, 88: 12272-12278.
[15] Song J, Mauk MG, Hackett BA, et al. Instrument-Free Point-of-Care Molecular Detection of Zika Virus. Anal Chem 2016, 88: 7289-7294.
[16] Tian B, Qiu Z, Ma J, et al. Attomolar Zika virus oligonucleotide detection based on loop-mediated isothermal amplification and AC susceptometry. Biosens Bioelectron 2016, 86: 420-425.
[17] Wang X, Yin F, Bi Y, et al. Rapid and sensitive detection of Zika virus by reverse transcription loop-mediated isothermal amplification. J Virol Methods 2016, 238: 86-93.
[18] Ganguli A, Ornob A, Yu H, et al. Hands-free smartphonebased diagnostics for simultaneous detection of Zika, Chikungunya, and Dengue at point-of-care. Biomed Microdevices 2017, 19: 73.
[19] Calvert AE, Biggerstaff BJ, Tanner NA, et al. Rapid colorimetric detection of Zika virus from serum and urine specimens by reverse transcription loop-mediated isothermal amplification (RT-LAMP). PLoS One 2017, 12: e0185340.
[20] Bosch I, de Puig H, Hiley M, et al. Rapid antigen tests for dengue virus serotypes and Zika virus in patient serum. Sci Transl Med 2017, 9. pii: eaan1589.
[21] Afsahi S, Lerner MB, Goldstein JM, et al. Novel graphenebased biosensor for early detection of Zika virus infection. Biosens Bioelectron 2018, 100: 85-88.
[22] Marcello A, Sblattero D, Cioarec C, et al. A deep-blue OLED-based biochip for protein microarray fluorescence detection. Biosens Bioelectron 2013, 46: 44-47.
[23] Tagliabue G, Faoro V, Rizzo S, et al. A label-free immunoassay for Flavivirus detection by the Reflective Phantom Interface technology. Biochem Biophys Res Commun 2017, 492: 558-564.
[24] Maistriau M, Carletti T, Zakaria MK, et al. A method for the detection of virus infectivity in single cells and real time: Towards an automated fluorescence neutralization test. Virus Res 2017, 237: 1-6.
[25] Wilson HL, Tran T, Druce J, et al. Neutralization Assay for Zika and Dengue Viruses by Use of Real-TimePCR-Based Endpoint Assessment. J Clin Microbiol 2017, 55: 3104-3112.
[26] Mabey D, Peeling RW, Ustianowski A, et al. Diagnostics for the developing world. Nat Rev Microbiol 2004, 2: 231-240.

译者：马加威，南京医科大学附属无锡第二医院

第三章　点头综合征可能是体内寄生的盘尾丝虫引起的一种自身免疫反应

原文标题： Nodding syndrome may be an autoimmune reaction to the parasitic worm Onchocerca volvulus

原文作者： Johnson TP[1], Tyagi R[1], Lee PR[1], Lee MH[1], Johnson KR[2], Kowalak J[3], Elkahloun A[4], Medynets M[5], Hategan A[1], Kubofcik J[6], Sejvar J[7], Ratto J[8], Bunga S[8], Makumbi I[9], Aceng JR[9], Nutman TB[6], Dowell SF[10], Nath A[11]

[1]Section of Infections of the Nervous System, National Institute of Neurological Disorders and Stroke, National Institutes of Health, Bethesda, MD 20892, USA; [2]Bioinformatics Section, National Institute of Neurological Disorders and Stroke, National Institutes of Health, Bethesda, MD 20892, USA; [3]Clinical Proteomics Unit, National Institute of Neurological Disorders and Stroke, National Institutes of Health, Bethesda, MD 20892, USA; [4]Microarray Core Facility, National Human Genome Research Institute, National Institutes of Health, Bethesda, MD 20892, USA; [5]Neural Differentiation Unit, National Institute of Neurological Disorders and Stroke, National Institutes of Health, Bethesda, MD 20892, USA; [6]Helminth Immunology Section, Laboratory of Parasitic Diseases, National Institute of Allergy and Infectious Diseases, National Institutes of Health, Bethesda, MD 20892, USA; [7]Division of High-Consequence Pathogens and Pathology, National Center for Emerging and Zoonotic Infectious Diseases, Centers for Disease Control and Prevention, Atlanta, GA 30333, USA; [8]Division of Global Health Protection, Center for Global Health, Centers for Disease Control and Prevention, Atlanta, GA 30333, USA; [9]Ministry of Health, Kampala, Uganda; [10]Bill & Melinda Gates Foundation, Seattle, WA 98109, USA; [11]Section of Infections of the Nervous System, National Institute of Neurological Disorders and Stroke, National Institutes of Health, Bethesda, MD 20892, USA. natha@ninds.nih.gov.

刊载信息： Sci Transl Med. 2017 Feb 15;9(377). pii: eaaf6953. doi: 10.1126/scitranslmed.aaf6953

在饱受战争蹂躏的南苏丹、坦桑尼亚和乌干达北部，上千名儿童突然患上一种神秘的重度癫痫症。当接触食物或者低温时，这些儿童不受控制地点头，因此这种疾病被称作为点头综合征（nodding syndrome）。点头综合征是一种癫痫性疾病，好发于5~15岁儿童，典型的症状是失调性癫痫发作。随着时间的推移，这种病症经常会恶化，让这些儿童遭受严重残疾。很多病儿死于营养不良、意外事故或继发性感染。

点头综合征的病理生理学和病因仍不清楚。对环境神经毒素、营养缺乏症、遗传性疾病或者感染性生物的广泛调查仍无法得出结论。发现的一个关键线索是在点头综合征流行的地区也具有较高的盘尾丝虫病（onchocerciasis）发病率。盘尾丝虫病是由一种被称作盘尾丝虫（onchocerca volvulus）的寄生虫感染导致的。这种寄生虫通过在快速流动的溪流中繁殖的黑蝇（black fly）叮咬进行传播，它能够入侵眼睛，因此盘尾丝虫感染导致的盘尾丝虫病经常被称作为河盲症（river blindness）。世界卫生组织（WHO）估计至少有1 800万人感染上这种寄生虫，其中大多数病例发生于撒哈拉以南非洲地区。病例对照研究发现，点头综合征和盘尾丝虫感染关联，但是没有找到成熟的盘尾丝虫侵入脑或者脑脊液的证据。因此推测这种疾病可能涉及免疫介导机制。

美国国家卫生院神经免疫学家Avindra Nath和Tory Johnson采用一种改进的能够一次性筛选几千种蛋白的抗体蛋白芯片法，对55名点头综合征患者以及健康对照者血液进行分析。结果发现，在点头综合征患者血液中抗leiomodin-1自身抗体表达水平更高（反应强度是对照组的33 000倍），并且在患者血液和脑脊液中均能发现抗leiomodin-1自身抗体。体外研究发现，在成熟和尚处发育中的人神经元中均可表达leiomodin-1。leiomodin-1表达于小鼠脑的海马CA3区、小脑Purkinje细胞和皮质神经元。点头综合征患者中这些结构似乎也受到影响。从点头综合征患者得到的纯化抗leiomodin-1抗体与盘尾丝虫抗原具有交叉反应性。这项研究提供了初步的证据，支持点头综合征是由模仿盘尾丝虫抗原引起自身免疫性癫痫病症的假设，同时亦提示患者可以从免疫调节治疗中获益。

总结：桂琦，苏州大学附属第一医院

[点 评1]

揭开神秘的盘尾丝虫病—点头综合征之间的关联：新的发展和未来挑战

原文标题： Unravelling the mysterious onchocerciasis-nodding syndrome link: new developments and future challenges

原文作者： Angelina Kakooza-Mwesige

Department of Paediatrics & Child Health, Makerere University College of Health Sciences, Kampala, Uganda; Astrid Lindgren Children's Hospital, Department of Women's & Children's Health, Neuropediatric Research Unit, Karolinska Institutet, Stockholm, Sweden Correspondence to: Dr. Angelina Kakooza-Mwesige, MBChB, MMed, PhD. Department of Paediatrics & Child Health, Makerere University College of Health Sciences, Kampala, Uganda. Email: akakooza246@gmail.com.

Provenance: This is a Guest Editorial commissioned by Section Editor Zhijun Han, MD (Department of Laboratory Medicine, Wuxi Second Hospital, Nanjing Medical University, Wuxi, China).

Comment on: Johnson TP, Tyagi R, Lee PR, et al. Nodding syndrome may be an autoimmune reaction to the parasitic worm Onchocerca volvulus. Sci Transl Med 2017;9:eaaf6953.

刊载信息： Ann Transl Med 2017;5(24):486. doi: 10.21037/atm.2017.09.36

View this article at: http://atm.amegroups.com/article/view/17113

点头综合征是一种病因未明的慢性进行性癫痫性脑病，主要影响5~15岁的儿童。在一些盘尾丝虫病流行的非洲国家出现了点头综合征临床特征的病例[1]，并且在乌干达北部和苏丹南部已经出现了流行特征[2-3]。此病最初由Louise Jilek-Aall于20世纪60年代在坦桑尼亚发现[4]，其主要临床特征是重复性头部点头动作的无力性癫痫发作[5]，通常伴随着进食或寒冷天气发生，有行为困难和认知功能恶化[5-7]。此外，患者病情可能逐渐发展出现以下特征：生长衰退、性发育迟缓、营养不良和精神病表现如侵略性、紧张和/或无序感知[7-10]。

仅乌干达，2013年就报告了约2 000例点头综合征患者[11]。点头综合征已经成为非洲一个重要的公共卫生难题。目前点头综合征无法治愈，依靠使用抗癫痫药物、安抚、营养以及身体康复的对症治疗来改善患者的生活质量[12-15]。虽然距发现首例点头综合征已超过半个世纪，其发病机制仍然未知[2,5,10]。尽管一直以来流行病学研究提示，通过黑蝇传播的盘尾丝虫感染与点头综合征的血清阳性率之间存在一定关联，但盘尾丝虫感染作为点头综合征的病因尚无确凿证据，原因在于缺乏成虫侵入中枢神经系统的证据[16]。多年来，盘尾丝虫感染和点头综合征是否关联、在点头综合征发展的病理生理学中是否发挥作用，成为科研工作者努力去解决的难题。

为了解开这个谜团，Nath等采用了最先进的蛋白质芯片方法[17]，对点头综合征患者血清与来自同一村庄的未受影响的健康对照组血清进行比较。他们假设点头综合征可能是一种自身免疫介导的疾病，并且研究证实了他们的假说：与未受影响的对照相比，点头综合征患者表达大量的抗蛋白质leiomodin-1（LMOD1）自身抗体。抗LMOD1自身抗体存在于点头综合征患者的血清和脑脊液，并且体外实验显示在许多神经元群体中亦表达。他们利用小鼠模型发现LMOD1主要表达于海马CA3区、小脑浦肯野细胞和皮层神经元。而点头综合征患者的这些区域同时受到影响。有趣的是，进一步的体外实验结果也显示抗LMOD1抗体对培养的人神经元具有神经毒性，并与盘尾丝虫抗原发生交叉反应。

上述研究结果提示点头综合征可能是一种免疫介导的获得性癫痫综合征。近十年来，自身免疫或炎症状态可能导致癫痫成为越来越多研究者的共识。可能涉及三种抗体：抗电压门控钾通道（VGKC）抗体、抗谷氨酸脱羧酶（GAD）抗体和抗N-甲基-D-天冬氨酸受体（NMDA）抗体[21]。估计17.5%的癫痫患者患有系统性自身免疫性疾病[22]。

自身免疫性癫痫与神经元表面膜受体和离子通道相关的中枢神经系统蛋白结合的抗体相关。仔细观察自身免疫性癫痫的临床特征，与点头综合征具有如下相似之处，如急性或亚急性发作、相关的认知或精神症状、对抗惊厥药物反应差等（见表3-1）。

值得注意的是，既往研究发现点头综合征患者中并没有脑脊液炎症的证据[5,10]，并且似乎与已知的病毒感染无关[2,5,10]。对之合理的解释是，可能与确诊点头综合征的时机有关。点头综合征的自然病史尚不清楚[12]，但头部点头的症状很可能在脑脊液炎症急性期停止后很长时间出现。这需要在后来发展为点头综合征的患者中进行大样本前瞻性队列研究来证实。

在点头综合征的既往研究中从未考虑过自身免疫性疾病或癌症的病程，Nath等不能确定这种关联是否是点头综合征发展的一种可能的病理生理过程。在副肿瘤性神经综合征，自身免疫反应是由于人体试图通过抗体或T细胞消除肿瘤细胞，进而影响正常的神经组织而发生的。研究人员推测，对于点头综合征，自身免疫反应是由LMOD1与盘尾丝虫蛋白之间的序列和结构相似性引起的分子模拟事件的结果[17]。然而，仍然得不到合理解释的是为什么有12个健康对照者为盘尾丝虫阳性和LMOD1阳性而没有发展成点头综合征。而且这两种蛋白质之间的相关性如何演变、具有相似序列或结构可能引发多少新疾病的出现？期待未来的研究调查能够揭开这些谜团。

神经元LMOD1本质上是细胞内蛋白质，由于存在于细胞内，几乎不能实现抗体–抗原结合。故而人们怀疑，它在脑脊液中的存在是否由于B细胞受体与特定抗原结合并引发抗体反应的结果[23]。许多研究已经证明，与这些细胞内蛋白质相关的自身免疫性疾病是通过细胞毒性T细胞介导的，而不是如细胞表面蛋白质那样通过产生抗体所致[20-23]。这一研究结果对点头综合征

表3-1　自身免疫性癫痫和点头综合征临床特征的相似之处[18-22]

临床特征	自身免疫性癫痫	点头综合征
之前存在病毒感染	√	×
起病为急性或者亚急性	√	√
相关的认知或者精神症状	√	√
异常频发和多种类型的发作，包括毛发运动发作	√	√
抗癫痫发作药物疗效差	√	√
不明原因所致的癫痫持续状态	√	√
有自身免疫疾病的个人或家族史（直系亲属）	√	没有研究
存在癌症的高危因素或者个人史	√	没有研究
存在神经性自身免疫抗体	√	√
对免疫治疗有反应	√	没有研究
发现脑脊液炎性蛋白升高、淋巴细胞异常增多、寡克隆带	√	×
脑影像资料发现小脑/海马萎缩	√	√
癫痫性的或慢波活动的脑电波，包括颞叶	√	√

患者的治疗以及对免疫治疗的反应可能有影响。在T细胞介导的免疫反应中，任何现成的免疫调节疗法都可能不会成功，因为这些抗体会导致与细胞表面抗体不一样的神经元损伤[24]。

与对照组比较，来自点头综合征患者的四种蛋白质表达水平增高了超过100倍，并且针对LMOD1和DJ-1的两种抗体显示出不同的免疫反应性，故而推测相应的自身抗体可能继发于患者难治性癫痫发作后的结构损伤或全身免疫激活。因此，后续研究应该优先对新发的点头综合征患者进行进一步的前瞻性队列研究，以进一步了解自身抗体在点头综合征病理生理过程中的作用。

另一个值得注意的问题是，即使进行广泛的常规抗体检测[23]，仍然并非所有自身免疫性癫痫患者都会有阳性结果，点头综合征患者也不例外[10,25]。研究者指出，20例点头综合征病例出现盘尾丝虫感染阳性但LMOD1表达阴性[17]。可能的原因包括组织固定时发生抗原变性、抗体量少或检测方法不够灵敏而产生假阴性结果。也可能存在尚未发现的抗体、或存在复杂的T细胞显性自身免疫应答而不产生“标记抗体”。另外，也可能与遗传易感性有关。在乌干达的一些病患家系，我们观察到70%以上有点头综合征病儿的家庭报告了多个受影响的儿童[7]。因而，需要进一步的研究来解释这种差异。

众所周知，检测到抗体阳性并不总是提示存在致病性抗体。因此从研究的连续性考虑，后续研究应该使用动物模型进行体内研究以确定点头综合征的临床表现是否可以用这些抗体再现。同时还应该努力获得磁共振成像及进行健康对照者脑脊液分析以证实其结果。

研究人员还可以探索设立随机对照试验来研究免疫调节治疗的可能性。不论盘尾丝虫或LMOD1是否为阳性状态，如何确定患者对免疫调节治疗的反应以及对认知功能障碍等并发症的抑制能力。但目前尚不清楚的是，如果存在神经毒性免疫应答，免疫调节治疗是否会造成更大的伤害？如果要建立免疫调节治疗，那么如何选择最有可能从这种治疗中获益的患者、何时开始免疫治疗以及维持治疗的最佳持续时间？这些问题都仍未有明确的答案。另一个挑战是在点头综合征儿童所在的农村地区进行免疫调节治疗和监测，卫生系统能给予的支持非常有限。

建议研究人员认真开展此项工作，并推荐国际合作，尤其是在低资源环境下进行某些技术性强和专业知识调查时。研究虽然已经提供了一些关于点头综合征发展中涉及的可能病理生理学机制，并且为调查盘尾丝虫病—点头综合征关联的新焦点铺平了道路，但是仍然需要更深入的研究。Nath等重申，必须始终关注其他自身免疫性癫痫，因为这些疾病治疗效果好、临床症状可能会逆转。

另外，我们还需要描绘点头综合征“自身免疫性癫痫”的全部临床疾病谱。我们可能仅确定患者明显点头，这一症状可能是这种异质性患者群体的重要表现，因此需要重视轻度临床症状患者[12]。

管理点头综合征的基本和最重要的因素是加强伊维菌素的定期大量治疗，特别是在流行地区，需要实施有效的控制和监视尾丝虫病计划。实现对点头综合征较好的管理，需要资助机构、社区、医疗保健和联盟工作者、学术博爱团体、倡导团体、卫生部、非政府组织和有关利益相关的区域和国际伙伴组织的共同努力。

参考文献

[1] Pion SD, Kaiser C, Boutros-Toni F, et al. Epilepsy in onchocerciasis endemic areas: systematic review and meta-analysis of population-based surveys. PLoS Negl Trop Dis 2009, 3: e461.

[2] Foltz JL, Makumbi I, Sejvar JJ, et al. An epidemiologic investigation of potential risk factors for nodding syndrome in Kitgum district, Uganda. PLoS One 2013, 8: e66419.

[3] Tumwine JK, Vandemaele K, Chungong S, et al. Clinical and epidemiologic characteristics of nodding syndrome in Mundri County, southern Sudan. Afr Health Sci 2012, 12: 242-248.

[4] Winkler AS, Friedrich K, König R, et al. The head nodding syndrome— clinical classification and possible causes. Epilepsia 2008, 49: 2008-2015.

[5] Sejvar JJ, Kakooza AM, Foltz JL, et al. Clinical, neurological, and electrophysiological features of nodding syndrome in Kitgum, Uganda: an observational case series. Lancet Neurol 2013, 12: 166-174.

[6] Winkler AS, Wallner B, Friedrich K, et al. A longitudinal study on nodding syndrome--a new African epilepsy disorder. Epilepsia 2014, 55: 86-93.

[7] Idro R, Opoka RO, Aanyu HT, et al. Nodding syndrome in Ugandan children— clinical features, brain imaging and complications: a case series. BMJ Open 2013, 3: e002540.

[8] Kakooza-Mwesige A, Dhossche DM, Idro R, et al. Catatonia in

Ugandan children with nodding syndrome and effects of treatment with lorazepam: a pilot study. BMC Res Notes 2015, 8: 825.

[9] Piloya-Were T, Odongkara-Mpora B, Namusoke H, et al. Physical growth, puberty and hormones in adolescents with Nodding Syndrome; a pilot study. BMC Res Notes 2014, 7: 858.

[10] Dowell SF, Sejvar JJ, Riek L, et al. Nodding syndrome. Emerg Infect Dis 2013, 19: 1374-1384.

[11] Iyengar PJ, Wamala J, Ratto J, et al. Prevalence of nodding syndrome--Uganda, 2012-2013. MMWR Morb Mortal Wkly Rep 2014, 63: 603-606.

[12] Wamala JF, Malimbo M, Tepage F, et al. Nodding syndrome may be only the ears of the hippo. PLoS Negl Trop Dis 2015, 9: e0003880.

[13] Buchmann K. 'These nodding people': experiences of having a child with nodding syndrome in post-conflict Northern Uganda. Epilepsy Behav 2015, 42: 71-77.

[14] Donnelly J. CDC planning trial for mysterious nodding syndrome. Lancet 2012, 379: 299.

[15] Idro R, Namusoke H, Abbo C, et al. Patients with nodding syndrome in Uganda improve with symptomatic treatment: a cross-sectional study. BMJ Open 2014, 4: e006476.

[16] Duke BO, Vincelette J, Moore PJ. Microfilariae in the cerebrospinal fluid, and neurological com-plications, during treatment of onchocerciasis with diethylcarbamazine. Tropenmed Parasitol 1976, 27: 123-132.

[17] Johnson TP, Tyagi R, Lee PR, et al. Nodding syndrome may be an autoimmune reaction to the parasitic worm Onchocerca volvulus. Sci Transl Med 2017, 9. pii: eaaf6953.

[18] Vincent A, Irani SR, Lang B. The growing recognition of immunotherapy-responsive seizure dis-orders with autoantibodies to specific neuronal proteins. Curr Opin Neurol 2010, 23: 144-150.

[19] Brenner T, Sills GJ, Hart Ẏ, et al. Prevalence of neurologic autoantibodies in cohorts of patients with new and established epilepsy. Epilepsia 2013, 54: 1028-1035.

[20] Bien CG, Scheffer IE. Autoantibodies and epilepsy. Epilepsia 2011, 52 Suppl 3: 18-22.

[21] Vincent A, Bien CG, Irani SR, et al. Autoantibodies associated with diseases of the CNS: new developments and future challenges. Lancet Neurol 2011, 10: 759-772.

[22] Ong MS, Kohane IS, Cai T, et al. Population-level evidence for an autoimmune etiology of epilepsy. JAMA Neurol 2014, 71: 569-574.

[23] Dalmau J, Rosenfeld MR. Paraneoplastic syndromes of the CNS. Lancet Neurol 2008, 7: 327-340.

[24] Lee SK, Lee ST. The laboratory diagnosis of autoimmune encephalitis. J Epilepsy Res 2016, 6: 45-52.

[25] Dietmann A, Wallner B, Konig R, et al. Nodding syndrome in Tanzania may not be associated with circulating anti-NMDA-and anti-VGKC receptor antibodies or decreased pyridoxal phosphate serum levels-a pilot study. Afr Health Sci 2014, 14: 434-438.

译者：桂琦，苏州大学附属第一医院

[点 评2]

河盲症不仅侵犯眼睛：在点头综合征患者脑中检测到与盘尾丝虫抗原交叉反应的自身免疫抗体

原文标题： River blindness goes beyond the eye: autoimmune antibodies, cross-reactive with Onchocerca volvulus antigen, detected in brain of patients with Nodding syndrome

原文作者： Christoph Kaiser[1] , Sébastien D. S. Pion[2]

[1]Pediatrician, Pediatric Practice, Baden-Baden, Germany; [2]UMI 233, Institut de Recherche pour le Développement (IRD) and University of Montpellier 1, Montpellier, France Correspondence to: Christoph Kaiser, MD, MSc. Pediatrician, Pediatric Practice, Balzenbergstrasse 73, 76530 Baden-Baden, Germany. Email: dr.ch.kaiser@email.de.

Provenance: This is a Guest Editorial commissioned by Section Editor Zhijun Han, MD (Department of Laboratory Medicine, Wuxi Second Hospital, Nanjing Medical University, Wuxi, China).

Comment on: Johnson TP, Tyagi R, Lee PR, et al. Nodding syndrome may be an autoimmune reaction to the parasitic worm O. volvulus. Sci Transl Med 2017; 9:eaaf6953.

刊载信息： Ann Transl Med 2017;5(23):459. doi: 10.21037/atm.2017.08.35

View this article at: http://atm.amegroups.com/article/view/16497

点头综合征（NS）是一种以阵发性头部点头癫痫发作为主要特征的神经系统疾病，影响3~18岁的儿童[1-2]。自2000年以来，苏丹南部[3-4]、坦桑尼亚南部[1]和乌干达北部[5-6]三个不同区域报告了越来越多的NS患者[7-8]。回顾过去，乌干达西部也发现NS病例，利比里亚和喀麦隆也报告了疑似病例[9-10]。在许多NS患者中，最初的头部癫痫发作之后是其他癫痫类型发作，进而出现进行性身体和认知恶化并最终死亡[6,8]。迄今为止，NS的确切病因尚未明确，但流行病学和病例对照研究表明，NS与盘尾丝虫（O. volvulus）感染之间存在持续的相关性。盘尾丝虫是一种热带非洲寄生虫，是大部分河盲症的致病源[2,4,11-12]。因为脑脊液的成像研究和分析未能证实NS患者的中枢神经系统中存在寄生虫[1,4-6,13]，所以推测与盘尾丝虫相关的免疫学过程可能在NS的发生发展过程中发挥作用[14-15]。

最近，Johnson等对乌干达北部和南苏丹两个流行地区NS患者发病机制是否涉及自身免疫抗体进行了一项研究[16]。在对55例NS患者血清和匹配未受影响的乡村对照者血清中的潜在神经毒性自身抗体的广泛搜索中，鉴定了4种在NS血清中具有比对照组血清高超过100倍反应性的候选蛋白质，其中抗leiomodin-1自身抗体是反应性最高的蛋白质（增加33 000倍）。之前认为该蛋白质主要表达于平滑肌细胞和中枢神经系统外的其他组织。ELISA检测结果提示，NS患者血清中抗leiomodin-1抗体的阳性率明显高于对照组。在乌干达北部受检查的18名NS患者中有8名患者的脑脊液中也可以检测到抗leiomodin-1抗体。在脑脊液中不能发现血清反应性排第二的蛋白质，即DJ-1蛋白质抗体。因为没有来自非洲流行地区的非NS患者脑脊液样本作为对照，所以采集北美8名癫痫患者的脑脊液样本进行比较，发现这些患者脑脊液中抗leiomodin-1抗体阴性。

除了上述病例对照研究之外，作者亦进行了体外研究，证明：①抗leiomodin-1抗体在转染的人胚肾细胞中识别leiomodin-1蛋白；②通过对NS患者血清和脑脊液的抗leiomodin抗体进行免疫染色，可以在培养的脑细胞中检测到leiomodin-1；③证实在成年小鼠几个不同脑区域的脑切片中存在leiomodin-1表达；④NS患者血清的抗leiomodin-1抗体影响人类神经元功能和存活能力，并且可以通过抗体消耗而逆转；⑤Leiomodin-1蛋白的结构在很大程度上与盘尾丝虫中发现的Tropomodulin蛋白同源；⑥NS患者脑脊液的抗leiomodin-1抗体与盘尾丝虫全生物裂解物存在交叉反应。由此推测，盘尾丝虫感染可导致leiomodin-1和其他尚未识别的蛋白跨越血脑屏障，进而形成能够引起NS病理改变的交叉反应性抗体。因此，NS可能是由于盘尾丝虫感染所导致的自身免疫反应。

除NS外，还有两项临床观察结果支持盘尾丝虫感染可导致脑部疾病这一假设。首先，在认识NS之前，西部，中部和东部非洲的几个盘尾丝虫病流行地区报告了一个原因不明的癫痫集群[17-18]，并且盘尾丝虫病和癫痫之间明显关联[19]。许多病例对照研究也证实了盘尾丝虫病和癫痫之间密切关联[20]。这种现象被称为“河流癫痫”或盘尾丝虫病相关癫痫[19-20]。早在1950年，在乌干达东南部，Raper & Ladkin描述了一种以生长迟缓、身体畸形、青春期迟缓、精神障碍和癫痫为特征的病症，他们称之为“Nakalanga综合征”[21]。后来报告的Nakalanga综合征患者来自许多其他地区，这些地区都是盘尾丝虫病的流行地区[22]。由于NS和Nakalanga综合征的症状和体征有相当大的重叠，因此两种疾病可能是同一疾病的两种表现。

目前人们并不普遍接受盘尾丝虫感染和NS之间存在因果关系[23-24]。有人提出，NS可能是麻疹感染的后遗症，与麻疹引起的亚急性硬化性全脑炎相似，可能由营养不良引起[24-25]。这一观点认为NS和盘尾丝虫病之间的关联是次要现象，可能是由于NS患者对盘尾丝虫感染的易感性较高引发。亚急性硬化性全脑炎是中枢神经系统持续病毒感染引起的罕见麻疹并发症[26]。通常，麻疹感染六年后，儿童的认知或行为发生初步的微妙变化（阶段1），或迅速发展为肌阵挛性抽搐、癫痫发作和痴呆（阶段2），甚至出现锥体外系症状和无反应（阶段3），以至昏迷和自主神经衰竭，95%的病例死亡[26]。虽然部分NS患者的临床表现和持续恶化可能让人联想到亚急性硬化性全脑炎[6-7]，但大多数亚急性硬化性全脑炎患者从疾病发作到死亡不到9个月的时间，这比NS患者的自然病程要快得多[6,27]。肌阵挛被认为是亚急性硬化性全脑炎的一种常见特征，与头部点头动作有关[28]，但亚急性硬化性全脑炎所描述的症状与NS所特有的头部癫痫发作并不完全相似。在大多数情况下，亚急性硬化性全脑炎的肌阵挛运动可能并不代表癫痫发作[26,29]。虽然诊断亚急性硬化性全脑炎需要检测到鞘内麻疹抗体或抗原，但乌干达北部16例NS患者脑脊液样本中麻疹抗原的检测结果为阴性[12]。目前NS患者脑脊液中尚未测到麻疹抗体[1,4-6,13]。仍然不清楚为什么在非洲的许多地区，麻疹和儿童营养不良很常见，但盘尾丝虫病不发生区域流行，亚急性硬化性全脑炎也不常见，更没有发现NS患者。

Johnson等的研究结果引发如下思考[16]：①在NS感染区域的其他人群的血清或脑脊液中是否可检测到抗leiomodin抗体？除NS之外是否伴发其他神经系统疾病？是否伴有盘尾丝虫感染状态？对于NS以外的神经系统疾病患者或脊髓麻醉，是否可以从进行诊断性腰椎穿刺的患者获得适当的CSF样品？②抗leiomodin-1抗体是否存在于盘尾丝虫相关的癫痫（OAE）或Nakalanga综合征患者的血清或脑脊液？③在NS患者的脑脊液中为什么可以检测到其他脑反应性抗体[16]？④为什么脑脊液中抗leiomodin-1抗体显著增高？抗leiomodin-1抗体能够穿过血脑屏障，但是第二丰富的抗体–抗DJ-1抗体不能穿过血脑屏障。那么促进或阻止血脑屏障迁移的因素是什么[30-31]？

最重要的问题可能是关于NS患者脑脊液中抗leomodin-1抗体对神经病理学的临床相关性。尽管Johnson等提供证据表明抗leiomodin-1抗体在体外具有神经毒性[16]，但这并不能证明在人脑中具有致病作用。由于16名NS患者中只有8名患者的脑脊液中发现了抗leiomodin-1抗体[23-25,30]，而所有患者都出现了中枢神经系统症状，可以认为他们在体内不一定致病，可能是盘尾丝虫感染的附带现象。所以需要分析脑脊液中抗体是否与NS患者的不同临床特征有关，如头部癫痫发作的持续时间或频率，或相关的症状和体征（其他癫痫发作，认知障碍，发育不良等）。目前有限的NS患者脑脊液研究数据限制了Johnson等对抗leiomodin-1抗体的进一步认识，扩大脑脊液标本开展研究是证实NS患者特异表达抗leiomodin-1抗体的必要途径[1,4-6,13]。

有证据表明，盘尾丝虫诱发的眼病和盘尾丝虫病流行地区的总体病死率与寄生虫感染的强度有关。这个发现也适用于OAE病[17,19,32-33]。相应地，盘尾丝虫的感染强度也可能与NS的发生有关，也能解释Johnson等提出的NS患者与对照者之间的一些差异[16]，例如，NS和对照组对于盘尾丝虫感染的定性指标的差异与OAE中的发现非常相似[19]。同样可以解释NS患者和对照者血清中检测到的抗leiomodin-1抗体的差异。ELISA检测结果显示，NS血清中抗LMOD-1抗体的光密度高于对照者血清，表明NS血清中抗LMOD-1-抗体含量较高。这也许可以反映NS患者感染了更大量的寄生虫。NS与盘尾丝虫感染强度相关的假设也许可以从Johnson等提供的原始研究数据中得到证实。盘尾丝虫感染强度在NS的病因学以及对OAE和Nakalanga综合征的可能作用需要深入研究。

Johnson等的研究具有重要意义[16]，因为它首次提出了一种可能的致病因子，该因子可以建立NS感染与脑病理学之间缺失的联系。当然，尚需要进一步的研究来确定NS作为一种自身免疫性脑病的概念，这有助于开发更有效的治疗方法。除了开拓了研究思路外，Johnson等进一步给出了盘尾丝虫病和NS之间关联的强有力证据。由于盘尾丝虫感染可以被成功地控制并可能被消除[34]，因此在以前的高度流行地区，盘尾丝虫病流行率下降，理论上这些地区受NS、OAE和Nakalanga综合征影响的患者人数应该减少。如果这个假设被证明是正确的话，那么即使其病理机制没有被完全阐明，盘尾丝虫病的新发病例也可能会消失。

参考文献

[1] Winkler AS, Friedrich K, König R, et al. The head nodding syndrome - clinical classification and possible causes. Epilepsia 2008, 49: 2008-2015.

[2] Dowell SF, Sejvar JJ, Riek L, et al. Nodding syndrome. Emerg Infect Dis 2013, 19: 1374-1384.

[3] Lacey M. Nodding disease: mystery of southern Sudan. Lancet Neurol 2003, 2: 714.

[4] Tumwine JK, Vandemaele K, Chungong S, et al. Clinical and epidemiologic characteristics of nodding syndrome in Mundry County, southern Sudan. Afr Health Sci 2012, 12: 242-248.

[5] Sejvar JJ, Kakooza AM, Foltz JL, et al. Clinical, neurological, and electrophysiological features of nodding syndrome in Kitgum, Uganda: an observational case series. Lancet Neurol 2013, 12: 166-174.

[6] Idro R, Opoka RO, Aanyu HT, et al. Nodding syndrome in Ugandan children – clinical features, brain imaging and complications: a case series. BMJ Open 2013, 3: e002540.

[7] Kaiser C, Benninger C, Asaba G, et al. Clinical and electro-clinical classification of epileptic seizures in West Uganda. Bull Soc Pathol Exot 2000, 93: 255-259.

[8] Kaiser C, Rubaale T, Tukesiga E, et al. Case report: Nodding syndrome, western Uganda, 1994. Am J Trop Med Hyg 2015, 93: 198-202.

[9] Van der Waals FW, Goudsmit J, Gajdusek DC. See-ee: Clinical characteristics of highly prevalent seizure disorders in the Gbawein and Wroughbarh clan region of Grand Bassa county, Liberia. Neu-roepidemiology 1983, 2: 35-44.

[10] Prischich F, De Rinaldis M, Bruno F, et al. High prevalence of epilepsy in a village in the Littoral Province of Cameroon. Epilepsy Research 2008, 82: 200-210.

[11] Centers for Disease Control and Prevention (CDC). Nodding syndrome - South Sudan, 2011. MMWR Morb Mortal Wkly Rep 2012, 61: 52-54.

[12] Foltz JL, Makumbi I, Sejvar JJ, et al. An epidemiologic investigation of potential risk factors for nodding syndrome in Kitgum District, Uganda. PLoS One 2013, 8: e66419.

[13] König R, Nassri A, Meindl M, et al. The role of Onchocerca volvulus in the development of epilepsy in a rural area of Tanzania. Parasitology 2010, 137: 1559-1568.

[14] Kaiser C, Pion S, Boussinesq M. Head nodding syndrome and river blindness: A parasitological per-spective. Epilepsia 2009, 50: 2325-2326.

[15] Idro R, Opar B, Wamala J, et al. Is nodding syndrome an Onchocerca volvulus-induced neuroinflam-matory disorder? Uganda´s story of research in understanding the disease. Int J Infect Dis 2016, 45: 112-117.

[16] Johnson TP, Tyagi R, Lee PR, et al. Nodding syndrome may be an autoimmune reaction to the parasitic worm O. volvulus. Sci Transl Med 2017, 9: eaaf6953.

[17] Boussinesq M, Pion SD, Demanga-Ngangue, et al. Relationship between onchocerciasis and epilepsy: a matched case-control study in the Mbam Valley, Republic of Cameroon. Trans R Soc Trop Med Hyg 2002, 96: 537-541.

[18] Kaiser C, Pion S, Kipp W, et al. Onchocerciasis, cysticercosis, and epilepsy. Am J Trop Med Hyg 2008, 79: 643-644.

[19] Pion SDS, Kaiser C, Boutros-Toni F, et al. Epilepsy in Onchocerciasis Endemic Areas: Systematic Review and Meta-analysis of Population-Based Surveys. PLoS Negl Trop Dis 2009, 3: e461.

[20] Kaiser C, Pion SDS, Boussinesq M. Case-control Studies on the Relationship between Onchocerciasis and Epilepsy: Systematic

Review and Meta-analysis. PLoS Negl Trop Dis 2013, 7: e2147.
[21] Raper AB, Ladkin RG. Endemic dwarfism in Uganda. East Afr Med J 1950, 27: 339-359.
[22] Föger K, Gora-Stahlberg G, Sejvar J, et al. Nakalanga Syndrome: Clinical Characteristics, Potential Causes, and Its Relationship with Recently Described Nodding Syndrome. PLoS Negl Trop Dis 2017, 11: e0005201.
[23] Colebunders R, Hendy A, Nanyiunja M, et al. Nodding syndrome—a new hypothesis and new direction for research. Int J Infect Dis 2014, 27: 74-77.
[24] Spencer PS, Mazunder R, Palmer VS, et al. Environmental, dietary and case-control study of Nodding Syndrome in Uganda: A post-measles brain disorder triggered by malnutrition? J Neurol Sci 2016, 369: 191-203.
[25] Spencer PS, Schmutzhard E, Winkler AS. Nodding Syndrome in the Spotlight - Placing Recent Findings in Perspective. Trends Parasitol 2017, 33: 490-492.
[26] Gutierrez J, Issacson RS, Koppel BS. Subacute sclerosing panencephalitis: an update. Dev Med Child Neurol 2010, 52: 901-907.
[27] Idro R, Namusoke H, Abbo C, et al. Patients with nodding syndrome in Uganda improve with symp-tomatic treatment: a cross-sectional study. BMJ Open 2014, 4: e006476.
[28] Campbell C, Levin S, Humphreys P, et al. Subacute Sclerosing Panencephalitis: Results of the Canadian Paediatric Surveillance Program and review of the literature. BMC Pediatr 2005;5: 47.
[29] Jović NJ. Epilepsy in children with subacute sclerosing panencephalitis. Srp Arh Celok Lek 2013, 141: 434-440.
[30] Diamond B, Honig G, Mader L, et al. Brain-Reactive Antibodies and Disease. Annu Rev Immunol 2013, 31: 345-385.
[31] Han H, Mann A, Ekstein D, et al. Breaking Bad: the Structure and function of the Blood-Brain Barrier in Epilepsy. AAPS Journal 2017, 19: 973-988.
[32] Kirkwood B, Smith P, Marshall T et al. Relationships between mortality, visual acuity and microfilarial load in the area of the Onchocerciasis Control Programme. Trans R Soc Trop Med Hyg 1983, 77: 862-868.
[33] Little MP, Breitling LP, Basáñez MG, et al. Association between microfilarial load and excess mortality in onchocerciasis: an epidemiological study. Lancet 2004, 363: 1514-1521.
[34] Tekle AH, Zouré HG, Noma M, et al. Progress towards onchocerciasis elimination in the participating countries of the African Programme for Onchocerciasis Control: epidemiological evaluation results. Infect Dis Poverty 2016, 5: 66.

译者：桂琦，苏州大学附属第一医院

[点 评3]

盘尾丝虫病引发自身免疫反应的新证据

原文标题：New evidence for nodding disease as an autoimmune reaction to Onchocerca volvulus

原文作者：Michael J. Boivin

Department of Psychiatry and Neurology & Ophthalmology, Michigan State University, East Lansing, MI, USA; Department of Psychiatry, University of Michigan, Ann Arbor, MI, USA Correspondence to: Professor Michael J. Boivin, PhD, MPH. Psychiatry Research Division, 909 Fee Road, Rm 321, West Fee Hall, Michigan State University, East Lansing, Michigan 48824, USA. Email: boivin@msu.edu.

Provenance: This is a Guest Editorial commissioned by Section Editor Ran Mo, MD (Department of Cardiothoracic Surgery, Nanjing Drum Tower Hospital, the Affiliated Hospital of Nanjing University Medical School, Nanjing, China).

Comment on: Johnson TP, Tyagi R, Lee PR, et al. Nodding syndrome may be an autoimmune reaction to the parasitic worm Onchocerca volvulus. Sci Transl Med 2017;9. pii: eaaf6953.

刊载信息：Ann Transl Med 2017;5(23):461. doi: 10.21037/atm.2017.09.06

View this article at: http://atm.amegroups.com/article/view/16784

在过去的十年中，我们注意到有一种被称为“点头综合征”的神秘疾病出现[1]。这种疾病的主要症状是头部不断地点头，其原因据推测可能为失张力发作。尽管这种疾病发生、发展的相关因素已被确定，但其具体机制目前仍不清楚[2-3]。这种疾病的主要病理特征是海马和神经胶质附近的脑萎缩以及小脑症候群。这些脑损伤将导致持续终生的严重神经功能障碍和行为认知障碍，同时伴有极高的病死率[4]。

这种疾病通常被认为是一种主要出现在东非的、病因不明的进行性癫痫性脑病综合征。通常起病急骤，高发年龄为5~15岁[5]。在过去的十年中曾在乌干达、利比里亚、坦桑尼亚、刚果民主共和国和苏丹南部出现过暴发流行。据统计，以上流行地区的总患病率为6.8‰，而在乌干达北部地区的一次暴发流行中曾有超过2 000例病例在短期内出现[6]。一些研究报告指出，点头综合征的暴发流行与这些地区儿童的营养不良比例增加有关[7]。

研究发现，点头综合征最常发生在盘尾丝虫病感染率较高的地区。这种寄生虫会引起盘尾丝虫病，是撒哈拉以南地区成年人失明的主要原因。对于医学研究者和公共卫生专家而言，要了解儿童盘尾丝虫病和点头综合征之间的关系是很困难的。研究者们急需建立一种科学模型，使其能够整合诸如卫星图像、地理生态和气候图像、寄生虫学分布情况、人群基因型分布情况、流行病学数据以及诸如盘尾丝虫病等疾病风险的分布情况。只有通过此类多学科综合建模，研究者才能更好地了解类似点头综合征这样的新发现疾病的复杂流行病学情况，同时也可以使研究者们更合理地推测这种疾病的发病机制，发现敏感性和特异性较好的脑部炎症标志物并确定相应的神经、心理症状。以上这些都是诊断此种疾病的关键因素，同时也可用于对高危人群的疫情监测。

点头综合征的特点主要是脑部发育障碍，包括特征性的海马和神经胶质附近的脑萎缩以及小脑症候群[8]。

脑脊液分析通常为阴性，而磁共振成像（MRI）显示大脑和小脑萎缩。一项针对坦桑尼亚点头综合征患者头部MRI特征的研究显示，最常见的病变是脑部弥漫性萎缩伴脑实质内病理性改变，如海马病变、神经胶质病变和皮质下异常信号[5,8]。尽管所有患者的脑脊液PCR检测均为阴性结果，但总体趋势表明患者脑实质内病理性改变与盘尾丝虫病感染有关。

如前所述，这种疾病的临床特点是每日发作的、快速性、阵发性点头动作，每次发作持续几分钟。在此期间，患者通常反应迟钝，并可能会对命令性语言作出反应。这些症状可能被判定为失张力发作，也可能被误判为强直–阵挛发作、癫痫小发作或失神发作[9]。脑电图表现通常为不规则的平缓背景、2.5~3.0 Hz的癫痫发作样尖慢波，同时伴有异常弥散的慢波和脊柱旁肌电图缺失[5]。有趣的是，点头综合征可能在进食热食或喝冷饮时被诱发；同时寒冷的环境也是病情发作的诱因之一，这表明大脑的其他区域也可能受累。在治疗方面，常规的抗癫痫治疗疗效很差。

由于目前尚缺乏此类寄生虫具备嗜神经特性的证据，因此研究者推测点头综合征可能是一种自身免疫介导的疾病。在乌干达进行的对其发病机制的初步研究表明，点头综合征可能由抗盘尾丝虫病抗体所引起。该类抗体可能与神经元细胞蛋白质产生免疫交叉反应，因而导致神经系统炎性病变[9]。

最近，关于点头综合征的自身免疫假说有了突破性进展。一个由Tory P. Johnson和Avindra Nath领导的NIH研究小组于2017年2月在*Science Translational Medicinein*杂志上发表了一项研究。该研究显示，来自乌干达的患有轻微点头综合征的患者血清和脑脊液中均检测出自身抗体[6]。

研究人员使用一种蛋白质芯片技术检测脑脊液中的神经炎症标志物的抗体。结果显示，与对照组相比，病例组脑脊液中的leiomodin-1抗体更为丰富，大约有一半患者的血清和脑脊液中检测到leiomodin-1抗体，并首次证明有成熟的寄生虫进入了患儿的脑部。在本研究的体外试验中，leiomodin-1在成熟及幼稚的人类神经元细胞中均有表达；在动物试验中，leiomodin-1出现在小鼠海马的CA3区域、小脑的浦肯野细胞以及皮层神经元中。这些研究结果非常重要，因为这些结构通常即为点头综合征的受累区域。

由于leiomodin-1抗体与盘尾丝虫病蛋白质有交叉免疫反应，因此研究者认为这是一个极其重要的证据，证明点头综合征可能是由这种寄生虫感染引发的自身免疫性癫痫。他们的发现具有重要的转化医学意义，因为他们认为这种疾病可以通过抗寄生虫药物，如伊维菌素等来预防，同时也可使用免疫调节治疗的手段进行早期治疗。

然而，文章作者也指出，并非所有点头综合征患者都有此种抗体。蛋白质组学数据表明，大多数患者体内含有多种自身抗体，文章中提及的leiomodin-1抗体仅仅是具有最高的滴度，最易于区分患者及健康对照。因此，点头综合征也可能不是由单一抗体所引起，而是由多种神经元蛋白抗体共同参与。这也进一步表明，点头综合征可能不是由单一的免疫病理过程所引起。

无论如何，Johnson等的研究结果对于未来点头综合征的治疗策略具有非常重要的意义，具有极大的转化医学价值。目前的点头综合征患者普遍接受抗癫痫治疗以控制其症状[10]，而Johnson等的研究结果表明，这些患者可能从免疫调节治疗中获益，尤其是在疾病早期。但是另一方面，如果机体自身免疫反应对于神经元细胞的损伤不可逆，那么免疫调节治疗也可能是无效的。同时，一些患儿也有延迟发育的情况出现，表明下丘脑–垂体系统可能存在功能障碍[11]，但Johnson等尚未研究leiomodin-1是否在这些大脑区域表达。因此，下一步的研究重点应是探索脑损伤的神经病理生理学改变，进一步确定盘尾丝虫病相关自身免疫反应与点头综合征的关系。

由于点头综合征的脑损伤可能引发持续终生的严重认知功能障碍、行为障碍以及高死亡率[5]，因此该研究结果对于公共卫生事业也具有重大意义。由于点头综合征与盘尾丝虫病的相关性，该病的流行区域被限制在一定范围内。在过去十年中，点头综合征在流行区域内的发病率急剧上升，这可能与这些地区近十年来缺乏寄生虫防治措施有关，但也可能有不明原因的共同因素参与了点头综合征的发病过程，导致疾病的大规模流行[12]。

总之，接下来的研究必须继续关注免疫反应相关的神经病理生理学。只有通过这些基础研究，我们才能更有效地进行早期诊断、早期治疗，并制订有效的预防策略。这项工作可提高发展中国家及贫穷国家的诊断、管理和治疗干预水平，以防治当前和未来可能出现的疫情[1,13]。目前，此类研究进展亦可以帮助预防世界范围内可能导致儿童严重残疾的其他感染性疾病（例如，中枢神经系统侵袭性锥虫病、锥虫病、血吸虫病、脑囊虫病、寨卡病毒、登革热、疟疾等）。

参考文献

[1] Boivin MJ, Kakooza AM, Warf BC, et al. Reducing neurodevelopmental dis-orders and disability through research and interventions. Nature 2015, 527: S155-S160.

[2] Foltz JL, Makumbi I, Sejvar JJ, et al. An epidemiological investigation of po-tential risk factors for nodding syndrome in Kitgum District. PLoS One 2013, 8: e66419.

[3] Sejvar JJ, Kakooza AM, Foltz JL, et al. Clinical, neurological, and electro-physiological features of nodding syndrome in Kitgum, Uganda: an observational case series. Lancet Neurol 2013, 12: 166-174.

[4] Couper J. Prevalence of childhood disability in rural KwaZulu-Natal. S Afr Med J 2002, 92: 549-552.

[5] Winkler AS, Wallner B, Friedrich K, et al. A longitudinal study on nodding syndrome--a new African epilepsy disorder. Epilepsia 2014, 55: 86-93.

[6] Johnson TP, Tyagi R, Lee PR, et al. Nodding syndrome may be an autoimmune reaction to the parasitic worm Onchocerca volvulus. Sci Transl Med 2017, 9. pii: eaaf6953.

[7] Idro R, Opoka RO, Aanyu HT, et al. Nodding syndrome in Ugandan chil-dren--clinical features, brain imaging and complications: a case series. BMJ Open 2013, 3. pii: e002540.

[8] Winkler AS, Friedrich K, Velicheti S, et al. MRI findings in people with epilepsy and nodding syndrome in an area endemic for onchocerciasis: an observational study. Afr Health Sci 2013, 13: 529-540.

[9] Idro R, Opar B, Wamala J, et al. Is nodding syndrome an Onchocerca volvu-lus-induced neuroinflammatory disorder? Uganda's story of research in under-standing the disease. Int J Infect Dis 2016, 45: 112-117.

[10] Idro R, Namusoke H, Abbo C, et al. Patients with nodding syndrome in Uganda improve with symptomatic treatment: a cross-sectional study. BMJ Open 2014, 4: e006476.

[11] Piloya-Were T, Odongkara-Mpora B, Namusoke H, et al. Physical growth, puberty and hormones in adolescents with Nodding Syndrome; a pilot study. BMC Res Notes 2014, 7: 858.

[12] Wamala JF, Malimbo M, Tepage F, et al. Nodding Syndrome May Be Only the Ears of the Hippo. PLoS Negl Trop Dis 2015, 9: e0003880.

[13] Boivin MJ, Giordani B, editors. Neuropsychology of Children in Africa: Perspectives on Risk and Resilience. Specialty Topics in Pediatric Neuropsychol-ogy. New York, NY: Springer, 2013.

译者：陈志鹏，张家港市第一人民医院

第二部分

消化系统重要研究进展

第四章　多参数等离子体细胞外囊泡分析有助于诊断胰腺恶性肿瘤

原文标题： Multiparametric plasma EV profiling facilitates diagnosis of pancreatic malignancy

原文作者： Yang KS[1,2], Im H[1,2], Hong S[1,2], Pergolini I[3], Del Castillo AF[1], Wang R[4,5], Clardy S[1,2], Huang CH[1,2], Pille C[1,6], Ferrone S[3], Yang R[1], Castro CM[1,7], Lee H[1,2], Del Castillo CF[3,7], Weissleder R[8,2,9]

[1]Center for Systems Biology, Massachusetts General Hospital, Boston, MA 02114, USA; [2]Department of Radiology, Massachusetts General Hospital, Boston, MA 02114, USA; [3]Department of Surgery, Massachusetts General Hospital, Boston, MA 02114, USA; [4]Department of Biostatistics, Harvard T.H. Chan School of Public Health, Boston, MA 02115, USA; [5]Department of Population Medicine, Harvard Medical School and Harvard Pilgrim Health Care Institute, Boston, MA 02215, USA; [6]Department of Health Sciences, Northeastern University, Boston, MA 02115, USA; [7]Massachusetts General Hospital Cancer Center, Boston, MA 02114, USA; [8]Center for Systems Biology, Massachusetts General Hospital, Boston, MA 02114, USA. rweissleder@mgh.harvard.edu; [9]Department of Systems Biology, Harvard Medical School, Boston, MA 02115, USA.

刊载信息： Sci Transl Med. 2017 May 24;9(391). pii: eaal3226. doi: 10.1126/scitranslmed.aal3226

胰腺导管腺癌（PDAC）是美国第四大癌症死亡原因，5年生存率低于10%。由于缺乏可靠的生物标志物，约80%的新诊断的患者已经失去了最佳的手术切除时机，而通过影像学和组织活检的临床工作往往复杂而昂贵。血清CA-199是目前应用于临床辅助诊断胰腺癌的手段之一，但敏感性和特异性不高。

最近的一些模型研究表明，至少应用敏感性为88%，特异性85%的检测手段，方可延长患者的生存期和获得最佳的成本效益比。目前正在研究的诸多方法来实现这一目标，包括使用CA242、循环肿瘤细胞、循环肿瘤细胞外囊泡（包括细胞外泌体、代谢物、蛋白质组分析和循环DNA）。然而特异性和敏感性有待进一步研究，且这些检测方法复杂，技术平台要求高，目前很难广泛应用于临床。

循环肿瘤细胞外囊泡提供了一种很有效的方法，可以通过“液体活检”来监测癌症。来自麻省总医院系统生物学中心、美国马萨诸塞州总医院、哈佛大学公共卫生学院的学者，研发了一种先进的等离子体传感系统，用于对临床样本进行高通量分析，有望广泛应用于解决临床问题。该研究结果于2017年5月4号发表在*Science Translational Medicine*期刊上。

该研究团队发现可以通过等离子体传感器检测到肿瘤细胞外囊泡，然而，最初的检测方法是人工操作的，无法进行大样本分析，阻碍了临床的广泛应用。因此，研究者们设计了一个多参数系统，包含大量的传感阵列，并且是自动操作，使常规的临床样本分析得以实现。

1　研究结果

筛选高敏感性与特异性PDAC细胞外囊泡检测标记组合。

作者收集了32例患者的血浆，其中包括22例胰腺癌和10例健康对照，并没有发现具有足够高的灵敏度和特异性的单个分子标记，联合四个肿瘤标志物（EGFR、EPCAM、HER2和MUC1）后对胰腺癌具有高灵敏度（91%）、特异度（100%）和准确性（94%）。

把胰腺癌标志物（GPC1和WNT2）替代HER2后，可进一步提高敏感性和特异性。这个胰腺癌细胞外囊泡检测标记组合，即EGFR、EPCAM、MUC1、GPC1和WNT2表达加权后的总和，对胰腺癌的诊断达到100%的准确率。

2　结果验证

研究者们对该标记组合进行了临床验证，结果表明，应用这5个标志物组成的模块对胰腺癌诊断的总体准确率达到84%。与传统的血清生物标志物（CA19-9和CEA）相比，只有61%的胰腺癌患者显示CA199升高，而89%的患者有比较高的胰腺癌细胞外囊泡明显升高；只有17%的PDAC患者CEA为阳性；另外，该研究还证实胰腺癌细胞外囊泡可用于评估肿瘤负荷和治疗效果。

3　总结

细胞外囊泡具备量多、稳定以及与亲代细胞高度相似的分子结构的优势，作为循环生物标志物具有很大的吸引力，但是单个细胞外囊泡生物标志物不能足够准确地帮助临床决策。本研究筛选出可代表胰腺癌蛋白表达的分子标记组合。该肿瘤细胞外囊泡标记组合包含了EGFR、EPCAM、MUC1、GPC1和WNT2五个标志物，如加权后的得分为0.85，可以初步诊断为胰腺癌。另外研究团队设计了一种微型化传感技术，用于检测肿瘤细胞外囊泡，该技术采用自动化的微阵列检测仪和电镜扫描来进行临床测量，具有检测时间短、费用少的优势，该技术及方法有望广泛应用于临床。

总结：段超勤，南京医科大学附属苏州医院

[点 评]

等离子体细胞外囊泡分析用于诊断胰腺恶性肿瘤

原文标题：Profiling of plasma-derived extracellular vesicles cargo for diagnosis of pancreatic malignancy

原文作者：Theresa L. Whiteside[1,2]

[1]Departments of Pathology, Immunology and Otolaryngology, School of Medicine, [2]UPMC Hillman Cancer Center, University of Pittsburgh, Pittsburgh, PA, USA Correspondence to: Theresa L. Whiteside. 5117 Centre Avenue, Suite 1.27, Pittsburgh, PA 15213, USA. Email: whitesidetl@upmc.edu.

Provenance: This is an invited Editorial commissioned by the Section Editor Zhaohui Huang, MD (Wuxi Oncology Institute, Affiliated Hospital of Jiangnan University, Wuxi, China).

Comment on: Yang KS, Im H, Hong S, et al. Multiparametric plasma EV profiling facilitates diagnosis of pancreatic malignancy. Sci Transl Med 2017;9. pii: eaal3226.

刊载信息：Ann Transl Med 2017;5(24):501. doi: 10.21037/ atm.2017.10.23

View this article at: http://atm.amegroups.com/article/view/17433

细胞外囊泡（EVs）及其最小的子群、外泌体，已经成为癌症检测、预后和治疗反应的潜在生物标志物。肿瘤产生各种细胞外囊泡（分泌液、微泡、凋亡小体，统称为“tev”），其携带肿瘤来源的分子和遗传物质[1]，尤其是肿瘤衍生的外泌体，具有“液体活检”的价值，是近年来的研究热点。然而，不同细胞外囊泡的产生及释放机制不同[2]。细胞表面物质脱落形成微囊泡，外泌体由亲本细胞的内涵体释放至细胞间隔，然后在细胞表面融合成多泡体而形成，而凋亡小体是死亡细胞的大量聚集物。

由于其独特的生物起源，肿瘤衍生的外泌体携带的蛋白质和mRNA与母细胞相似，高度反映了母体肿瘤细胞的特征。因此，小的外泌体（30~150 nm）被认为是更可靠的“液体活检”。虽然肿瘤产生大量的细胞外囊泡，并播散致全身体液和组织，肿瘤细胞外囊泡占总的细胞外囊泡的比例在不同癌症患者中不尽相同。可能与肿瘤的大小、分期、活动度及外泌体在体内清除的速率有关。

有趣的是，最近的证据表明，外泌体所携带的CD47分子，这是一种“不吃我”的蛋白质，它会阻碍外泌体在血液循环中被清除[3]，增加了它们作为循环生物标志物的稳定性。然而，将此应用于临床仍有许多障碍。

从体液中分离细胞外囊泡及从非肿瘤性细胞外囊泡中分离出肿瘤性细胞外囊泡是目前存在的两大障碍[4]。无法用精确的术语区分外泌体和多囊泡又是另一大障碍。

为克服这些现有的障碍，评估外泌体作为“液体活检”的重要角色，可以利用肿瘤外泌体携带肿瘤相关抗原，通过抗原抗体免疫反应的方法，使肿瘤外泌体得以捕获和检测[5]。杨等最近发表在《科学转化医学杂志》上的一篇论文描述了一种新型的多参数分析系统[6]，该系统融合了纳米粒子传感器阵列（NPS），用于捕获肿瘤细胞外囊泡并对其检测分析，具有流程简单快速，可小样本高通量检测的优点。

作者开发的NPS微阵列芯片包含了一系列的纳米孔（直径为200 nm），厚100 nm。这些纳米孔布置有相关的抗体，规则地排列在金膜板上，它能捕获直径<200 nm的肿瘤细胞外囊泡，通过抗原抗体反应，肿瘤细胞外囊泡附着于纳米孔中。由传感器检测到通过纳米孔的光谱来定量肿瘤细胞外囊泡。该阵列中的感应点数量可以增加到1 000个，但本研究中作者使用了100个探测点和25个不同抗体。

作者首先通过超离心法提取胰腺癌细胞系和PDX细胞系上清液中的细胞外囊泡，对NPS系统进行了测试和校准，确保大部分在阵列上检测的囊泡都是肿瘤衍生的。最初筛选出针对肿瘤细胞外囊泡有15种抗体，其中包括EGFR、EPCAM、HER2、MUC1、GPC1、WNT2、GRP94以及EV标记CD63、RAB5B和CD9。然后，收集了22个胰腺癌患者的血浆和10个健康的对照者血浆，分别从血浆中分离出细胞外囊泡，然后检测4个泛癌标记（EGFR、EPCAM、HER2和MUC1）和3个假定的PDAC标记（GPC1、WNT2、GRP94）。虽然没有发现一个单独的标记具有足够高的敏感性或特异性，但作者发现，包括EGFR、EPCAM、MUC1、GPC1和WNT2（命名为“PDAC-EV模块”）在内的标记模块显示出了较好的特异性和灵敏度。

PDACEV模块的数据验证。

从接受胰腺癌手术的43例患者（n=35）或其他腹部适应证（n=8）中获得的血浆。分别用NPS系统进行检测。结果表明，PDAC-EV模块对胰腺癌的准确性达84%，敏感性为86%，特异性为81%。在多参数NPS检测中，PDACEV模块的灵敏度、特异性和准确度均高于胰腺癌血清生物标志物CA19-9和CEA。

整个研究方案及内容显示出了作者的精心设计，熟练地进行生物标志物检测，创新研发了NPS平台，以期从患者血浆中，通过多参数、自动化的程序分析检测肿瘤细胞外囊泡，为临床早期发现或监测胰腺癌提供了可行的、高通量、低成本“液体活检”方案。

这项研究虽然证实了肿瘤细胞外囊泡作为胰腺癌潜在的临床生物标志物的作用，但并没有详细阐述肿瘤细胞外囊泡是胰腺癌的“液体活检”的标准。作者仅对比了癌症和良性肿瘤患者及健康对照组的PDAC-EV模块值。然而，在直接比较循环的肿瘤细胞外囊泡和母体肿瘤组织具有相同的蛋白质图谱之前，“液体活检”的概念仍然值得怀疑。

此外，在阵列上捕获的囊泡的来源和性质仍不是很清楚。他们把肿瘤细胞外囊泡定义为基于一组肿瘤抗原-反应性而非肿瘤抗原特异性的抗体。因此，在等离子体中的任何囊泡，无论是来自肿瘤细胞还是正常细胞，都有可能被捕获到，从而降低了检测的特异性[7]。作者的解释是，只有由肿瘤细胞外囊泡而非单一抗原（如GPC1）携带的肿瘤相关抗原，对胰腺癌鉴别很有可能是正确的。

用于捕捉肿瘤细胞外囊泡的抗体是专门用于检测胰腺癌的，这些抗体检测到的抗原被肿瘤过度表达，但也有多种正常细胞表达。在这里使用的基于抗体的捕获方法，所识别的抗原可能是由肿瘤细胞外囊泡和正常细胞衍生的细胞外囊泡混合而成的。因此，捕获的特异性和敏感性可能在80%范围以内。

虽然检测肿瘤细胞囊泡的NPS技术是高通量，临床上适用且可负担得起，但在这里，仍需要通过超速离心法分离总细胞外囊泡，这对它的常规临床应用仍有很大的限制。其他的技术，如体积排斥色谱法[8]，或许为获取EVs提供更有效和实用的方法。另外，烦琐的检测前样本准备亦是一个阻碍其应用临床的障碍。是否可以找到这样一种方法，在保证敏感性和特异性不变的情况下，可以用NPS阵列直接检测患者血浆中的肿瘤细胞外囊泡。只有这样，NPS技术才能被广泛应用于临床。以上这是本文作者所设想的。NPS技术对肿瘤细胞外囊泡测量的应用有可能得到进一步改进。

参考文献

[1] Atay S, Godwin AK. Tumor-derived exosomes: A message delivery system for tumor progression. Commun Integr Biol 2014, 7: e28231.

[2] Abels ER, Breakefield XO. Introduction to Extracellular Vesicles: Biogenesis, RNA Cargo Selection, Content, Release, and Uptake. Cell Mol Neurobiol 2016, 36: 301-312.

[3] Kamerkar S, LeBleu VS, Sugimoto H, et al. Exosomes facilitate therapeutic targeting of oncogenic KRAS in pancreatic cancer. Nature 2017, 546: 498-503.

[4] Lötvall J, Hill AF, Hochberg F, et al. Minimal experimental requirements for definition of extracellular vesicles and their functions: a position statement from the International Society for Extracellular Vesi-cles. J Extracell Vesicles 2014, 3: 26913.

[5] Muller L, Hong CS, Stolz DB, et al. Isolation of biologically-

active exosomes from human plasma. J Immunol Methods 2014, 411: 55-65.

[6] Yang KS, Im H, Hong S, et al. Multiparametric plasma EV profiling facilitates diagnosis of pancreatic malignancy. Sci Transl Med 2017, 9. pii: eaal3226.

[7] Melo SA, Luecke LB, Kahlert C, et al. Glypican-1 identifies cancer exosomes and detects early pan-creatic cancer. Nature 2015, 523: 177-182.

[8] Hong CS, Funk S, Muller L, et al. Isolation of biologically active and morphologically intact exosomes from plasma of patients with cancer. J Extracell Vesicles 2016, 5: 29289.

译者：段超勤，南京医科大学附属苏州医院

第五章　肠易激综合征患者粪便微生物群移植改变受体小鼠肠道功能和行为

原文标题：Transplantation of fecal microbiota from patients with irritable bowel syndrome alters gut function and behavior in recipient mice

原文作者：De Palma G[1], Lynch MD[2], Lu J[1], Dang VT[3], Deng Y[1], Jury J[1], Umeh G[1], Miranda PM[1], Pigrau Pastor M[1], Sidani S[1], Pinto-Sanchez MI[1], Philip V[1], McLean PG[4], Hagelsieb MG[5], Surette MG[1], Bergonzelli GE[4], Verdu EF[1], Britz-McKibbin P[3], Neufeld JD[2], Collins SM[1], Bercik P[6]

[1]Farncombe Family Digestive Health Research Institute, Department of Medicine, McMaster University, Hamilton, Ontario, Canada; [2]Department of Biology, University of Waterloo, Waterloo, Ontario, Canada; [3]Department of Chemistry and Chemical Biology, McMaster University, Hamilton, Ontario, Canada; [4]Nestlé Research Center, Lausanne, Switzerland; [5]Department of Biology, Wilfrid Laurier University, Waterloo, Ontario, Canada; [6]Farncombe Family Digestive Health Research Institute, Department of Medicine, McMaster University, Hamilton, Ontario, Canada. bercikp@mcmaster.ca.

刊载信息：Sci Transl Med. 2017 Mar 1;9(379). pii: eaaf6397. doi: 10.1126/scitranslmed.aaf6397

1　研究目的

通过分析伴腹泻肠易激综合征（IBS-D）患者（伴或不伴焦虑）的粪便微生物群定植于无菌小鼠后，其肠道功能及行为的变化，以此探讨肠道微生物群对肠道及脑功能的影响。

2　研究方法

基于先前有关行为和胃肠动力实验来确定每个粪便供体定植的最小小鼠数量（*n*=10）。随机选择雄雌小鼠进行细菌定植，每组小鼠雄雌比例均匀平衡。除了行为和胃肠动力试验外，研究人员对大多数评估的分组不知情。将来自健康对照（*n*=5）和IBS-D患者（伴或不伴有焦虑）（*n*=8）的粪便微生物群定植于无菌的NIH Swiss小鼠（*n*=141）。3周后，检测粪便微生物群定植对小鼠肠道运动性、肠道通透性、免疫激活和行为的影响，并对鼠类微生物群和代谢组学特征进行描述。

3　主要结果

（1）成功选择IBS-D患者供体（伴或不伴有焦虑），将粪便微生物群定植于无菌受体小鼠；

（2）来自相同供体样品之间的分类学特征是一致的；IBS患者的微生物群与健康对照的微生物群没有区别，在供体或移植的小鼠受体中没有明显的分类学趋势差异；从小鼠粪便获得的微生物群谱与小鼠盲肠型微生物群谱相似，但与对照组NIH Swiss小鼠的微生物群不同；

（3）IBS-D患者的粪便微生物群定植受体小鼠后可加速其胃肠道转运；

（4）IBS-D患者的粪便微生物群改变受体小鼠的肠屏障功能；

（5）来自具有中度焦虑IBS-D患者的粪便微生物群可诱导受体小鼠的焦虑样行为；

（6）来自IBS-D患者的粪便微生物群可诱导受体小鼠结肠中的免疫激活；

（7）与健康对照组的微生物群相比，IBS-D患者粪便微生物群定植的受体小鼠中血清代谢组学特征不同。

4 讨论

本研究发现，通过将伴有焦虑IBS-D患者的粪便微生物群移植入受体小鼠，可呈现明显的肠道功能，免疫激活和行为表型转化，表明微生物群可能导致许多IBS-D患者肠道功能改变，并同时并发焦虑行为，从而提出微生物引导疗法（包括预处理或益生菌治疗）不仅可能治疗肠道症状，而且可能治疗IBS的一些行为表现。在进一步的机制研究中发现，在IBS-D微生物群定植的受体小鼠中呈现多种先天免疫相关的基因上调，并参与几个复杂的信号网络途径，包括模式识别受体，淋巴细胞和巨噬细胞，以及调节活性氧生成途径。其中，CXCR4与MKNK1，Ptk2，RAPGEF2，ATF-2和Mylk3一起调节肠屏障功能；CCR2与焦虑行为相关。此外，虽然本研究结果显示，IBS患者的微生物群与健康对照的微生物群没有显著差异，但进一步的统计分析显示，毛螺菌科和类杆菌科与IBS-D相关。而脱硫弧菌科和理研菌科与健康对照组相关，其中毛螺菌科可能与人和小鼠的脑和肠功能障碍相关，这可能也是发病机制之一。同时，本研究中的两组代谢特征呈现显著差异：本实验鉴定了几种具有神经活性和免疫调节性质的主要代谢物，可用来解释受体小鼠中的表现结果：溶血磷脂酰胆碱（同时具有促炎和抗炎特性的脂质介质，可以抑制细菌内毒素诱导的炎性反应）在IBS-D微生物群定植的受体小鼠中的表达升高，而磷脂酰丝氨酸（参与细胞凋亡和免疫调节的细胞膜磷脂组分，可改善精神压力的内分泌和心理反应，改善阿尔茨海默病患者的焦虑，并且已显示在大鼠和患者中具有抗抑郁作用）与对照微生物群相比，其在IBS-D定植的小鼠中是降低的。总之，IBS-D患者的粪便微生物群可能通过多种机制（包括免疫和代谢途径）诱导受体小鼠的肠和脑功能障碍，但考虑到本实验局限于IBS-D患者，且样本量小，故其确切机制以及是否可推广至其他IBS亚组仍需进行更多的高质量基础及临床研究。

5 结论

IBS-D患者的粪便微生物群可能通过多种机制（包括免疫和代谢途径）诱导受体小鼠的肠和脑功能障碍，并以此为基础可进一步促进开发生物标志物及指导微生物群定向疗法。

总结：李倩倩，南京医科大学附属无锡第二医院

[点 评1]

粪便移植或是肠易激综合征的一种治疗方法

原文标题： Fecal microbiota transplantation as a possible treatment of irritable bowel syndrome

原文作者： Anna C. Juncadella[1] , Alan Moss[2]

[1]Department of Gastroenterology and Hepatology, [2]Department of Medicine, Beth Israel Deaconess Medical Center, Boston, USA

Correspondence to: Anna C. Juncadella, MD. Clinical fellow in Gastroenterology and Hepatology, Beth Israel Deaconess Medical Center, Dana 501, 330 Brookline Ave, Boston MA 02215, USA. Email: ajuncade@bidmc.harvard.edu.

Provenance: This is an invited Editorial commissioned by the Section Editor Dr. Mingzhu Gao (Department of Laboratory Medicine, Wuxi Second Hospital, Nanjing Medical University, Wuxi, China).

Comment on: De Palma G, Lynch MD, Lu J, et al. Transplantation of fecal microbiota from patients with irritable bowel syndrome alters gut function and behavior in recipient mice. Sci Transl Med 2017;9. pii: eaaf6397.

刊载信息： Ann Transl Med 2017;5(24):506. doi: 10.21037/ atm.2017.09.13

View this article at: http://atm.amegroups.com/article/view/16947

人类肠道容纳了数万亿个微生物，形成了肠道微生物菌群。随着基因测序技术的发展，我们对人类微生物菌群组成有了进一步深入的理解，微生物菌群与人体生理功能及疾病之间的关系也日渐清楚。在许多肠道疾病中，一些细菌家族的变化已受到关注，改变微生态的干预措施也对一些疾病的动物模型产生了影响[1]。特别是，粪便微生物移植（FMT）后个体微生物菌群的破坏，为观察细菌家族在特定人类疾病进程中的作用提供了机会[2]。

肠易激综合征（IBS）是一种影响到总人口数5%~15%的慢性功能性胃肠道疾病[3]。IBS常与伴随的社会心理障碍因素有关，如焦虑或抑郁[4]。IBS发病机制尚了解甚少，但一些研究已经表明，IBS患者与健康受试者的粪便微生物菌群间存在显著差异，这种差异也可能是导致该病发病与持续发作的原因[5-7]。这一研究结果激发了人们对FMT用于治疗IBS的潜在作用的兴趣。

当前关于FMT与IBS的研究资料仍非常有限。相关文献系统回顾显示，58%的IBS患者在接受FMT后症状得到改善[8]。尽管研究表明，肠道微生物菌群改变与包括IBS在内的几种疾病的病程间存在关联，但体现明确效果或因果关系的资料仍然缺乏。

基于此，De Palma等开展了一项旨在评估IBS患者粪便微生物菌群对小鼠模型影响的研究[9]。他们将来自健康对照个体或具有腹泻（伴或不伴有焦虑）IBS患者（IBS-D）的粪便成分移植到无菌小鼠。在基线状态下，健康对照和IBS-D患者的粪便细菌成分在门与属水平是相似的，但确实表现出一些物种水平上的差异。与接受健康对照个体粪便成分相比较，接受IBS-D患者粪便成分小鼠的胃肠通过时间较快，同时结肠旁细胞通透性也较高。此外，在这些小鼠的结肠组织中观察到了淋巴细胞数、防御素、血清代谢物和趋化因子的差异。有趣的是，接受IBS-D伴有焦虑症患者粪便移植的小鼠，在实验室环境中也表现出更高水平的焦虑样行为。

这项研究对人们理解IBS-D有什么启示呢？该项研究成功地以令人信服的方式揭示了疾病状态下的粪便成分对IBS和肠功能的影响。遗憾的是，该项研究没有提供这些变化的调节机制。粪便样品含有细菌、病毒、真菌、肽和miRNA等异源混合物。由于只有患者标本中细菌家族相对丰度被量化，所以任何以特定菌种移植于小鼠结肠而带来差异的假设都未被揭示。

其他情况下的FMT研究也表明，成功实施FMT的结肠代谢产物可能比细菌丰度更为重要[10]。另外一项有益的实验为健康个体接受FMT对小鼠IBS模型生理过程的影响。具有便秘IBS患者（IBS-C）与IBS-D是两个治疗迥然不同的IBS亚群。这些资料仅限于IBS-D，而不能外推至更广泛的IBS患者。研究对象较少是这项研究的局限之处，随访也仅有3周。我们的看法是，作为一种可能用于IBS的治疗方法，FMT是一个有意义的假设。尽管如此，已有的FMT与IBS资料还非常有限，尚无法对其疗效得出有意义的结论，需要进一步开展相关临床研究。

参考文献

[1] Mueller C, Macpherson AJ. Layers of mutualism with commensal bacteria protect us from intestinal inflammation. Gut 2006, 55: 276-284.

[2] Rossen NG, MacDonald JK, de Vries EM, et al. Fecal microbiota transplantation as novel therapy in gastroenterology: A systematic review. World J Gastroenterol 2015, 21: 5359-5371.

[3] Ford AC, Moayyedi P, Lacy BE, et al. American College of Gastroenterology mono-graph on the management of irritable bowel syndrome and chronic idiopathic consti-pation. Am J Gastroenterol 2014, 109 Suppl 1: S2-S26; quiz S27.

[4] Levy RL, Olden KW, Naliboff BD, et al. Psychosocial aspects of the functional gas-trointestinal disorders. Gastroenterology 2006, 130: 1447-1458.

[5] Kassinen A, Krogius-Kurikka L, Mäkivuokko H, et al. The fecal microbiota of irritable bowel syndrome patients differs significantly from that of healthy subjects. Gastroen-terology 2007, 133: 24-33.

[6] Tap J, Derrien M, Törnblom H, et al. Identification of an Intestinal Microbiota Signature Associated With Severity of Irritable Bowel Syndrome. Gastroenterology 2017, 152: 111-123.

[7] Malinen E, Rinttilä T, Kajander K, et al. Analysis of the fecal microbiota of irritable bowel syndrome patients and healthy controls with real-time PCR. Am J Gastroenterol 2005, 100: 373-382.

[8] Halkjær SI, Boolsen AW, Günther S, et al. Can fecal microbiota transplantation cure irritable bowel syndrome? World J Gastroenterol 2017, 23: 4112-4120.

[9] De Palma G, Lynch MD, Lu J, et al. Transplantation of fecal microbiota from patients with irritable bowel syndrome alters gut function and behavior in recipient mice. Sci Transl Med 2017, 9. pii: eaaf6397.

[10] Kelly CR, Kahn S, Kashyap P, et al. Update on Fecal Microbiota Transplantation 2015: Indications, Methodologies, Mechanisms, and Outlook. Gastroenterology 2015, 149: 223-237.

译者：马加威，南京医科大学附属无锡第二医院

[点 评2]

粪便微生物移植转变小鼠肠易激综合征伴腹泻（IBS-D）特征及行为提示需要更严格的供体筛选标准

原文标题：Transfer of altered behaviour and irritable bowel syndrome with diarrhea (IBS-D) through fecal microbiota transplant in mouse model indicates need for stricter donor screening criteria

原文作者：Laura J. Craven[1,2], Michael Silverman[1,2,3], Jeremy P. Burton[1,2,4]

[1]Department of Microbiology and Immunology, Schulich School of Medicine and Dentistry, Western University, London, ON, Canada; [2]Lawson Health Research Institute, London, ON, Canada; [3]Department of Infectious Disease, St. Joseph's Health Care, London, ON, Canada; [4]Division of Urology, Department of Surgery, Schulich School of Medicine and Dentistry, Western University, London, ON, Canada Correspondence to: Dr. Jeremy P. Burton. 268 Grosvenor St., London, ON N6A 4V2, Canada. Email: jeremy.burton@lawsonresearch.com.

Provenance: This is an invited Editorial commissioned by the Section Editor Dr. Mingzhu Gao (Department of Laboratory Medicine, Wuxi Second Hospital, Nanjing Medical University, Wuxi, China).

Comment on: De Palma G, Lynch MD, Lu J, et al. Transplantation of fecal microbiota from patients with irritable bowel syndrome alters gut function and behavior in recipient mice. Sci Transl Med 2017;9. pii: eaaf6397.

刊载信息：Ann Transl Med 2017;5(24):490. doi: 10.21037/atm.2017.10.03

View this article at: http://atm.amegroups.com/article/view/17161

人与动物或动物之间的粪便微生物移植实验研究结果对可能受到微生物影响的表型特征给出了阐释。

近期由De Palma所完成的研究显示，伴有腹泻的肠易激综合征（IBS-D）患者粪便排泄物可以激发肠道环境与行为学方面的生理改变[1]。依据啮齿动物肠道生理学、微生物菌群以及人类状况之间的差异，某些模型间相关性的问题已经被提出来，因此可以说这个结果值得讨论[2-3]。

IBS的特点是腹部不适伴肠功能改变，同时又缺乏肠道结构与生化方面的异常[4]。IBS患者数占全球人口11.2%，女性比男性更易受到影响[5]。IBS患者中焦虑和抑郁的发生率显著高于健康人[6]，而且他们的生活质量都有所下降[7]。IBS可以进一步细分为不同的亚型：腹泻为主型IBS（IBS-D），便秘为主的IBS（IBS-C），混合型IBS（IBS-M）以及未分型IBS（IBS-U），而De Palma研究集中在IBS-D。

因为IBS是胃肠道疾病，所以就存在该病是由于肠道菌群组成变化所致的假设。很多实验研究一直在尝试明确IBS患者与未患IBS人群的肠道菌群存在差异。传统研究发现是肠道微生物菌群的多样性降低[8-12]，但在这些希望确定IBS患者肠道菌群相对丰度存在具体差异的每一个研究都有着不同的结果。学者们注意到有可能存在另一种可能性，IBS患者肠道微生物菌群改变可能只是这个综合征的一个结果而不是原因，因为还有其他大量的IBS患病因素，例如遗传因素、食物过敏和食物中毒。基于微生物菌群在IBS发病过程中的作用，

De Palma等假设在给予无菌小鼠IBS-D患者粪便微生物移植（FMT）后，将会出现行为改变、胃肠转运、肠道屏障功能以及免疫激活等现象。

De Palma的研究中共收集了5例健康对照（HCs，2男3女，平均年龄40岁）和8例IBS-D患者（3男5女，平均年龄40岁）的粪便。IBS患者通过罗马Ⅲ标准与布里斯托尔大便量表进行诊断，每天排便大于3次以及症状持续至少2年。在IBS-D患者中，4例通过医院焦虑抑郁量表（HADS）诊断患有焦虑症（HADS评分11~14分），4例IBS-D患者未患焦虑症（HADS评分5~7分）。采用源自HCs或IBS-D患者（伴或不伴有焦虑）的粪便分别对8~10周龄的无菌NIH瑞士小鼠（每组至少10只小鼠）进行灌胃。

FMT 3周后，使用跳台法与光偏好测试对小鼠行为变化进行评估。利用五个带有钡剂溶液的小金属珠测定胃肠通过时间的变化，大约3 h后使用透视方法进行成像。采用基于这些钡珠在胃肠道的位置的最后成像而建立的评分系统，判断胃肠道通过时间。

下一步，每只被处死小鼠的结肠将利用尤斯腔技术对屏障功能进行分析。这种方法采用一种放射性探针（51CR-EDTA）添加到设备腔侧，2 h后探针跨过浆膜侧情况被用于确定转运的比例。每只老鼠的结肠组织切片用于检测促炎细胞因子、β-防御素3与CXCR3的mRNA表达水平。除了临床结果以外，De Palma等对源自移植小鼠（移植3周后）以及人类供体的粪便与盲肠标本进行16S rRNA基因测序分析。

作者通过光偏好测试发现，移植IBS-D患者（伴焦虑）微生物菌群的小鼠，与移植HCs与IBS-D患者（不伴焦虑）粪便的小鼠相比较，在暗室内停留时间更长；在跳台实验中，前者跳下高台的迟滞时间较后者也更长；这些结果提示移植IBS-D伴焦虑患者微生物菌群的小鼠发生了行为改变。移植IBS-D患者微生物菌群小鼠的肠道运输时间也要比移植HCs微生物菌群小鼠更快。移植IBS-D患者微生物菌群小鼠的肠道屏障功能受损，作者也发现移植IBS-D患者微生物菌群小鼠和移植HCs微生物菌群小鼠比较，结肠组织（非空肠组织）离子转运增加。

移植IBS-D患者与移植HCs微生物菌群小鼠的细胞因子谱之间没有显著差异。与IBS-D患者（不伴焦虑）以及HCs小鼠比较，IBS-D（伴焦虑）患者小鼠中CD3+T淋巴细胞增加。在IBS-D小鼠中，共有22个参与炎症通路的基因被发现上调。16s rRNA基因测序分析显示，移植相同供体菌群小鼠的菌群组成是相似的，但不能确定移植IBS-D患者或HCs粪便小鼠的肠道菌群组成是不同的。作者建议，在IBS-D患者伴或不伴焦虑以及HCs中，由于某些生物体的DNA序列相对丰度较高，所以可能存在成为IBS-D伴焦虑的指示物种。他们发现IBS-D患者中布劳特氏菌属（blautia）相对丰度较高，伴有焦虑的患者中布劳特氏菌属、球菌属（coprococcus）、链球菌属（streptococcus）、以及丁酸梭菌（clostridium butyricum）和埃氏菌属（eggerthella lenta）相对丰度均较高。移植IBS患者微生物菌群小鼠中颤螺菌属（oscillospira）、多形杆状菌属（bacteroides）以及巴斯德梭菌（clostridium citronia）属相对丰度均较高，伴有焦虑的小鼠颤螺菌属、脆弱类拟杆菌（bacteroidesfragilis）、嗜黏蛋白-艾克曼菌属（akkermansiamuciniphila）、海藻希瓦菌属（shewanella algae）、以及布劳特氏菌属相对丰度均较高。

De Palma的研究提供了一个很有前景的信息，可以增进我们理解微生物并对IBS-D及其精神并发症的病理生理学有巨大贡献。作者的既往研究显示，给予小鼠抗生素治疗改变了他们的行为[13]，这也是下述假设的基础：改变微生物菌群可能有助于改善IBS患者常能观察到的精神变化。总的来说，他们发现行为改变的表型以及胃肠转运时间与免疫激活的降低，都可能是通过IBS-D患者FMT实现。

数据中呈现的不足之处是值得注意的。通过肠道转运、跳台法以及光照偏好测试分数可以在小鼠组群中观察到大量变化。因此，个体数据点的呈现将使得数据分布的可视化程度得以增强，这是因为有些小鼠是潜在的治疗反应者，而其他鼠却没有。在补充数据中，无菌小鼠的跳台法与光偏好测试数据被用以显示移植IBS-D伴焦虑患者微生物菌群小鼠的行为发生的改变。无菌小鼠的胃肠道转运评分与免疫激活没有在论文或补充数据中呈现，这些小鼠的基线值尚未确定，值得进一步研究。

移植IBS-D患者微生物菌群小鼠是否其胃肠道转运评分与免疫激活增加，或者与移植IBS-D微生物菌群小鼠相比，移植HCs微生物菌群小鼠检测值减低，而移植IBS-D微生物菌群小鼠出现检测值升高呢？这些问题都非常有趣，值得进一步研究。

接受相同供体FMT 3周后，小鼠的微生物菌群组成相似。移植IBS-D患者与HCs微生物菌群小鼠（伴和不伴焦虑）在16S rRNA基因测序分析中未分别聚集，提示在该分析中没有与移植IBS-D微生物菌群小鼠相关的离散微生物菌群模式。这一发现可能是由于本研究的样本量较小，仅有8个IBS-D供体。这项研究没有发现HCs与IBS-D患者微生物菌群在分析过程中分别聚集，却试图明确可能与IBS-D关联的生物体。其次，考虑到研究中两组数据（5名HCs相对于8名IBS-D患者）的数字，不能肯定地说这些有机体是否与疾病状态相关，但在小鼠中观察到的生理变化提示人类粪便内容物可能与IBS-D样症状和行为改变有关。作者计划在未来使用更多人类参与者的样本，这有可能是更有意义的结果。

这项研究提出了一个问题，其他动物研究是否也可以进行？在焦虑的小鼠和其他无菌小鼠间进行反复的FMT，从而确定出现诱导微生态所需最小微生物菌量，这可能为具体微生物治疗提供线索，这将是一件有趣的工作。同时，确定移植IBS-D微生物菌群小鼠中观察到的生理变化，是否可以因抗生素或来自HCs微生物菌群二次FMT而得以逆转是值得去做的工作。治疗IBS-D的双盲随机对照试验正在进行中，这些研究结果在确定IBS-D是否可以用FMT治疗方面将更加明确。作者承认，人的宿主因素可能是无菌小鼠中观察到的生理变化的来源，并且未来的实验可以通过在恒化器系统中培养人粪便中的微生物群并用这种材料喂养小鼠以解决这个问题。

这项研究的结果对于临床使用FMT意味着什么呢？对于其用于治疗复发性艰难梭菌的用途，不同诊所捐献者的筛查过程各不相同，接受率从10%~37%不等[14-15]。对于所有FMT诊疗来说，筛查IBS-D和任何胃肠疾病都是常规做法。然而，如果涉及精神病史，筛查方案则存在差异。向许多不同的诊所分发含大量样本的大便库存在特别令人担忧的问题，因为他们不一定对精神疾病进行筛查。必须使用已经证实的评分系统来对焦虑进行量化。然而，目前尚不清楚精神疾病发病中，即使是轻微的亚临床改变也会发生转变，因此，确定最佳筛查系统将需要全面审查并持续监测患者队列在移植后的精神病发病率。特别是，尚不清楚一些FMT供体是否可携带能够在易感宿主中诱导精神或功能性胃肠道疾病的粪便微生物菌群，但由于供体中宿主因素的表型并未表达，因此还不能通过症状筛查来予以鉴别。开发微生物菌群定向筛选而非供体表型筛选的能力需要进一步研究。

在这种动物模型中观察到的肠道和心理变化是否与人类FMT模型相关尚不确定。人类FMT不是在基线无菌环境中进行，尽管移植后受体微生物菌群接近于供体，但许多差异仍然还是存在的[16]。因此，这里描述的表型是否会在人类之间转移尚不清楚。此外，FMT接受者的发展阶段是否影响微生态改变的易发期尚不清楚。在儿童时期与成年期进行的肠道微生物菌群移植改变对症状的影响还需要调查。

这项研究表明，显著的心理与肠道功能变化可以通过FMT从患病的人转移到小鼠身上。虽然动物模型可能更容易受到FMT中微生物诱导表型改变的影响，或者人类通常没有在无菌状态或其生命的发育关键阶段给予FMT，但在FMT临床使用的这个相对早期阶段，确保选择FMT供体的排除标准包括IBS和精神疾病史是明智的。

参考文献

[1] De Palma G, Lynch MD, Lu J, et al. Transplantation of fecal microbiota from patients with irritable bowel syndrome alters gut function and behavior in recipient mice. Sci Transl Med 2017, 9. pii: eaaf6397.

[2] Kararli TT. Comparison of the gastrointestinal anatomy, physiology, and biochemistry of humans and commonly used laboratory animals. Biopharm Drug Dispos 1995, 16: 351-380.

[3] Nguyen TL, Vieira-Silva S, Liston A, et al. How informative is the mouse for human gut microbiota research? Dis Model Mech 2015, 8: 1-16.

[4] American College of Gastroenterology Task Force on Irritable Bowel Syndrome, Brandt LJ, Chey WD, et al. An evidence-based position statement on the management of irritable bowel syndrome. Am J Gastroenterol 2009, 104 Suppl 1: S1-S35.

[5] Lovell RM, Ford AC. Global prevalence of and risk factors for irritable bowel syndrome: a meta-analysis. Clin Gastroenterol Hepatol 2012, 10: 712-721.e4.

[6] Fond G, Loundou A, Hamdani N, et al. Anxiety and depression comorbidities in irritable bowel syndrome (IBS): a systematic review and meta-analysis. Eur Arch Psychiatry Clin Neurosci 2014, 264: 651-660.

[7] Gralnek IM, Hays RD, Kilbourne A, et al. The impact of irritable bowel syndrome on health-related quality of life. Gastroenterology 2000, 119: 654-660.

[8] Rangel I, Sundin J, Fuentes S, et al. The relationship between faecal-associated and mucosal-associated microbiota in irritable

bowel syndrome patients and healthy subjects. Aliment Pharmacol Ther 2015, 42: 1211-1221.

[9] Giamarellos-Bourboulis E, Tang J, Pyleris E, et al. Molecular assessment of differences in the duodenal microbiome in subjects with irritable bowel syndrome. Scand J Gastroenterol 2015, 50: 1076-1087.

[10] Carroll IM, Ringel-Kulka T, Keku TO, et al. Molecular analysis of the luminal- and mucosal-associated intestinal microbiota in diarrhea-predominant irritable bowel syndrome. Am J Physiol Gastrointest Liver Physiol 2011, 301: G799-G807.

[11] Ng SC, Lam EF, Lam TT, et al. Effect of probiotic bacteria on the intestinal microbiota in irritable bowel syndrome. J Gastroenterol Hepatol 2013, 28: 1624-1631.

[12] Jeffery IB, O'Toole PW, Öhman L, et al. An irritable bowel syndrome subtype defined by spe-cies-specific alterations in faecal microbiota. Gut 2012, 61: 997-1006.

[13] Bercik P, Denou E, Collins J, et al. The intestinal microbiota affect central levels of brain-derived neurotropic factor and behavior in mice. Gastroenterology 2011, 141: 599-609, 609. e1-e3.

[14] Paramsothy S, Borody TJ, Lin E, et al. Donor Recruitment for Fecal Microbiota Transplantation. Inflamm Bowel Dis 2015, 21: 1600-1606.

[15] Costello SP, Tucker EC, La Brooy J, et al. Establishing a Fecal Microbiota Transplant Service for the Treatment of Clostridium difficile Infection. Clin Infect Dis 2016, 62: 908-914.

[16] Shahinas D, Silverman M, Sittler T, et al. Toward an understanding of changes in diversity associated with fecal microbiome transplantation based on 16S rRNA gene deep sequencing. MBio 2012, 3. pii: e00338-12.

译者：马加威，南京医科大学附属无锡第二医院

第六章　结直肠癌中梭杆菌的持续存在及抗菌治疗的反应

原文标题： Analysis of Fusobacterium persistence and antibiotic response in colorectal cancer

原文作者： Bullman S[1,2], Pedamallu CS[1,2], Sicinska E[1], Clancy TE[3], Zhang X[1,2], Cai D[1,2], Neuberg D[1], Huang K[2], Guevara F[1], Nelson T[1], Chipashvili O[1], Hagan T[1], Walker M[2], Ramachandran A[1,2], Diosdado B[1,2], Serna G[4], Mulet N[4], Landolfi S[4], Ramon Y Cajal S[4], Fasani R[4], Aguirre AJ[1,2,3], Ng K[1], Élez E[4], Ogino S[1,3,5], Tabernero J[4], Fuchs CS[6], Hahn WC[1,2,3], Nuciforo P[4], Meyerson M[1,2,3]

[1]Dana-Farber Cancer Institute, Harvard Medical School, Boston, MA 02115, USA; [2]Broad Institute of MIT and Harvard, Cambridge, MA 02142, USA; [3]Brigham and Women's Hospital, Harvard Medical School, Boston, MA 02115, USA; [4]Vall d'Hebron University Hospital, Vall d'Hebron Institute of Oncology, Barcelona, CIBERONC, Universitat Autònoma de Barcelona, Spain; [5]Harvard T.H. Chan School of Public Health, Boston, MA 02115, USA; [6]Yale Cancer Center, Yale School of Medicine, New Haven, CT 06520, USA.

刊载信息： Science, 2017, 358(6369): 1443-1448

人们发现某些细菌与癌症共存并促进肿瘤发展。肠癌中伴梭杆菌感染常与T细胞浸润减少、肿瘤分期晚、预后差及B-Raf突变、伴微卫星不稳的高突变负荷等相关。动物实验也发现，梭杆菌感染可促进肿瘤的生长，机制包括促进肿瘤细胞的黏附与侵袭、调节免疫反应、激活TLR4通路等。但也不是所有的动物与细胞研究均显示其具有促肿瘤效应。

这篇发表在*Science*杂志上的文章，采用多种方法结合证实了梭杆菌的存在及促肿瘤作用，并随着癌细胞一同转移到肝脏。首先，研究者对11例配对肠原发灶与肝转移灶样本进行了研究，原发灶中有9例PCR法检测到梭杆菌，其中8例分离培养获得细菌；转移灶中有2例分离培养成功，5例因组织量不够无法分离但PCR检测到梭杆菌；共7对原发/转移灶均阳性，转移灶存在该菌的原发灶均存在。进一步观察配对的原发灶与转移灶分离培养获得的几乎是相同的有活性的菌株。对其中2例从原发灶与转移灶分离的细菌做全基因组测序，显示了高度同源（>99.9%的核酸相似性）。尽管原发灶与转移灶组织的获取相隔数月或数年，10对原发灶与转移灶配对的标本进行RNA测序也显示存在同样的细菌种类，相对丰度也相近。

接下来进行了更多病例数的研究，101例配对原发与肝转移的标本，PCR检测到44%（44/101）的原发灶存在梭杆菌，其中44例原发灶阳性者中45%（20/44）的转移灶阳性；57例原发灶阴性的转移灶中则未检测到细菌。原发灶、转移灶均阳性的病例主要为盲肠/升结肠原发癌（占50%，10/20），均阴性的主要为直肠癌（占51%，29/57）。

进一步分析430例TCGA病例的RNA测序数据，盲肠/升结肠癌的总生存更差（P=0.01），而在盲肠/升结肠癌中，伴梭杆菌感染者的预后更差（P=0.004）。TCGA病例的测序数据同样也证实了转移灶与原发灶的细菌相似。另外分析了201例TCGA原发性肝细胞癌病例的RNA测序数据，伴梭杆菌感染的很少见。

最后，采用13例肠癌标本建立PDX模型，其中5例梭杆菌分离培养阳性的肿瘤建模成功，4例培养阴性但PCR检测阳性的肿瘤中1例建模成功，4例梭杆菌阴性的肿瘤无一成功；而采用抗菌药甲硝唑口服可明显抑制移植瘤的生长。

该研究的多个病例系列分析证实了肠癌中梭杆菌的存在，肝转移灶中的梭杆菌来源于肠原发灶，提示了梭杆菌随癌细胞转移到了肝脏；伴有梭杆菌感染的肠癌患者预后差，伴梭杆菌的肠癌组织容易在鼠体内生长及抗菌治疗可抑制肿瘤，则证实了梭杆菌的促癌作用。

总结：郭伟剑，复旦大学附属肿瘤医院

[点 评]

约20%的癌症与病原菌感染相关。近年细菌与肿瘤的关系，尤其肠道菌群的改变与免疫抑制、肿瘤发展、治疗疗效等的关系是近年的研究热点，并取得了一些重大进展与成果，相继在国际顶级杂志发表。

之前已发现，肠癌中伴梭杆菌感染与预后差相关。动物实验也发现，梭杆菌通过激活TLR4/MYD88/NF-KB/miR-21通路促进肠癌细胞的增殖与迁移[1]。但梭杆菌与肠癌发生发展的关系仍缺乏体内证据。这篇文章所做的研究则采用多种方法包括DNA全外显子测序、RNA测序等新技术检测多个系列病例的原发灶与配对转移灶标本，还包括了TCGA数据库的大样本的分析，证实了肠癌中梭杆菌的存在及与预后差相关，而且肝转移灶中的梭杆菌仅存在于原发灶伴有该菌的患者且与原发灶中的细菌高度同源，也就提示转移灶中的细菌来源于原发灶，梭杆菌伴随着癌细胞转移到了转移灶。动物实验采用PDX模型发现伴梭杆菌的肠癌组织容易成瘤、抗菌治疗可抑制肿瘤生长，则证实了梭杆菌的促癌作用。该研究为肠癌中梭杆菌的存在及其促癌作用提供了充足的体内证据，尤其转移灶中的梭杆菌来源于原发灶为新的发现，也带来了采用抗菌药治疗肿瘤的新策略与新思路。

有趣的是，梭杆菌阳性还与肠癌的部位有关，原发灶、转移灶均阳性的病例主要为盲肠/升结肠癌，而右半结肠癌B-Raf突变、微卫星不稳的比例高且预后差，过去也已发现梭杆菌感染与B-Raf突变、伴微卫星不稳的高突变负荷相关，是否细菌感染诱发或促进了基因突变而成为肠癌的诱发或促癌因素？这有待进一步研究的阐明。

该研究存在的不足之处或值得进一步深入的还有：①通过间接的方法证实了转移灶中的细菌来源于原发灶，提示细菌随癌细胞转移，但并未观察到转移的过程；②仅研究了细菌促进肿瘤生长的作用，并未观察随癌细胞转移的细菌是否具有促进转移的作用；③未开展细菌促癌的机制研究。

梭杆菌除了与肿瘤发展有关，国内学者房静远教授等在*cell*杂志发表论文，发现梭杆菌通过调节细胞自噬促进了肠癌细胞对化疗的抵抗[2]。此外，还有研究发现，细菌可通过抑制免疫促进肿瘤的发展及对化疗、免疫治疗等的抵抗。这些均提示抗菌治疗可能成为未来的新方法加入到肿瘤的综合治疗中，具有广阔应用前景，但其价值仍有待临床研究的验证。

参考文献

[1] Yang Y, Weng W, Peng J, et al. Fusobacterium nucleatum Increases Proliferation of Colorectal Cancer Cells and Tumor Development in Mice by Activating Toll-Like Receptor 4 Signaling to Nuclear Factor-κB, and Up-regulating Expression of MicroRNA-21. Gastroenterology 2017, 152: 851-866.e24.

[2] Yu T, Guo F, Yu Y, et al. Fusobacterium nucleatum Promotes Chemoresistance to Colorectal Cancer by Modulating Autophagy. Cell 2017, 170: 548-563.e16.

作者：郭伟剑，复旦大学附属肿瘤医院

第七章　错配修复缺陷通过激活免疫反应影响接受一线化疗的转移性胃癌患者的临床结局

原文标题：Mismatch repair deficiency may affect clinical outcome through immune response activation in metastatic gastric cancer patients receiving first-line chemotherapy

原文作者：Giampieri R[1], Maccaroni E[2], Mandolesi A[3], Del Prete M[1], Andrikou K[1], Faloppi L[1], Bittoni A[1], Bianconi M[1], Scarpelli M[3], Bracci R[1], Scartozzi M[4], Cascinu S[1]

[1]Department of Medical Oncology, Azienda Ospedaliero Universitaria Ospedali Riuniti, Università Politecnica delle Marche, Ancona, Italy; [2]Department of Medical Oncology, Azienda Ospedaliero Universitaria Ospedali Riuniti, Università Politecnica delle Marche, Ancona, Italy. elena.maccaroni@live.it; [3]Department of Pathology, Università Politecnica delle Marche, Ancona, Italy; [4]Department of Medical Oncology, Università di Cagliari, Cagliari, Italy.

刊载信息：Gastric Cancer. 2017;20(1):156-163.

1　目的

微卫星不稳定的胃癌亚型具有很高的抗原性，是预测免疫疗法效果的有效指标。错配修复（mismatch repair，MMR）是判断微卫星不稳定性的指标，但是关于错配修复状态对化疗效果的影响及其与已有免疫应答指标的关联鲜有报道。此文的目的是：①探究MMR和接受化疗的转移性胃癌患者免疫应答标志物之间的联系；②MMR的状态对晚期胃癌患者临床结局的影响。

2　方法

纳入接受一线铂类化疗（顺铂或奥沙利铂联合5-氟尿嘧啶）的转移性胃癌患者，搜集相应的临床资料。肿瘤样本用于生物学分析：通过免疫组化检测mutL homolog 1（MLH1）和mutS homolog 2（MSH2）表达（代表MMR状态）和$CD3^+$淋巴细胞。$CD3^+$淋巴细胞覆盖超过50%~60%基质表面积的被认为是肿瘤浸润淋巴细胞（tumor-infiltrating lymphocytes，TIL）阳性。采用Fisher和卡方检验比较分类变量组间差异，应用Kaplan-Meier方法估计生存分布，根据Cox回归模型估算组间总生存期（overall survival，OS）和无进展生存期（progression-free survival，PFS）的风险比。分层因素包括性别，年龄，东部肿瘤协作组的表现状态，辅助/新辅助化疗，转移部位和组织型等。

3　主要结果

最终纳入103位患者。15例患者发现有MMR缺陷，18例患者发现TIL阳性，24例患者发现淋巴细胞增多，75例患者发现低中性粒细胞/淋巴细胞比（neutrophilto-lymphocyte ratio，NLR）升高。MMR缺陷和TIL阳性、淋巴细胞增多和NLR之间存在显著相关性，同时出现MMR缺陷、TIL阳性和低NLR的患者预后更好。多因素分析结果显示，只有MMR缺陷和TIL阳性具有独立的预后作用。PFS风险比分析结果与之类似，MMR缺陷和TIL阳性仍具有预后作用。

4　讨论

MLH1和MSH2与胃癌关系密切，MLH1缺陷状态是MMR缺陷肿瘤中最常见的改变。因此，本文将肿瘤中缺乏MLH1或MSH2表达的来定义MMR缺陷性肿瘤。研究证实了MMR缺陷胃癌的临床结局比MMR完好者更佳，且可以预测患者对一线铂基化疗的反应，如发现MMR缺陷肿瘤患者对铂基化疗的反应更好和无进展存活率更高。这些发现部分与先前在根治性手术切除后接受化疗的患者观察到的现象相反，可能与化疗方案的差异和患者个体差异有关。

研究亦显示，TIL阳性是一个重要的独立预后因素，这在MMR缺陷型肿瘤中尤其突出。

TIL阳性在胃肿瘤中的临床意义长期以来一直有争论。当TIL评分在切除的胃癌样本而不是肿瘤活检组织进行评估时，TIL阳性状态与预后相关性更强。导致如此差异的原因可能是：在肿瘤活检组织中，缺乏包括基质细胞的较深部分，因此使得简单地对肿瘤活检组织进行评估的可靠性大大降低。

5　结论

本项研究证实，具有MMR缺陷的转移性胃癌患者预后更好，并且存在TIL阳性也可能预示好的结局。由于MMR缺陷状态与免疫指标之间的相关性，MMR缺陷的晚期胃癌患者将是新型免疫疗法的最佳候选者。

总结：郑永昌，中国医学科学院北京协和医院

[点 评]

胃癌是全球第五大癌症，也是全球癌症相关死亡的第三大常见原因。由于缺乏典型的症状，患者被确诊时常常已经处于晚期，且大约一半接受手术切除的患者会复发。尽管包括手术切除、化疗、分子靶向治疗和免疫治疗等方法逐渐完善，但晚期胃癌预后并未得到明显改善，其中一个重要原因是胃癌患者未得到恰当的治疗。肿瘤影像学表现和临床分期仍是选择治疗方法的主要标准，但胃癌具有明显的异质性，不同患者的胃癌肿瘤具有不同的遗传学和生物学特征。根据每个患者肿瘤遗传特性和生物特性制订适宜的治疗方法是胃癌精准医学的研究方向，寻找可以预测疗效和预后的指标成为提高晚期胃癌患者生存期的重要策略。

DNA错配修复（MMR）基因可以修复DNA碱基错配、保持遗传物质的保守性和稳定性，从而保证DNA复制的忠实性。一旦存在 MMR 基因缺陷，DNA复制过程就会出现错误，基因片段的数量就会发生变化，导致微卫星不稳定（MSI）。MSI被认为是肿瘤发生的机制之一。MSI和MMR缺陷最早发现于结肠癌，MSI高和MMR缺陷的Ⅱ期结肠癌患者较微卫星稳定和MMR完好的患者预后良好，但前者对氟尿嘧啶敏感性不如后者。新近研究表明，微卫星不稳定型胃癌具有与微卫星稳定型胃癌不同的临床病理特征以及化疗反应性。MSI高和MMR缺陷型胃癌患者单纯接受手术切除具有更好的预后，但手术切除联合化疗的效果反而不及MSI中低和MMR功能完好患者。这为临床早期胃癌患者选择治疗方法提供了重要依据，但对于晚期胃癌尚缺乏研究证据。

Giampieri等通过对比、分析103位接受一线铂类化疗的转移性胃癌患者的MMR标志物MLH1、MSH2和肿瘤浸润淋巴细胞（TIL）表达情况，发现MMR缺陷和TIL阳性、淋巴细胞增多和低中性粒细胞/淋巴细胞比（NLR）之间存在显著相关性，MMR缺陷、TIL阳性和低NLR患者预后更好。认为MMR缺陷和TIL阳性是晚期胃癌患者独立预后指标。作者在此基础上，将晚期胃癌划分为三组：①具有MMR缺陷的肿瘤患者；②具有MMR功能但TIL阳性的肿瘤患者；③具有MMR功能且TIL阴性的肿瘤患者。三个亚组的中位生存期和无进展生存期均依次呈递减趋势。这一分类从生物学角度划分，为更精准的治疗和预测预后提供临床证据。

此外，研究亦发现MMR缺陷患者往往TIL阳性，提示MMR缺陷可能激活免疫反应。事实上，MMR缺陷可致大量体细胞突变，而肿瘤体细胞突变可能使肿瘤细胞具有编码“异己”免疫原性抗原的能力。预示着MMR缺陷型患者可能对免疫卡控点阻滞治疗有效。目前，以抗程序性死亡受体1（PD-1）及其配体1（PD-L1）抗体为代表的新型癌症免疫疗法取得的成功已经有目共睹。研究亦已发现，与无MMR缺陷或无MSI肿瘤患者相比较，伴有 MMR缺陷或MSI的肿瘤患者对PD-1抑制药—派姆单抗的反应性更好。派姆单抗在MSI肿瘤患者中的反应率、无进展生存期以及总生存期具有明显优势。许多针对晚期胃癌的PD-1/PD-L1阻断治疗临床试验已在开展，有结果显示，派姆单抗可以改善晚期胃癌的生存期，但更精准的且治疗反应良好的胃癌患者仍未发现。MMR缺陷和TIL阳性的晚期胃癌患者需重点关注，这类患者可能对PD-1/PD-L1抑制药更敏感，是免疫治疗的良好反应者。

本项研究中MMR缺陷患者例数较少，所获得的结果仍有待纳入更多患者的高质量临床试验验证。

作者：凌扬，苏州大学附属常州肿瘤医院

第八章　抑制蛋白质二硫键异构酶能协同增强索拉菲尼对肝细胞肝癌的疗效

原文标题：Protein disulfide isomerase inhibition synergistically enhances the efficacy of sorafenib for hepatocellular carcinoma

原文作者：Won JK[1,2,3], Yu SJ[4], Hwang CY[1], Cho SH[1], Park SM[1], Kim K[5], Choi WM[4], Cho H[4], Cho EJ[4], Lee JH[4], Lee KB[3], Kim YJ[4], Suh KS[6], Jang JJ[3], Kim CY[4], Yoon JH[4], Cho KH[1,2]

[1]Laboratory for Systems Biology and Bio-inspired Engineering, Department of Bio and Brain Engineering, Korea Advanced Institute of Science and Technology (KAIST), Daejeon, Korea; [2]Graduate School of Medical Science and Engineering, KAIST, Daejeon, Korea; [3]Department of Pathology, Seoul National University Hospital, Seoul National University College of Medicine, Seoul, Korea; [4]Department of Internal Medicine and Liver Research Institute, Seoul National University College of Medicine, Seoul, Korea; [5]Division of Clinical Bioinformatics, Biomedical Research Institute, Seoul National University Hospital, Seoul, Korea; [6]Department of Surgery, Seoul National University Hospital, Seoul National University College of Medicine, Seoul, Korea.

刊载信息：Hepatology. 2017 Sep;66(3):855-868. doi: 10.1002/hep.29237. Epub 2017 Jul 20

索拉非尼（Sorafenib）是第一种批准用于肝细胞肝癌靶向治疗的口服多重激酶抑制药，但疗效有限。仅10%的患者对Sorafenib有临床反应，最多30%~40%的患者病情得到控制。

一般来说，一种靶向抗肿瘤药物需要生物标志物来预测其临床疗效。Sorafenib作为多重激酶抑制药，目前还没有特定的生物标志物。因此深入研究Sorafenib的作用机制、提出新的治疗策略对于改善其临床疗效非常重要。

本文从体外研究到体内研究，通过细胞和动物实验，采用信使RNA微阵列分析、免疫印迹、荧光定量PCR技术、PCR芯片技术等生物实验技术，网络内核分析、逻辑关系及计算机模拟技术等一系列系统生物信息学技术，筛选并鉴定了影响Sorafenib疗效的效应分子，并最终确定蛋白质二硫键异构酶（PDI）为Sorafenib治疗肝癌过程中的靶分子。

本研究首先发现Sorafenib处理组肝细胞癌细胞发生内质网应激，同时细胞发生凋亡。结果提示，Sorafenib可能是这一事件的驱动者，RNA干扰实验验证了这一结果。

为阐明Sorafenib对内质网应激信号通路的影响及鉴定影响Sorafenib诱导凋亡作用的分子，作者基于荧光定量PCR技术分析，构建了84个重要分子的信号网络，其中37个分子在Sorafenib处理后表达明显上调，无分子表达下调，其中与内质网应激相关的分子均表达上调。

为鉴别参与Sorafenib治疗效应的节点分子，本研究首先运用内核识别算法对信号网络进行精简和浓缩，确定热休克蛋白（HSPs）和PDI为对抗凋亡的重要节点。考虑到一种抑制药不能够抑制HSPs家族成员，而PDI抑制药能够同时抑制多种PDI成员，因此PDI成为联合治疗的首选分子。基于逻辑近似推理的常微方程模型分析结果显示，抑制PDI具有更好的协同效应。细胞增殖和凋亡实验证实了以上生物信息学结果。

进一步研究显示，Sorafenib和PACMA31（PDI抑

制药）联合处理组，促凋亡分子明显上调，而XBP1、MANF等抗凋亡分子则表达下调。与Sorafenib单独处理组比较，联合处理组参与蛋白质折叠和ERAD的分子表达下调。结果提示PACMA31能增强Sorafenib的细胞毒性作用。

作者随后利用小鼠肿瘤模型评估了Sorafenib联合PDI抑制药治疗的疗效。与对照组比较，联合用药组肿瘤体积明显减小。PDI水平与接受Sorafenib治疗的肝细胞肝癌患者临床转归之间的关联分析显示：与PDI高表达组比较，低PDI表达组对Sorafenib表现出较好的临床反应。这些结果提示，PDI可能参与了Sorafenib的临床反应。

本研究最后分析了肝细胞肝癌组织PDI表达水平对于接受Sorafenib治疗的患者预后的影响。结果显示，与PDI高水平组比较，PDI低水平组进展期和总生存期均明显延长。

总之，PDI不仅是Sorafenib临床应用有效的治疗靶标，也可以作为预测Sorafenib临床疗效和肝细胞肝癌患者预后的生物标志物。

总结：秦安东，江苏省淮安市第四人民医院

[点 评]

肝癌是威胁全人类健康的恶性肿瘤，是全球最常见的恶性肿瘤之一。我国是肝癌大国，每年新发病例占全球的55%。全世界范围内，肝癌每年造成超过70万患者死亡。

我国肝癌的诊断和治疗水平相对较低，多数患者发现时分期较晚，已经失去手术机会。晚期肝癌内科治疗手段有限，数十年来只有Sorafenib等少数药物在晚期肝癌靶向治疗领域崭露头角。Sorafenib作为一类泛靶点的多激酶抑制药，对多种信号通路有直接或者间接的拮抗作用，但应用在肝癌领域，其疗效仍十分有限。

本文从体外研究到体内研究，通过细胞和动物实验，筛选出PDI作为Sorafenib治疗肝癌过程中的靶分子，随后，从体外到体内，采用小鼠肿瘤模型评估了Sorafenib联合PDI抑制药治疗的疗效，取得了可喜结果。低PDI表达组对Sorafenib表现出较好的临床反应。这些结果提示，PDI可能参与了Sorafenib的临床反应。结论得出PDI不仅是Sorafenib临床应用的有效治疗靶标，也可以作为预测Sorafenib临床疗效和肝细胞肝癌患者预后的生物标志物。

靶向治疗在肝癌领域虽然蛰伏多年，但始终未取得突破性进展。未来，随着免疫治疗、精准医疗等新概念、方法的引入，我们期待着更多新的治疗方式的涌入，给肝癌患者带来更大的生存获益。

作者：梁军，北京大学国际医院

第九章　MUC1和HIF-1α信号通路交互作用通过诱导葡萄糖合成代谢来影响胰腺癌的吉西他滨耐药

原文标题：MUC1 and HIF-1alpha signaling crosstalk induces anabolic glucose metabolism to impart gemcitabine resistance to pancreatic cancer

原文作者：Shukla SK[1], Purohit V[2], Mehla K[1], Gunda V[1], Chaika NV[1], Vernucci E[1], King RJ[1], Abrego J[1], Goode GD[1], Dasgupta A[1], Illies AL[1], Gebregiworgis T[3], Dai B[4], Augustine JJ[4], Murthy D[1], Attri KS[1], Mashadova O[5], Grandgenett PM[1], Powers R[3], Ly QP[6], Lazenby AJ[7], Grem JL[8], Yu F[9], Matés JM[10], Asara JM[11], Kim JW[12], Hankins JH[13], Weekes C[14], Hollingsworth MA[1], Serkova NJ[15], Sasson AR[16], Fleming JB[4], Oliveto JM[13], Lyssiotis CA[17], Cantley LC[5], Berim L[8], Singh PK[18]

[1]Eppley Institute for Research in Cancer and Allied Diseases, University of Nebraska Medical Center, Omaha, NE 68198-5950, USA; [2]Eppley Institute for Research in Cancer and Allied Diseases, University of Nebraska Medical Center, Omaha, NE 68198-5950, USA; Department of Pathology and Microbiology, University of Nebraska Medical Center, Omaha, NE 68198, USA; [3]Department of Chemistry, University of Nebraska-Lincoln, Lincoln, NE 68588, USA; [4]Department of Surgical Oncology, The University of Texas MD Anderson Cancer Center, Houston, TX 77030, USA; [5]Department of Medicine, Weill Cornell Medical College, New York, NY 10065, USA; [6]Department of Surgery, University of Nebraska Medical Center, Omaha, NE 68198, USA; [7]Department of Pathology and Microbiology, University of Nebraska Medical Center, Omaha, NE 68198, USA; [8]Department of Internal Medicine, University of Nebraska Medical Center, Omaha, NE 68198, USA; [9]Department of Biostatistics, University of Nebraska Medical Center, Omaha, NE 68198, USA; [10]Department of Molecular Biology and Biochemistry, University of Málaga and IBIMA, 29071 Málaga, Spain; [11]Department of Medicine, Harvard Medical School, Boston, MA 02115, USA; [12]Department of Biological Sciences, The University of Texas at Dallas, 800 West Campbell Road, Richardson, TX 75080, USA; [13]Department of Radiology, University of Nebraska Medical Center, Omaha, NE 68198, USA; [14]Division of Medical Oncology, University of Colorado School of Medicine, Aurora, CO 80045, USA; [15]Department of Anesthesiology, University of Colorado Denver, Aurora, CO 80045, USA; [16]Department of Surgery, Health Sciences Center T18-065, Stony Brook Medicine, Stony Brook, NY 11794, USA; [17]Department of Molecular and Integrative Physiology, University of Michigan, Ann Arbor, MI 48103, USA; [18]Eppley Institute for Research in Cancer and Allied Diseases, University of Nebraska Medical Center, Omaha, NE 68198-5950, USA; Department of Pathology and Microbiology, University of Nebraska Medical Center, Omaha, NE 68198, USA. Electronic address: pankaj.singh@unmc.edu.

刊载信息：Cancer Cell. 2017, 32(1):71-87.

以往研究表明：①癌症组织内会发生明显的代谢改变，低氧会导致缺氧诱导因子1α（HIF-1α）水平升高，进一步增加肿瘤细胞对糖的摄取。②肿瘤细胞内糖的增加不仅会导致糖酵解途径增强，同时增加生物合成。③低氧也是许多肿瘤，包括胰腺癌，对治疗产生耐受的重要原因。④大部分肿瘤耐药研究认为，耐药性的产生是由于肿瘤细胞内药物内流与外排比例降低导致的。

但是，这篇文章则证明了HIF-1α引起糖酵解途径增加和嘧啶合成增加，是胰腺癌对吉西他滨产生耐药的机制，靶向作用于HIF-1α能够增加吉西他滨的有效性。文章提出了新的肿瘤耐药机制。文章研究的思路主要是通过体外细胞实验→体内动物实验→人体标本/临床随访，寻找肿瘤耐药机制糖代谢变化的情况、原因（上游）、后果（下游），并证明对上游的阻断可以改善肿瘤耐药。

1　胰腺癌细胞吉西他滨耐药是由于糖代谢增加导致

吉西他滨耐药的胰腺癌细胞（以下称为Gem-R细胞，由胰腺癌细胞系Capan-1，T3M4，MIA PaCa-2分别经吉西他滨处理获得），Gem-R细胞在正常氧浓度和低氧浓度下，都表现出糖摄取增加[（3H）-2-deoxyglucose]、乳酸释放增加，且糖代谢相关基因mRNA表达水平都增加。通过LC-MS/MS串联质谱分析，发现Gem-R细胞内糖酵解中间代谢产物增加。进一步证明胰腺癌细胞产生吉西他滨耐药是由于上述观察到的Gem-R细胞内糖代谢的变化导致的。细胞外低糖环境下，Gem-R细胞存活减少，Gem-R细胞外酸化率（ECAR）增加和氧消耗率（OCR）减少。使用流式细胞术根据葡萄糖转运蛋白1（GLUT1）表达高低将Gem-R细胞分为两组，发现GLUT1表达低的Gem-R细胞对吉西他滨敏感性强于GLUT1表达高的Gem-R细胞。体内实验，裸鼠原位抑制Gem-R细胞，18F-FDG PET/CT发现Gem-R细胞糖摄取明显高于野生型。对接受氟尿嘧啶类似物（吉西他滨或者5-FU）治疗的胰腺癌患者进行18F-FDG PET/CT，发现18F-FDG摄取较高的患者，其用药情况下无进展存活期较差。综上，研究者证明了吉西他滨耐药细胞依赖于糖代谢改变。研究者接下来对糖代谢改变进行了上下游的研究。

2　Gem-R细胞内葡萄糖增加通过非氧化磷酸戊糖途径

通过LC-MS/MS串联质谱分析，发现糖代谢增加主要通过非氧化的磷酸戊糖途径（PPP）。与非氧化PPP相关的基因表达水平增加。为了进一步确定非氧化PPP对糖代谢增加的作用，通过1~14C-葡萄糖（氧化PPP和三羧酸循环释放）和6~14C-葡萄糖（只通过三羧酸循环释放）的摄取比例检测，发现Gem-R细胞内二者比例降低，提示非氧化PPP途径增加。进一步通过U-13C-葡萄糖标记PPP代谢产物，发现Gem-R细胞内葡萄糖进入糖酵解途径更快（G6P/F6P/FBP），而进入氧化PPP途径变慢（6PGL）。至此完成了Gem-R细胞内葡萄糖代谢途径改变下游比较完整的研究。

3　Gem-R细胞内嘧啶合成增加也与吉西他滨耐药有关

LC-MS/MS串联质谱分析以及后续的代谢通路和功能富集分析发现，嘧啶合成通路是Gem-R细胞内最显著变化的通路之一，嘧啶合成中间代谢产物增加，嘧啶合成相关基因表达水平增加，说明在Gem-R细胞内嘧啶合成增加。来氟米特（乳清酸脱氢酶抑制药，抑制嘧啶合成）和吉西他滨，能够明显减少Gem-R细胞存活，减少裸鼠肿瘤体积，降低细胞增殖情况。说明嘧啶合成增加也参与了吉西他滨耐药过程。

4　Gem-R细胞内脱氧胞嘧啶增加降低了吉西他滨治疗有效性

Gem-R细胞内所有核苷酸水平均升高，培养基中加入脱氧胞嘧啶能够明显增加Gem-R细胞存活，而增加其他种类脱氧核苷酸没有明显的增加细胞存活的作用。而且，对胰腺癌患者快速冰冻组织检测发现，高浓度脱氧胞嘧啶的患者存活时间短于低浓度脱氧胞嘧啶患者。

5　HIF-1α是调节Gem-R细胞糖代谢增强和嘧啶合成增加的主要分子

Gem-R细胞在正常氧浓度和低氧情况下，HIF-1α和其调控的蛋白表达水平均增加。敲除HIF-1α和HIF-2α之后，WT和Gem-R细胞内糖摄取和细胞存活均下降，HIF-1α敲除后更明显。同样可见于其他非吉西他滨耐药的胰腺癌细胞系（PANC-1，MIA PaCa-2）。Gem-R细胞内敲除HIF-1α后，细胞对吉西他滨敏感性增加。低氧诱导Gem-R细胞内HIF-1α表达增加，或者加入地高辛抑制HIF-1α翻译，发现HIF-1α能够增加CTPS1和TKT的表达。裸鼠种植瘤组织内观察到CTPS和TKT与EF5（低氧标志物）共定位，与CA Ⅸ（HIF-1α活性标志物）共定位，患者胰腺癌组织中也观察到CTPS和TKT与CA Ⅸ共定位。这些结果都说明了HIF-1α通过调节CTPS1和TKT

表达介导了胰腺癌细胞的吉西他滨耐药性。

6　靶向作用于HIF-1α能够增强胰腺癌细胞对吉西他滨的敏感性

使用地高辛（HIF-1α抑制药）或者敲除Gem-R细胞内HIF-1α后，把上面的实验全部重复一遍，包括细胞内脱氧胞嘧啶水平、细胞存活、裸鼠原位种植瘤的体积、种植瘤内细胞增殖情况（Ki-67染色阳性）。结果发现，抑制HIF-1α或者敲除HIF-1α之后，能够增强胰腺癌细胞对吉西他滨的敏感性。

总结：陆向东，江阴市人民医院

[点 评]

胰腺癌发病隐匿，进展快且预后极差。在西方国家肿瘤致死原因中胰腺癌排名第四，其中位生存时间不足6个月，5年生存率不足10%，大多数患者就诊时已失去手术机会。

化疗在胰腺癌的综合治疗中发挥着重要的作用。吉西他滨是晚期胰腺癌一线化疗药物，主要通过抑制肿瘤细胞DNA合成发挥抗肿瘤作用。患者对吉西他滨敏感性不同，部分患者因原发或继发性吉西他滨耐药影响其抗肿瘤疗效，影响预后。目前对于吉西他滨耐药机制尚不明确。有研究提出吉西他滨耐药与吉西他滨转运和代谢相关酶（如hENTs、DCK、RRM1、RRM2）的活性与功能差异相关；也有部分学者认为胰腺肿瘤细胞通过改变药物在细胞内的分布与代谢，从而介导耐药；吉西他滨耐药还可能与改变细胞凋亡途径、低氧环境等相关。

细胞生长代谢的任何过程都与能量代谢密不可分，其中，糖代谢是产生ATP的主要方式。改变新陈代谢是肿瘤的重要特征之一，大多数肿瘤都表现出有氧氧化障碍，糖酵解增强，而且通过这种能量代谢途径产生的ATP作为其能量提供的主要方式。其可能的机制包括：线粒体缺陷或失活；细胞对肿瘤缺氧微环境的适应；癌基因信号以及异常代谢关键酶的激活等。

这篇2017年7月发表在*Cancer Cell*杂志上的研究将胰腺肿瘤细胞对吉西他滨耐药与肿瘤细胞糖代谢相联系，描述了介导胰腺癌细胞中原发性及继发性吉西他滨耐药的核心代谢改变。该研究利用原发性和继发性吉西他滨耐药细胞模型、动物模型以及患者组织检测首先证实吉西他滨耐药细胞通过非氧化磷酸戊糖途径增加细胞内糖代谢，同时吉西他滨细胞内脱氧胞嘧啶增加降低了吉西他滨治疗的有效性。机制方面，通过观察吉西他滨耐药细胞在正常氧浓度和低氧情况，HIF-1α及其调控蛋白表达水平，以及敲除HIF-1α和HIF-2α后正常肿瘤细胞及耐药肿瘤细胞内糖摄取和细胞存活情况，进一步证实HIF-1α通过介导CTPS1和TKT的表达调节胰腺癌细胞对吉西他滨的耐药。并且证实通过抑制或者敲除HIF-1α可以增强胰腺癌细胞对吉西他滨的敏感性，再次证明了MUC1和HIF-1α信号通路交互作用引起糖酵解途径增加和嘧啶合成增加，是胰腺癌对吉西他滨产生耐药的机制。

该研究从肿瘤细胞能量代谢层面阐述了胰腺肿瘤细胞对吉西他滨耐药的可能机制，为吉西他滨耐药研究开拓新的思路，为提高胰腺癌患者对吉西他滨治疗疗效提供了潜在目标。

作者：束永前，江苏省人民医院

第十章　胰腺癌将增强子重编程，促进肿瘤转移

原文标题：Enhancer Reprogramming Promotes Pancreatic Cancer Metastasis

原文作者：Roe JS[1], Hwang CI[2], Somerville TDD[1], Milazzo JP[1], Lee EJ[2], Da Silva B[2], Maiorino L[1], Tiriac H[2], Young CM[2], Miyabayashi K[2], Filippini D[2], Creighton B[2], Burkhart RA[3], Buscaglia JM[4], Kim EJ[5], Grem JL[6], Lazenby AJ[7], Grunkemeyer JA[8], Hollingsworth MA[8], Grandgenett PM[8], Egeblad M[1], Park Y[2], Tuveson DA[9], Vakoc CR[10]

[1]Cold Spring Harbor Laboratory, Cold Spring Harbor, NY 11724, USA; [2]Cold Spring Harbor Laboratory, Cold Spring Harbor, NY 11724, USA; Lustgarten Foundation PancreaticCancer Research Laboratory, Cold Spring Harbor, NY 11724, USA; [3]Division of Hepatobiliary and Pancreatic Surgery, Department of Surgery, Johns Hopkins Hospital, Baltimore, MD 21287, USA; [4]Division of Gastroenterology & Hepatology, Stony Brook University School of Medicine, Stony Brook, NY 11790, USA; [5]Division of Hematology/Oncology, UC Davis Medical Center, Sacramento, CA 95817, USA; [6]Department of Medicine, University of Nebraska Medical Center, Omaha, NE 68198, USA; [7]Department of Pathology and Microbiology, University of Nebraska Medical Center, Omaha, NE 68198, USA; [8]Eppley Institute for Research in Cancer and Allied Diseases, Fred & Pamela Buffett Cancer Center, University of Nebraska Medical Center, Omaha, NE 68198, USA; [9]Cold Spring Harbor Laboratory, Cold Spring Harbor, NY 11724, USA; Lustgarten Foundation PancreaticCancer Research Laboratory, Cold Spring Harbor, NY 11724, USA. Electronic address: dtuveson@cshl.edu; [10]Cold Spring Harbor Laboratory, Cold Spring Harbor, NY 11724, USA. Electronic address: vakoc@cshl.edu.

刊载信息：Cell, 2017, 170(5): 875-888.

众所周知，肿瘤的发生具有遗传因素。那么，肿瘤的转移呢？与遗传相关与否？所幸的是，今天我们有了更多的研究工具，还知道除了基因序列能遗传，基因其他方面的变化也会遗传和影响下一代的基因，那就是表观遗传。刊登在*Cell*的这项研究，就从表观遗传的角度解答了咱们文章开头提出的问题。

文章的研究对象是胰腺导管腺癌（PDAC），PDAC容易发生转移，是人类最致命的恶性肿瘤之一。作者培养了胰腺癌类器官（organoid），包括了KPC小鼠来源的PDAC原发肿瘤（T）和相对应的转移肿瘤（M），分别来自肝、腹膜和隔膜。

1　增强子鉴定

首先，作者鉴定了三个增强子的染色质特征：H3K27ac、H3K4me1和染色质可接近性。利用ChIP-seq检测前两者，用ATAC-seq检测后者，结果如下：H3K27ac在857个区域中增加（GAIN），1 709个区域中减少（LOSS）。M类器官6个样本中都发生乙酰化。无监督层次聚类分析显示，M类器官从早期就有这种表观遗传差异，以上结果表明，转移了的肿瘤中有着动态的、反复出现的H3K27乙酰化。GAIN区域绝大部分都不在启动子区域，且邻近的基因表达都发生了变化，说明它们可能是增强子元件。M类器官的GAIN区域富集H3K27ac、H3K4me1和染色质可接近性，且后者在N、P、T、M类器官中都存在，表明在正常导管细胞中GAIN区域以静止状态存在。

2　从增强子到基因

作者经过鉴定发现了增强子GAIN，即获得型增强子。增强子是由一群转录因子（TF）结合位点组成的

DNA调控元件，能够刺激基因转录，甚至是较远的基因。探究增强子的功能，可以从寻找这些TF着手。用TRAP算法寻找获得型增强子上富集的TF基序，结合对类器官的RNA-seq，ChIP-seq、RNA-FISH，作者锁定了FOXA1基因，它能激活获得型增强子。qRT-PCR和免疫组化，发现PDAC发展时FOXA1上调。

3 FOXA1的作用

作者用2D细胞进行体外实验，还用shRNA和CRISPR构建了FOXA1缺失类器官进行体内实验，开展了多项检测，证明FOXA1依赖性的增强子重编程促进体内PDAC发展和转移。FOXA1过表达，获得型增强子的H3K27ac增加，GAIN基因和一个前肠内胚层基因表达增加，细胞非锚定依赖性的生长增强。在基质胶包被的Boyden小室实验中，还表现出更高的侵染力。移植FOXA1缺失类器官之后，PDAC原发肿瘤小了，且发生转移的小鼠比例减少。

4 讨论

这项研究最有意思的是，作者发现癌细胞为了发生转移，竟然利用了获得型增强子，将它从细胞成熟时的静止状态重编程为活化状态；而FOXA1也协助参与了这项重编程。让细胞“重返”发育原始状态，胰腺的增殖和迁移就会更活跃，有利于胰腺癌细胞转移，这正是一种奇妙的表观遗传机制。

作者：陆向东，江阴市人民医院

第十一章　循环肿瘤细胞RNA信号可作为肝癌高特异性检测指标

原文标题： An RNA-based signature enables high specificity detection of circulating tumor cells in hepatocellular carcinoma

原文作者： Kalinich M[1], Bhan I[1,2], Kwan TT[1], Miyamoto DT[1,3], Javaid S[1], LiCausi JA[1], Milner JD[1], Hong X[1], Goyal L[1,4], Sil S[1], Choz M[1], Ho U[1], Kapur R[5], Muzikansky A[1,6], Zhang H[7], Weitz DA[7], Sequist LV[1,4], Ryan DP[1,4], Chung RT[2], Zhu AX[1,4], Isselbacher KJ[8,2], Ting DT[1,4], Toner M[5,9], Maheswaran S[8,9], Haber DA[8,4,10]

[1]Massachusetts General Hospital Cancer Center, Harvard Medical School, Charlestown, MA 02129; [2]Division of Gastroenterology, Massachusetts General Hospital, Harvard Medical School, Boston, MA 02114; [3]Department of Radiation Oncology, Massachusetts General Hospital, Harvard Medical School, Boston, MA 02114; [4]Division of Hematology Oncology, Massachusetts General Hospital, Harvard Medical School, Boston, MA 02114; [5]Center for Bioengineering in Medicine, Massachusetts General Hospital and Harvard Medical School and Shriners Hospital for Children, Boston, MA 02114; [6]Division of Biostatistics, Massachusetts General Hospital, Harvard Medical School, Boston, MA 02114; [7]Department of Physics, School of Engineering and Applied Sciences, Harvard University, Cambridge, MA 02138; [8]Massachusetts General Hospital Cancer Center, Harvard Medical School, Charlestown, MA 02129; dhaber@mgh.harvard.edu maheswaran@helix.mgh.harvard.edu kisselbacher@mgh.harvard.edu; [9]Department of Surgery, Massachusetts General Hospital, Harvard Medical School, Boston, MA 02114; [10]Howard Hughes Medical Institute, Chevy Chase, MD 20815.

刊载信息： Proc Natl Acad Sci U S A. 2017 Jan 31;114(5):1123-1128.

1　目的

肝细胞癌（HCC）是世界范围内肿瘤死亡率位居第二的恶性疾病，2015年死亡人数达765 000。研究表明，发展中国家其发病主要与乙肝病毒感染有关，而发达国家还可能与丙肝、酗酒、脂肪性肝炎等相关。早期HCC可能治愈，5年生存率达50%~80%。一旦发生肝内或肝外播散，治疗方法有限且5年生存率<15%。因而HCC早期检测对患者的治疗和预后至关重要。

目前基于血液检测HCC的策略，比如血清AFP水平及其他早期生物标志物，得到的结果都不理想。循环肿瘤细胞（CTC）由恶性肿瘤播散到血液中，它携带特异的遗传信息，可作为肿瘤检测和筛查的指标，但其分离和识别技术限制了其临床应用。本文作者开发高通量CTC-iChip技术可以有效分离并富集RNA完整的CTC。同时研究者基于RNA的数字化PCR技术，可提高对HCC患者血液中CTC的检出，进而提高HCC诊断和检测。

2　方法

研究人员首先在HCC细胞中发现10个HCC特异性表达的RNA转录本，这些转录本在血液其他成分中并不存在，建立完善的HCC特异性RNA数字化PCR检测模式。利用CTC-iChip技术，检测了来自麻省总医院的6组人群队列的血液样本。这6组人群包括：①健康志愿者（n=26，中位年龄=55岁）；②因其他慢性肝病可能发展为HCC的患者，包括肝炎病毒所致肝硬化患者（n=31，中位年龄=58岁）；③新诊断未经治疗的HCC患者（n=16，中位年龄=66岁）；④接受治疗仍存在病灶的患者（n=32，中位年龄=67岁）；⑤经治疗后无病灶的HCC患者（n=15，中位年龄=66岁）；⑥患其他类型癌症的患者，不论是否存在肝转移（n=44，中位年龄=62岁）。接着利用交叉逻辑回归模型检出HCC相关CTC。

3　结果

根据CTC指数，未经治疗的HCC检出率为56%，而因其他慢性肝病可能发展为HCC的患者、健康对照和接受治疗仍存在病灶的患者其阳性结果比例分别为3%，7.6%和28%，经治疗后无病灶的HCC患者其阳性结果比例与健康对照接近，为7%。HCC未经治疗患者、治疗后存在病灶患者及治疗后病灶消失患者，该三组人群CTC阳性率逐渐减低，提示CTC可作为HCC患者治疗效果的长期监测指标。另多因子预测模型可被用来鉴别HCC患者及患其他类型癌症的患者，但敏感性为50%，但该模型需要通过进一步明确其他肿瘤的特异性标志物及排除HCC非特异性标志物得以进一步完善。

研究发现，基于RNA信号的CTC指数与经典血清AFP对HCC的检出率不一致。作者通过利用这两种方法对15名新诊断患者的血液样本进行了分析，发现单一手段或二者结合共可检出67%的HCC患者，验证了CTC指数可改善AFP筛选结果的不足。

4　讨论与结论

数字化RNA定量分析将为CTC的检出提供一个敏感性、特异性均较高的手段，可广泛推广至临床，例如，将可为慢性病毒性肝炎及肝硬化人群提供非侵入性早期HCC筛查方法。但目前还需要在大规模试验中进一步研究证实这种方法的检测效果，增加HCC相关RNA转录本的数量以提高诊断准确性。

总结：任安晶，江苏省人民医院

[点 评]

我国是世界范围内的肝癌大国，肝癌患者基数大，早诊率低。循环肿瘤细胞（circulating tumor cells，CTCs）是指自发或因诊疗操作由实体瘤或转移灶释放进入外周血循环的肿瘤细胞，是恶性肿瘤患者出现术后复发和远处转移的重要原因，也是导致肿瘤患者死亡的重要因素。近几年CTCs在肿瘤诊断、治疗和监控等方面的临床表现逐渐崭露头角，是目前最具发展潜力的肿瘤无创诊断和实时疗效监测手段，临床应用价值极其显著。在肝癌患者中，亟需一项能够和AFP互补的生物标志物协助疗效评估和疾病预测，CTCs显然是一个很好的选择，分离富集CTCs只需抽取患者少量外周血，对患者没有不良反应，因此可以高频度地监测，达到实时监测疾病进展的目的。更为重要的是，CTCs可作为分析患者肿瘤生物学特征的实时样本，可以发现患者的实时生物学变化，并根据结果及时调整治疗方案，实现实时的个体化治疗。本文采用以CTCs表面抗原和免疫荧光为基础的方法进行RNA完整的CTCs检测，具有高灵敏、高检出率，保存活性等特点。但临床证据相比于一些传统的捕获方法偏少。50%左右的敏感性固然具有一定的临床意义，但是其cut-off值的设置尚需进一步大样本数据证实。

作者：梁军，北京大学国际医院

第三部分

呼吸系统重要研究进展

第十二章　溶瘤细胞病毒疗法促进肿瘤组织内T细胞浸润并提高PD-1抑制药的免疫疗效

原文标题： Oncolytic Virotherapy Promotes Intratumoral T Cell Infiltration and Improves Anti-PD-1 Immunotherapy

原文作者： Ribas A[1], Dummer R[2], Puzanov I[3], VanderWalde A[4], Andtbacka RHI[5], Michielin O[6], Olszanski AJ[7], Malvehy J[8], Cebon J[9], Fernandez E[10], Kirkwood JM[11], Gajewski TF[12], Chen L[13], Gorski KS[14], Anderson AA[13], Diede SJ[15], Lassman ME[15], Gansert J[13], Hodi FS[16], Long GV[17]

[1]University of California at Los Angeles, Jonsson Comprehensive Cancer Center, Los Angeles, CA, USA. Electronic address: aribas@mednet.ucla.edu; [2]University Hospital of Zurich, Zurich, Switzerland; [3]Roswell Park Cancer Institute, Buffalo, NY, USA; [4]The West Clinic, Memphis, TN, USA; [5]University of Utah Huntsman Cancer Institute, Salt Lake City, UT, USA; [6]Centre Hospitalier Universitaire Vaudois, Lausanne, Switzerland; [7]Fox Chase Cancer Center, Philadelphia, PA, USA; [8]Hospital Clinic i Provincial de Barcelona, Barcelona, Spain; [9]Olivia Newton-John Cancer Research Institute, Austin Health, School of Cancer Medicine, LaTrobe University, Heidelberg, VIC, Australia; [10]Hopitaux Universitaires de Genève, Geneva, Switzerland; [11]University of Pittsburgh Cancer Institute and Hillman UPMC Cancer Center, Pittsburgh, PA, USA; [12]The University of Chicago School of Medicine, Chicago, IL, USA; [13]Amgen Inc., Thousand Oaks, CA, USA; [14]Amgen Inc., South San Francisco, CA, USA; [15]Merck & Co., Inc., Kenilworth, NJ, USA; [16]Dana-Farber Cancer Institute, Boston, MA, USA; [17]Melanoma Institute Australia, The University of Sydney and Royal North Shore and Mater Hospitals, Sydney, NSW, Australia.

刊载信息： Cell. 2017 Sep 7;170(6):1109-1119.e10. doi: 10.1016/j.cell.2017.08.027

1　目的

许多不同种类的肿瘤患者在接受程序性死亡受体-1（PD-1）及其配体（PD-L1）抑制药治疗后表现出良好的疗效，因此这类药物正逐渐成为转移性黑色素瘤、头颈部癌、肺癌、肾癌、膀胱癌、梅克尔细胞癌和霍奇金病患者的标准治疗方案。然而，在所有这些适应证中，只有部分患者对治疗有反应，多数患者对PD-1抑制药存在耐受。研究表明，这部分耐受的患者体内可能缺乏CD8$^+$ T细胞。因此，设计用于通过改变肿瘤微环境中的免疫抑制，促进CD8$^+$ T细胞在肿瘤中的浸润，也许可以改善PD-1抑制药的抗肿瘤效果。

2　方法

这是一项针对晚期黑色素瘤患者进行的1b期临床试验。该临床试验纳入了2014年12月—2015年3月期间接受瘤内注射治疗的21例晚期黑色素瘤患者。首先对溶瘤病毒（talimogene laherparepvec，T-Vec）进行优化，然后将其注射到黑色素瘤病灶中，这有利于改变注射病灶的肿瘤微环境并增加CD8$^+$ T细胞浸润。首次注射最多4 mL × 10^6 pfu/mL，以诱导血清转化和引起保护性免疫应答；3周后再注射一次4 mL × 10^8 pfu/mL的T-Vec；从第6周开始，患者每2周接受相同剂量的T-Vec瘤内注射以及200 mg Pem-brolizumab静脉注射。该研究评估T-Vec在一些转移性病灶中逆转肿瘤内CD8⁺ T细胞低基线存在的能力，从而促进肿瘤细胞的免疫应答。

3　结果

联合T-Vec和Pembrolizumab未增加单药治疗的毒性。患者耐受性均良好，并且无剂量限制性毒性。进行T-Vec和Pembrolizumab联合治疗的21例患者中，客观缓解率为61.9%，其中完全缓解率为33.3%。研究人员还专门观察了7例ⅢB/ⅢC期患者，其中4例患者没有对皮肤病灶注射T-Vec；16个注射T-Vec的皮肤黑色素瘤肿瘤和10个未注射T-Vec的皮肤黑色素瘤肿瘤，注射T-Vec者93.7%出现缩小，未注射T-Vec者60%出现缩小。在实验开始时，有9名患者CD8⁺ T细胞浓度偏低，3名患者IFN-γ（肿瘤浸润时T细胞产生，并且诱导肿瘤细胞产生PD-L1）表达偏低，但是他们都表现出较好的肿瘤治疗反应。研究12名患者的组织切片发现，使用T-Vec单药治疗后，这12名表现反常的患者中有8名在注射T-Vec后出现CD8⁺ T细胞浓度升高，3名CD8⁺ T细胞浓度不变，1名CD8⁺ T细胞浓度下降。研究中应用基因表达分析显示，单药治疗后CD8α和IFN-γm RNA上升，免疫荧光检查和血液检查中发现实验过程中肿瘤微环境中其他免疫细胞的增加。

4　讨论

T-Vec通过多个方式发挥抗肿瘤效应。T-Vec可有效地优先感染肿瘤细胞，促进肿瘤相关抗原的提呈，激活“危险信号”从而减弱免疫耐受的肿瘤微环境，并可作为免疫调节细胞因子表达的转导载体。T-Vec是在临床开发中最前沿的药物，可表达免疫刺激细胞因子粒细胞-巨噬细胞集落刺激因子，来促进树突状细胞的抗原提呈。这一联合免疫抑制药的临床试验表明，晚期黑色素瘤患者的反应率高，这与肿瘤生物学特性的变化相关，T-Vec可以促进体内CD8⁺ T细胞的浸润，随后应用Pembrolizumab阻断PD-1，从而诱导肿瘤微环境。促进免疫应答的优点是毒性低。

5　结论

通过T-Vec和Pembrolizumab的联合治疗，患者体内CD8⁺ T细胞增强，PD-L1蛋白表达水平提高，同时T-Vec治疗后的多种细胞亚群中IFN-g基因表达也有所提高。对联合治疗产生的应答似乎并不与CD8⁺ T细胞浸润或IFN-g信号反应的基线相关。因此，T-Vec治疗可以通过改变肿瘤微环境来提高抗PD-1治疗的疗效。

总结：张玮，泰州市人民医院

[点 评]

免疫治疗取得的突破性进展成功改变了黑色素瘤的临床治疗策略，免疫检查点抑制药治疗已成为晚期黑色素瘤的一线标准治疗手段。相比单药治疗策略，免疫联合治疗在提高患者应答率、延长生存期等方面均显示出了优越性，联合治疗也因此成为研究热点。

2017年9月刊登在*CELL*杂志上的这项由多国学者共同完成的研究，是首个评估溶瘤病毒（T-Vec）与抗PD-1药物（Pembrolizumab）联合使用治疗晚期黑色素瘤的临床研究[1]，也是首个取得极高肿瘤总体客观缓解率（ORR，62%）和完全缓解率（CRR，33%）的免疫疗法联合应用的人体试验，其结果令人惊喜。这项研究同时也给我们带来了几点启示：

（1）从免疫学机制出发选择联合治疗药物；

免疫检查点抑制药发挥抗肿瘤疗效依赖于肿瘤微环境内存在足够的特异性T细胞，而当微环境本身缺乏T细胞浸润时，肿瘤对该类药物反应较差。这也部分解释了PD-1抑制药治疗黑色素瘤有效率（单药客观反应率35%~40%）欠佳的问题。

溶瘤病毒T-Vec是一种经过基因工程改造的人类单纯疱疹病毒（HSV-1），不但可以通过在肿瘤细胞内大量复制直接杀死肿瘤细胞，还可促进免疫激活蛋白GM-CSF表达，增加肿瘤特异性抗原释放、递呈，间接刺激瘤内的抗肿瘤免疫反应，进而将缺乏炎性细胞浸润的“冷肿瘤”转化为炎性细胞大量浸润的“热肿瘤”[2-3]。因此，通过瘤内注射T-Vec可以“取长补短”，增强抗PD-1免疫疗法的抗肿瘤效果。基于这些理论基础，选择溶瘤病毒与Pembrolizumab联合使用合理可行，这也是该研究成功的前提。

（2）动态检测或可指导两药联合模式；

在本研究的设计中我们可以看到，纳入患者在接受Pembrolizumab治疗前，会先有一个溶瘤病毒单药治疗的“导入期”（run-in period），即先接受T-Vec治疗，在T-Vec第1次瘤内注射后第6周开始Pembrolizumab静脉注射。为明确背后机制，研究者通过检测治疗前后不同时间点肿瘤组织以及外周血淋巴细胞比例等变化进一步发现，在这个“导入期”，溶瘤病毒可以通过增加CD8$^+$ T细胞浸润、上调PD-L1表达等，改造肿瘤微环境，为Pembrolizumab疗效的发挥创造了条件。

在另一项评估T-Vec联合Ipilimumab治疗晚期黑色素瘤的1b期研究中，联合治疗组也采用了类似的治疗方案，得到了积极的结果。这提示我们，在采用免疫联合治疗时，正确的用药时间和剂量至关重要。是选择同时用药还是序贯治疗？如何选择安全有效的药物剂量？这些都是限制免疫联合治疗临床应用的关键问题。而动态监测治疗过程中肿瘤免疫微环境的变化可能有助于指导临床决策。

（3）联合治疗的安全性评估极为重要；

PD-1/PD-L1抑制药单药治疗有着独特的毒副反应谱，而免疫联合治疗可能导致药物毒性的叠加。有证据显示，PD-1抑制药与Ipilimumab联合治疗，3~4级治疗相关不良事件发生率较单药治疗显著增加。而本项研究在药物安全性方面的结果也是可喜的。所有接受T-Vec和Pembrolizumab联合治疗的患者，在治疗过程中并未出现严重的不良反应，且未出现新的药物不良事件。这说明不同联合治疗模式不但影响有效性，同时还会影响安全性。而最优的治疗模式，应该在不影响有效性的同时尽量减轻患者的毒副反应，也是我们在未来选择药物联合治疗时应该思考和探索的问题。

另外，这项研究同时也带来了一些疑问值得我们关注。首先，研究者通过对T-Vec治疗后的肿瘤组织反复活检并未观察到树突状细胞DCs等浸润的改变以及其他抗病毒免疫标志物的改变，这是否与检测时间窗的局限性相关还有待研究。另外，治疗前肿瘤组织内CD8$^+$ T细胞浸润情况和IFN-γ基因表达水平和患者疗效无显著相关性，同时在接受T-Vec治疗后，瘤内CD8$^+$ T细胞浸润未增加的部分患者对该联合治疗也显示出良好疗效，这提示瘤内CD8$^+$ T细胞的浸润水平可能并不是很好的预测T-Vec与PD-1抑制药联合治疗疗效的生物标志物。当然，由于该研究纳入人群较少，我们期待Ⅲ期研究的数据能对这些问题加以解释。

作为1b期的研究，该研究仍存在一些局限性。第一，正如前所说，由于纳入人群规模较小，在某些亚组分析中患者数量相对较少；第二，研究的主要目标是评估T-Vec和Pembrolizumab联合的安全性和有效性，而缺乏患者生存分析的数据；第三，本研究仅选择了ⅣM1c期黑色素瘤患者，且要求纳入患者存在可注射的病灶，这对疗效评估可能造成偏倚。另外，本研究中通过治疗前后反复对患者肿瘤组织活检，回顾性地分析了肿瘤组织内免疫成分变化，部分解释了两药联合发挥疗效的可能原因，而在临床应用中通过动态检测肿瘤微环境变化来指导免疫疗法的联合应用是否可行，还需要前瞻性研究加以验证。

参考文献

[1] Ribas A, Dummer R, Puzanov I, et al. Oncolytic Virotherapy Promotes Intratumoral T Cell Infiltration and Improves Anti-PD-1 Immunotherapy. Cell 2017, 170: 1109-1119.e10.

[2] Dummer R, Hoeller C, Gruter IP, et al. Combining talimogene laherparepvec with immunotherapies in melanoma and other solid tumors. Cancer Immunol Immunother 2017, 66: 683-695.

[3] Haanen JBAG. Converting Cold into Hot Tumors by Combining Immunotherapies. Cell 2017, 170: 1055-1056.

作者：赵沙、周彩存，上海市肺科医院

第十三章　进化的循环肿瘤DNA分析描绘了早期肺癌的进展

原文标题： Phylogenetic ctDNA analysis depicts early stage lung cancer evolution

原文作者： Christopher Abbosh[1]*, Nicolai J. Birkbak[1,2]*, Gareth A. Wilson[1,2]*, Mariam Jamal-Hanjani[1]*, Tudor Constantin[3]*, Raheleh Salari[3]*, John Le Quesne[4]*, David A Moore[4]†, Selvaraju Veeriah[1] †, Rachel Rosenthal[1] , Teresa Marafioti[1,5], Eser Kirkizlar[3], Thomas B K Watkins[1,2], Nicholas McGranahan[1,2], Sophia Ward[1,2,6], Luke Martinson[4], Joan Riley[4], Francesco Fraioli[7], Maise Al Bakir[2], Eva GrÖnroos[2], Francisco Zambrana[1] , Raymondo Endozo[7], Wenya Linda Bi[8,9], Fiona M. Fennessy[8,9], Nicole Sponer[3], Diana Johnson[1] , Joanne Laycock[1] , Seema Shafi[1] , Justyna Czyzewska-Khan[1], Andrew Rowan[2], Tim Chambers[2,6], Nik Matthews[6,10], Samra Turajlic[2,11], Crispin Hiley[1,2], Siow Ming Lee[12,1], Martin D. Forster[1,12], Tanya Ahmad[12], Mary Falzon[5], Elaine Borg[5], David Lawrence[13], Martin Hayward[13], Shyam Kolvekar[13], Nikolaos Panagiotopoulos[13], Sam M Janes[1,14,15], Ricky Thakrar[14], Asia Ahmed[16], Fiona Blackhall[17,18], Yvonne Summers[18], Dina Hafez[3], Ashwini Naik[3], Apratim Ganguly[3], Stephanie Kareht[3], Rajesh Shah[19], Leena Joseph[20], Anne Marie Quinn[20], Phil Crosbie[21], Babu Naidu[22], Gary Middleton[23], Gerald Langman[24], Simon Trotter[24], Marianne Nicolson[25], Hardy Remmen[26], Keith Kerr[27], Mahendran Chetty[28], Lesley Gomersall[29], Dean A. Fennell[4], Apostolos Nakas[30], Sridhar Rathinam[30], Girija Anand[31], Sajid Khan[32,33], Peter Russell[34], Veni Ezhil[35], Babikir Ismail[36], Melanie Irvin-sellers[37], Vineet Prakash[38], Jason F. Lester[39], Malgorzata Kornaszewska[40], Richard Attanoos[41], Haydn Adams[42], Helen Davies[43], Dahmane Oukrif[1] , Ayse U Akarca[1] , John A Hartley[44], Helen L Lowe[44], Sara Lock[45], Natasha Iles[46], Harriet Bell[46], Yenting Ngai[46], Greg Elgar[2,6], Zoltan Szallasi[47,48,49], Roland F Schwarz[50], Javier Herrero[51], Aengus Stewart[52], Sergio A Quezada[53], Peter Van Loo[54,55], Caroline Dive[1,56], C. Jimmy Lin[3], Matthew Rabinowitz[3], Hugo JWL Aerts[8,9,57], Allan Hackshaw[46], Jacqui A Shaw[4], Bernhard G. Zimmermann[3], the TRACERx consortium[‡], the PEACE consortium[‡] & Charles Swanton[1,2]

[1]Cancer Research UK Lung Cancer Centre of Excellence London and Manchester, University College London Cancer Institute, Paul O'Gorman Building, 72 Huntley Street, London, WC1E 6BT. [2]Translational Cancer Therapeutics Laboratory, The Francis Crick Institute, 1 Midland Rd, London NW1 1AT. [3]Natera Inc., 201 Industrial Rd., San Carlos, United States, CA 94070. [4]Cancer Studies, University of Leicester, Leicester, United Kingdom, LE2 7LX. [5]Department of Pathology, University College London Hospitals, 21 University street, London, United Kingdom, WC16JJ. [6]Advanced Sequencing Facility, The Francis Crick Institute, 1 Midland Rd, London NW1 1AT. [7]Department of Nuclear Medicine, University College London Hospitals, 235 Euston Rd, Fitzrovia, London, United Kingdom, NW1 2BU. [8]Brigham and Women's Hospital, Boston, MA 02115, USA. [9]Harvard Medical School, Boston, MA 02115, USA. [10]Tumour Profiling Unit Genomics Facility, The Institute of Cancer Research, 237 Fulham Road, London, SW3 6JB. [11]Renal and Skin Units, The Royal Marsden Hospital, London, SW3 6JJ. [12]Department of Oncology, University College London Hospitals, 250 Euston Rd, London, United Kingdom, NW1 2BU. [13]Department of Cardiothoracic Surgery, University College London Hospitals, 235 Euston Rd, Fitzrovia, London, United Kingdom, NW1 2BU. [14]Department of Respiratory Medicine, University College London Hospitals, 235 Euston Rd, Fitzrovia, London, United Kingdom, NW1 2BU. [15]Lungs for Living Research Centre, UCL Respiratory, Division of Medicine, Rayne Building. University College London, 5 University Street. London. WC1E 6JF. [16]Department of Radiology, University College London Hospitals, 235 Euston Rd, Fitzrovia, London, United Kingdom, NW1 2BU. [17]Institute of Cancer Studies, University of Manchester, Oxford Road, Manchester, M13 9PL. [18]The Christie Hospital, Manchester, United Kingdom, M20 4BX. [19]Department of Cardiothoracic Surgery, University Hospital South Manchester, Manchester, M23 9LT. [20]Department of Pathology, University Hospital South Manchester, Manchester, M23 9LT. [21]North West Lung Centre, University Hospital South Manchester, Manchester, United Kingdom, M23

9LT. [22]Department of Thoracic Surgery, Birmingham Heartlands Hospital, Birmingham, United Kingdom, B9 5SS. [23]Institute of Immunology and Immunotherapy, University of Birmingham, Birmingham, United Kingdom, B15 2TT. [24]Department of Cellular Pathology, Birmingham Heartlands Hospital, Birmingham, United Kingdom, B9 5SS. [25]Department of Medical Oncology, Aberdeen University Medical School & Aberdeen Royal Infirmary, Aberdeen, Scotland, United Kingdom, AB25 2ZN. [26]Department of Cardiothoracic Surgery, Aberdeen University Medical School & Aberdeen Royal Infirmary, Aberdeen, United Kingdom, AB25 2ZD. [27]Department of Pathology, Aberdeen University Medical School & Aberdeen Royal Infirmary, Aberdeen, Scotland, United Kingdom, AB25 2ZD. [28]Department of Respiratory Medicine, Aberdeen University Medical School & Aberdeen Royal Infirmary, Aberdeen, United Kingdom, AB25 2ZN. [29]Department of Radiology, Aberdeen University Medical School & Aberdeen Royal Infirmary, Aberdeen, Scotland, United Kingdom, AB25 2ZN. [30]Department of Thoracic Surgery, Glenfield Hospital, Leicester, LE3 9QP. [31]Department of Radiotherapy, North Middlesex University Hospital, London N18 1QX. [32]Department of Respiratory Medicine, Royal Free Hospital, Pond Street, London, NW3 2QG. [33]Department of Respiratory Medicine, Barnet and Chase Farm Hospitals, Wellhouse Lane, Barnet, United Kingdom, EN5 3DJ. [34]Department of Respiratory Medicine, The Princess Alexandra Hospital, Hamstel Rd, Harlow CM20 1QX. [35]Department of Clinical Oncology, St.Luke's Cancer Centre, Royal Surrey County Hospital, Guildford, GU2 7XX. [36]Department of Pathology, Ashford and St. Peters' Hospital, Guildford Road, Chertsey, Surrey, KT16 0PZ. [37]Department of Respiratory Medicine, Ashford and St. Peters' Hospital, Guildford Road, Chertsey, Surrey, KT16 0PZ. [38]Department of Radiology, Ashford and St. Peters' Hospital, Guildford Road, Chertsey, Surrey, KT16 0PZ. [39]Department of Clinical Oncology, Velindre Hospital, Cardiff, Wales, United Kingdom, CF14 2TL. [40]Department of Cardiothoracic Surgery, University Hospital Llandough, Cardiff, Wales, United Kingdom, CF64 2XX. [41]Department of Cellular Pathology, University Hospital of Wales and Cardiff University, Heath Park Cardiff, Wales U.K. [42]Department of Radiology, University Hospital Llandough, Cardiff, Wales, United Kingdom, CF64 2XX. [43]Department of Respiratory Medicine, University Hospital Llandough, Cardiff, Wales, United Kingdom, CF64 2XX. [44]University College London Experimental Cancer Medicine Centre GCLP Facility, University College London Cancer Institute, Paul O'Gorman Building, 72 Huntley Street, London, WC1E 6BT. [45]Department of Respiratory Medicine, The Whittington Hospital NHS Trust, United Kingdom, N19 5NF. [46]University College London, Cancer Research UK & UCL Cancer Trials Centre, London, United Kingdom, W1T 4TJ. [47]Centre for Biological Sequence Analysis, Department of Systems Biology, Technical University of Denmark, 2800 Lyngby, Denmark. [48]Computational Health Informatics Program (CHIP), Boston Children's Hospital, Harvard Medical School, Boston, MA, USA. [49]MTA-SE-NAP, Brain Metastasis Research Group, 2nd Department of Pathology, Semmelweis University, 1091 Budapest, Hungary. [50]Berlin Institute for Medical Systems Biology, Max Delbrueck Center for Molecular Medicine, Berlin, Germany. [51]Bill Lyons Informatics Centre, University College London Cancer Institute, Paul O'Gorman Building, 72 Huntley Street, London, WC1E 6BT. [52]Department of Bioinformatics and Biostatistics, The Francis Crick Institute, 1 Midland Rd, London NW1 1AT. [53]Cancer Immunology Unit, University College London Cancer Institute, Paul O'Gorman Building, 72 Huntley Street, London, WC1E 6BT. [54]Cancer Genomics Laboratory, The Francis Crick Institute, 1 Midland Rd, London NW1 1AT. [55]Department of Human Genetics, University of Leuven, B-3000 Leuven, Belgium. [56]Cancer Research UK Manchester Institute, University of Manchester, Wilmslow Road, Manchester, United Kingdom, M20 4BX. [57]DanaFarber Cancer Institute, 450 Brookline Ave. Boston, United States, MA 02215-5450.

刊载信息： Nature. 2017 Apr 26;545(7655):446-451. doi: 10.1038/nature22364.

肺癌是导致癌症患者死亡的主要原因。转移性非小细胞肺癌（NSCLC）无法用全身化疗治愈，但临床研究显示，手术后辅助化疗对提高总体生存率有5%的益处。已有研究发现，在切除乳房和结肠直肠肿瘤后的患者血浆中的循环肿瘤DNA（ctDNA）检测，可帮助预测复发者。本研究提出，ctDNA检测可能将为早期NSCLC创建一个治疗环境，即只有注定要复发的患者才能接受治疗，并且可针对正在播散的转移性复发的肿瘤进行干预。

本研究中，我们开展了一项关于100例早期NSCLC患者ctDNA分析的研究。这是TRACERx（NCT01888601）和PEACE研究的一部分，是描述克隆演化和潜在的ctDNA驱动的治疗研究。我们确定ctDNA释放的独立预测因子并执行检测分析的肿瘤体积限制。通过对术后血浆进行盲法分析，每位患者术前和术后均收集血浆，包括每2个月、3个月和随后每6个月的随访。对切除的肺肿瘤进行多区域外显子组测序，并且针对每个患者行术前和术后二代测序（NGS）。

基于检测两种肿瘤来源ctDNA阳性阈值显示肺鳞癌术前检测的临床敏感性为97%（30/31），肺腺癌为19%（11/58）。我们发现，早期NSCLC中ctDNA检测的预测因子为非腺癌组织学，淋巴管浸润和高Ki67增殖指数。其他生物因素如PET FDG亲合力，克隆SNV和肿瘤体积也与ctDNA释放相关。来自CT的体积分析显示，肿瘤体积与平均克隆血浆变体等位基因频率（VAF）之间呈线性相关。通过线性建模预测，10 cm^3的原发性肿瘤负荷（球形时直径大约2.68 cm）相当于0.1%（95% CI：0.05~0.17）的血浆VAF和约3.26亿恶性细胞。当VAF为0.1%及以上时，多重PCR NGS平台的灵敏度超过99%，表明对于肿瘤负荷超过10 cm^3的平台敏感性最佳。基于本研究中观察到的肿瘤体积和ctDNA血浆VAF之间的关系，0.034 cm^3的肿瘤体积等同于1.8×10^{-4}%（95% CI：9.8×10^{-6}~0.0033%）的血浆VAF，其等于目前ctDNA平台的检测极限。克隆SNV ctDNA定向早期NSCLC筛查的敏感性可能因此受到肿瘤大小的限制。持续检测术后ctDNA预测93%（13/14）的复发，中位提前期为放射学证实前70 d。连续ctDNA追踪揭示了在血浆中检测到的肿瘤亚克隆突变的出现，对应于多区域组织测序的系统发生分析，包括一名患者接受尸体解剖检查。这种肿瘤异质性的例子也赋予了辅助化疗耐药性。

对靶向ctDNA分析的限制在于成本昂贵，估计每个患者进行单个肿瘤区域测序为1 750美元。NSCLC中辅助铂类化疗能够提高手术后治愈率，仅5%的患者和20%接受化疗的患者发生急性毒性，但有必要提高辅助治疗的疗效并更好地针对性使用。ctDNA分析可以特征化定义复发性NSCLC的亚克隆动力学并鉴定辅助性化疗耐药性。通过ctDNA平台指导的药物开发，以确定残留病灶治疗，定义辅助治疗反应，并在NSCLC临床复发之前确定新出现的亚克隆，并进行适当的验证，现在已经可行。

本研究ctDNA检测识别了肺癌复发的患者，而系统发育ctDNA分析可追踪肺癌复发和转移的亚克隆性质，为ctDNA驱动治疗研究提供了一种新方法。

总结：李杰，江阴市人民医院

[点 评1]

迈向无细胞DNA分析的全面框架：TRACERx的经验教训

原文标题： Towards a comprehensive framework for cell-free DNA analysis: lessons from TRACERx

原文作者： Bryan C. Ulrich[1]*, Nicolas Guibert[2]

[1]Belfer Center for Applied Cancer Science, Dana-Farber Cancer Institute, Boston, MA, USA; [2]Pulmonology Department, Larrey University Hospital, France

*This author is currently at Emory School of Medicine, 1648 Pierce Dr. NE Atlanta, GA 30307, USA

Correspondence to: Dr. Nicolas Guibert, MD. Pulmonology Department, Larrey University Hospital, 24, chemin de Pouvourville, 31059 Toulouse Cedex 9, Toulouse, France. Email: guibert.n@chu-toulouse.fr.

Provenance: This is a Guest Editorial commissioned by Section Editor Xue-Feng Leng (Department of Cardiothoracic Surgery, the Affiliated Hospital of Chengdu University, Chengdu, China).

Comment on: Abbosh C, Birkbak NJ, Wilson GA, et al. Phylogenetic ctDNA Analysis Depicts Early-Stage Lung Cancer Evolution. Nature 2017;545:446-51.

刊载信息： Ann Transl Med 2017;5(21):428. doi: 10.21037/atm.2017.08.12

View this article at: http://atm.amegroups.com/article/view/16196

过去20年，肺癌发生的大部分分子机制已经被破译。无细胞DNA（cfDNA）是用于指导基因型定向癌症护理的新兴但不成熟的临床工具。目前，FDA批准的cfDNA临床使用仅限于不能进行组织活检或获得性EGFR-TKI抗性的非小细胞肺癌（NSCLC）患者的cobas EGFR Mutation Test v2 CE-IVD。然而，许多研究人员和临床医生试图扩大cfDNA[1]在更广泛的临床情况中的应用。血浆基因分型检测正在探索早期检测，识别最小残留病（MRD），监测治疗反应，跟踪抵抗和了解肿瘤异质性。Swanton等在TRACERx [跟踪NSCLC[2-7]通过治疗进展（Rx）]联盟中开展了一项广泛的试验，以评估cfDNA在这些情况下的生物标志物。最近发表的初步TRACERx结果为深入了解cfDNA脱落[8]的生物学及其潜在临床应用提供了深入的见解。此外，TRACERx团队在测定开发方面取得了重大进展[9]，这鼓励了在下一代测序（NGS）测定中重新调整变异调控，以提高血浆基因分型测定的灵敏度和特异性。

TRACERx团队分析了从诊断到治疗（包括根治性手术）以及之后的前100名患者参加研究的cfDNA数据。重要的是，个性化测序分析被构建并用于每个患者。肿瘤的多区域外显子组测序提供克隆和亚克隆肿瘤变体的信息。利用这些信息，建立了个性化的，患者特异性的多重PCR测定法，用于血浆中这些变体的深度测序。尽管潜在的成本较高和费时费力，但这些测定法具有显著的敏感性（因为许多肿瘤变体通过深度测序进行测定）和特异性（团队设定了用于确定肿瘤存在的2个或更多个变体的阈值）。在进一步阐述化验开发之前，我们将讨论关于早期检测/脱落和MRD/复发后治疗性手术的初步结果的主要发现。

对利用cfDNA检测早期癌症的兴趣已经吸引了几家

生物技术公司的资金和资源，其中一些公司已经启动了大规模试验，试图利用血浆基因分型检测高危人群的早期癌症。通过血浆基因分型检测早期癌症需要肿瘤DNA脱落[10]和足够灵敏的测定来捕获和表征这种循环肿瘤DNA（ctDNA），其中包括野生型DNA。Bettegowda等对早期恶性肿瘤进行了广泛的研究，并确定47%的第一阶段癌症具有可检测的血浆ctDNA。此外，一些研究已经确定了ctDNA脱落的某些预测因子[11]，包括肿瘤大小、转移部位的数量、阶段和起源器官。本研究旨在进一步了解诊断时ctDNA脱落的不完全理解[3-4,12]。研究结果显示，TRACERx研究小组发现，坏死、淋巴血管浸润、Ki67标记指数、肿瘤大小和非腺癌状态均预示ctDNA脱落。通过检测，他们发现48%的早期NSCLC患者的cfDNA。值得注意的是，该小组最后讨论了给定肿瘤大小的DNA脱落的理论极限，估计10 cm^3以下的肿瘤将不具有可检测的ctDNA。这可能会限制血浆基因分型在早期检测中的临床应用。总体而言，TRACERx的早期发现显著提高了我们对ctDNA脱落生物学和血浆基因分型作为诊断工具的理解。

除了ctDNA脱落之外，在ctDNA作为MRD/复发后生物标志物在治疗后手术患者中有了重要进展。血浆基因分型在这方面的应用已经在各种恶性肿瘤中广泛研究。这些研究表明，血浆中肿瘤变异体的血浆基因分型[13-14]具有高阳性和阴性预测值，并且通过临床评估或成像检测MRD/复发的前导时间为数周至数月。这项研究建立在这项工作的基础上，显示他们的检测方法在临床/影像随访期间有70%的提前时间可以确定93%的敏感性和90%的特异性。有趣的是，在许多患者中，该测定鉴定了导致复发的系统发育亚克隆。这些数据应该激发大规模的介入研究，使用cfDNA来指导临床决策。

传统上，血浆基因分型测定难以确定低水平[<0.5%等位基因频率（AF）]的肿瘤血浆cfDNA的存在。在这些低水平，血浆和肿瘤基因分型之间的不一致，以及正交血浆基因分型检测之间的不一致，已经被发现。这在早期发现和MRD/复发的情况下尤其不利，因为[15-18]必须特别避免误报，并且在这些情况下通常会看到低AF。因此，在/接近检测极限处的测定性能是重要的。TRACERx中使用的检测方法在极低AF下具有独特的可靠性，灵敏度高于99%，特异性为99.6%（对于单个变异检测）低至0.1%AF。据我们所知，这是第一项研究确定了至少两种肿瘤变异体的阈值，以确定存在肿瘤血浆cfDNA。如果已知，其他血浆基因分型检测通常只评估驱动突变。使用TRACERx检测，如果在没有通过检测评估的任何其他肿瘤变体的情况下，可能会忽视高度确信的呼叫（例如2%AF处的KRAS突变）。因此，虽然个体变异调用是彼此独立进行的，但依赖变体调用对于二元癌症/非癌症调用是必需的。这是血浆NGS检测中变异调用的一项重要进步，它支持对其他依赖变体调用算法的进一步研究。

TRACERx检测设计和性能可以激发使用已知临床情况和患者特征来设置呼叫的AF阈值的变异呼叫。通常，我们使用信任度高的NGS变体呼叫（>~0.5%~1%AF）来通知临床决策。例如，厄洛替尼对NSCLC患者血浆中EGFR T790M（EGFR-TKI的常见耐药机制）的发现将大大增加这种患者在给定时间范围内进展的可能性。然而，TRACERx研究表明，使用临床知识来通知不确定呼叫的低信心呼叫（<0.5%AF）。例如，在EGFR突变NSCLC患者中，厄洛替尼治疗一段时间后，EGFR T790M在0.1%心房颤动患者中的发现与新诊断的KRAS突变NSCLC患者相比，其真实阳性的可能性更高。传统上，通过观察大量不知道突变的外加剂/患者血浆，然后设置AF阈值以最大限度地提高敏感性和特异性（通常有利于特异性），可以获得不同的调用阈值。然而，这是不完美的，因为在临床情况下血浆中存在突变是未知的，但是存在某些突变的可能性取决于情况和患者特征。因此，可以使用临床信息来帮助进行不同的呼叫。将这种想法形式化是具有挑战性的，因为它需要纵向监测从诊断到治疗以及之后的特定大群患者。所有的变异调用，无论AF有多低，都必须记录并随后与结果相关联，从而生成可用于为每个临床情况/患者特征生成AF阈值的数据集。

总之，TRACERx的血浆基因分型成分的初步结果对血浆基因分型检测的发展、cfDNA脱落的生物学、NSCLC的异质性以及cfDNA在评估早期检测和MRD/复发方面的临床实用性有重要意义。这些数据表明，cfDNA是一种生物标志物，在不同情况下具有很好的临床应用价值。此外，他们促进了NGS分析中不同调用方式的进一步调查。临床情况特异性变异调用是一个有趣的潜在解决方案，可以解决低AF患者敏感性和特异性问题。从这个意义上说，TRACERx研究和其他此类纵向研究特别有资格为cfDNA分析制订一个全面的框架。

参考文献

[1] Center for Drug Evaluation and Research. Approved drugs-cobas EGFR Mutation Test v2 [Internet]. U S Food and Drug Administration Home Page. Center for Drug Evaluation and Research; Available online: https://www.fda.gov/Drugs/InformationOnDrugs/ApprovedDrugs/ucm504540.htm

[2] Murtaza M, Dawson SJ, Tsui DW, et al. Non-Invasive Analysis of Acquired Resistance to Cancer Therapy by Sequencing of Plasma DNA. Nature 2013, 497: 108-112.

[3] Yanagita M, Redig AJ, Paweletz CP, et al. A Prospective Evaluation of Circulating Tumor Cells and Cell-Free DNA in EGFR-Mutant Non-Small Cell Lung Cancer Patients Treated with Erlotinib on a Phase II Trial. Clin Cancer Res 2016, 22: 6010-6020.

[4] Oxnard GR, Paweletz CP, Kuang Y, et al. Noninvasive Detection of Response and Resistance in EGFR-Mutated Lung Cancer using Quantitative Next-Generation Genotyping of Cell-Free Plasma DNA. Clin Cancer Res 2014, 20: 1698-1705.

[5] Murtaza M, Dawson SJ, Pogrebniak K, et al. Multifocal Clonal Evolution Characterized Using Circulating Tumour DNA in a Case of Metastatic Breast Cancer. Nat Commun 2015, 6: 8760.

[6] Sundaresan TK, Sequist LV, Heymach JV, et al. Detection of T790M, the Acquired Resistance EGFR Mutation, by Tumor Biopsy vs Noninvasive Blood-Based Analyses. Clin Cancer Res 2016, 22: 1103-1110.

[7] Forshew T, Murtaza M, Parkinson C, et al. Noninvasive Identification and Monitoring of Cancer Mutations by Targeted Deep Sequencing of Plasma DNA. Sci Transl Med 2012, 4: 136ra68.

[8] Cancer Research UK. TRACERx [Internet]. UK: Cancer Research UK; 2017. Available online: http://www.cruklungcentre.org/Research/TRACERx

[9] Abbosh C, Birkbak NJ, Wilson GA, et al. Phylogenetic ctDNA Analysis Depicts Early-Stage Lung Cancer Evolution. Nature 2017, 545: 446-451.

[10] NewswirePR. Guardant Health Announces Project LUNAR, An Ambitious Multi-arm, Multi-site Umbrella Trial to Study Blood Test for Early Cancer Detection [Internet]. U.S.: PR Newswire, 2016.

[11] Bettegowda C, Sausen M, Leary RJ, et al. Detection of Circulating Tumor DNA in Early- and Late-Stage Human Malignancies. Sci Transl Med 2014, 6: 224ra24.

[12] Sacher AG, Paweletz C, Dahlberg SE, et al. Prospective Validation of Rapid Plasma Genotyping for the Detection of EGFR and KRAS Mutations in Advanced Lung Cancer. JAMA Oncol 2016, 2: 1014-1022.

[13] Garcia-Murillas I, Schiavon G, Weigelt B, et al. Mutation Tracking in Circulating Tumor DNA Predicts Relapse in Early Breast Cancer. Sci Transl Med 2015, 7: 302ra133.

[14] Tie J, Wang Y, Tomasetti C, et al. Circulating Tumor DNA Analysis Detects Minimal Residual Disease and Predicts Recurrence in Patients with Stage II Colon Cancer. Sci Transl Med 2016, 8: 346ra92.

[15] Kuderer NM, Burton KA, Blau S, et al. Comparison of 2 Commercially Available Next-Generation Sequencing Platforms in Oncology. JAMA Oncol 2017, 3: 996-998.

[16] Stetson D, Dougherty B, Ahmed A, et al. Examination of Analytical Factors Impacting Concordance of Plasma-Testing by Next Generation Sequencing (NGS). Presented at the Annual Conference of American Association for Cancer Research (AACR); April 2017, Washington D.C.

[17] Schwaederlé MC, Patel SP, Husain H, et al. Utility of Genomic Assessment of Blood-Derived Circulating Tumor DNA (ctDNA) in Patients with Advanced Lung Adenocarcinoma. Clin Cancer Res 2017, 23: 5101-5111.

[18] Ulrich BC, Nagy RJ, Odegaard JI, et al. Cross-platform detection and quantification of actionable mutations in cell-free DNA shows high concordance and correlation between next-generation sequencing and droplet digital PCR [abstract]. In: Proceedings of the American Association for Cancer Research Annual Meeting 2017, 2017 Apr 1-5; Washington, DC. Philadelphia (PA): AACR; Cancer Res 2017, 77: abstr nr 5692. doi: 10.1158/1538-7445.AM2017-5692.

译者：李杰，江阴市人民医院

[点 评2]

对ctDNA进行液体活检可彻底改变早期肺癌患者的治疗方法

原文标题： Liquid biopsy for ctDNA to revolutionize the care of patients with early stage lung cancers

原文作者： Bob T. Li[1], Dennis Stephens[1], Jamie E. Chaft[1], Charles M. Rudin[1], David R. Jones[2], Valerie W. Rusch[2], Andreas Rimner[3], James M. Isbell[2]

[1]Thoracic Oncology Service, Division of Solid Tumor Oncology, Department of Medicine, [2]Thoracic Service, Department of Surgery, Memorial Sloan Kettering Cancer Center, and Weill Cornell Medical College, New York, NY, USA; [3]Department of Radiation Oncology, Memorial Sloan Kettering Cancer Center, New York, NY, USA

Correspondence to: Bob T. Li, MD. Thoracic Oncology Service, Division of Solid Tumor Oncology, Department of Medicine, Memorial Sloan Kettering Cancer Center, and Weill Cornell Medical College, 885 2nd Avenue, Suite 1032, New York, NY 10017, USA. Email: lib1@mskcc.org.

Provenance: This is a Guest Editorial commissioned by Section Editor Xue-Feng Leng (Department of Cardiothoracic Surgery, the Affiliated Hospital of Chengdu University, Chengdu, China).

Comment on: Abbosh C, Birkbak NJ, Wilson GA, et al. Phylogenetic ctDNA analysis depicts early-stage lung cancer evolution. Nature 2017;545:446-51.

刊载信息： Ann Transl Med 2017;5(23):479. doi: 10.21037/ atm.2017.09.02

View this article at: http://atm.amegroups.com/article/view/16865

尽管肺部肿瘤的诊断和治疗取得了一定进展，但是到目前为止，肺癌仍然是癌症死亡的主要原因。对于潜在可治愈的早期非小细胞肺癌，目前的诊断方法[1]无法提供微转移的准确预后信息或个别患者的辅助治疗的受益预测。辅助顺铂为基础的化疗常规推荐用于切除Ⅱ期和ⅢA期非小细胞肺癌。这种普遍的化疗方法是目前最好的措施，基于随机[2]对照试验中有5%的总体生存获益。但不可否认的是，这种适度的益处与许多患者的潜在过度治疗或治疗不足有关。最近在基因测序方面的技术进展和使用“液体活组织检查”[3]进行血浆循环肿瘤DNA（ctDNA）分析提高了捕获肿瘤演变的希望，从而指导个体患者的精确治疗并从根本上改善其结局（图13-1）。

Abbosh等[4-5]在最近一期的*Nature*上发表了一项关于100例早期非小细胞肺癌患者ctDNA分析的研究，作为TRACERx（NCT01888601）和PEACE研究的一部分，以描述克隆演化和潜在的ctDNA驱动的治疗研究。每位患者术前和术后均收集血浆，包括每2个月[6]、3个月和随后每6个月的随访。对切除的肺肿瘤进行多区域外显子组测序，并且针对每个患者合成针对肿瘤衍生的单核苷酸变体（SNV）的多重PCR测定板以执行手术前和手术后ctDNA的基于扩增子的下一代测序（NGS）。基于检测两种肿瘤来源的SNV的ctDNA阳性阈值，肺鳞状细胞癌患者术前检测的临床敏感性为97%（30/31），肺腺癌患者则为19%（11/58）。多变量分析显示，非腺癌组织学，淋巴管浸润和高Ki67增殖指数是ctDNA检测的独立预测因子。其他生物因素如PET FDG亲合力，克隆SNV和肿瘤体积也与ctDNA释放相关。来自CT的

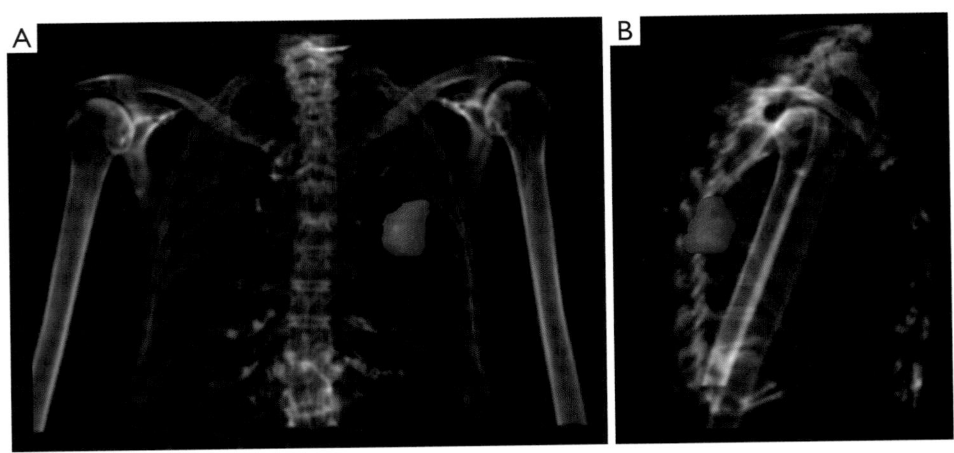

图13-1　正面（A）和侧面（B）视图在胸部放射片上模拟的肿瘤为红色，测量值为20.15 cm^3

一个生物学问题是有多少ctDNA的脱落由这个肺腺癌上发生，从技术层面上进行可靠检测的最佳ctDNA试验是什么？

体积分析显示，肿瘤体积与平均克隆血浆变体等位基因频率（VAF）之间呈线性相关。通过线性建模预测，10 cm^{3}的原发性肿瘤负荷（球形时直径大约2.68 cm）相当于0.1%（95% CI：0.05~0.17）的血浆VAF和约3.26亿恶性细胞。持续检测术后ctDNA预测93%（13/14）的复发，中位提前期为放射学证实前70 d。连续ctDNA追踪揭示了在血浆中检测到的肿瘤亚克隆突变的出现，对应于多区域组织测序的系统发生分析，包括一名患者接受尸体解剖检查。这种肿瘤异质性的例子也赋予了辅助化疗耐药性。

这些生物学发现为早期肺癌患者提供了几种潜在的范例改变临床意义。目前正在辅助设置的固体肿瘤中，研究源自儿童白血病管理的微小残留病（MRD）的概念，以精确定义复发风险高且需要辅助疗法以根除微转移疾病的患者。手术后ctDNA分析显示，可以预测切除的Ⅱ期[7-9]结直肠癌患者的复发（79% *vs*. 10%，$P<0.001$），这构成了研究精确辅助化疗的临床试验设计的基础有关于ctDNA的MRD证据[10]。Abbosh等指出，MRD的概念可能适用于早期肺癌患者，不仅使用ctDNA分析预测复发，以指导辅助化疗决策，而且指导后续靶向和免疫治疗，尽管仍持续存在ctDNA阳性化疗，以阻断和预防癌症复发。为了证明这种精确方法的优越性，未来可能的临床试验[11]设计可能是将Ⅰ期至ⅢA期非小细胞肺癌患者随机分为基于阶段的辅助治疗标准治疗组和ctDNA实验组以无病生存和总生存率作为主要终点指导辅助治疗。在实验组中，可以想象一些患有ctDNA阴性的切除的Ⅱ期肺癌患者可能会放弃化疗，一些患有ctDNA阳性的ⅠA期肺癌患者可能需要积极的辅助治疗直至ctDNA变为阴性[12-14]。这样的研究应该证明ctDNA指导治疗价值。

总之，对ctDNA进行液体活检有可能指导精准医学和改变早期肺癌的治疗。为了实现这一目标，需要对ctDNA检测进行技术改进[15]，特别是对于肺腺癌ctDNA检测的大群体验证。胸外科医生、放射肿瘤学家、医学肿瘤学家、放射科医生、病理学家、遗传学家和计算生物学家之间的多学科紧密合作对于解决上述生物学和技术问题至关重要。最终，相信使用正确的检测方法，ctDNA驱动的临床试验能够彻底改变早期肺癌患者的治疗。

参考文献

[1]　Siegel RL, Miller KD, Jemal A. Cancer Statistics, 2017. CA Cancer J Clin 2017, 67: 7-30.

[2]　Kris MG, Gaspar LE, Chaft JE, et al. Adjuvant Systemic Therapy and Adjuvant Radiation Therapy for Stage I to IIIA Completely Resected Non-Small-Cell Lung Cancers: American Society of Clinical Oncology/Cancer Care Ontario Clinical Practice Guideline Update. J Clin Oncol 2017, 35: 2960-2974.

[3]　Pignon JP, Tribodet H, Scagliotti GV, et al. Lung adjuvant cisplatin evaluation: a pooled analysis by the LACE Collaborative Group. J Clin Oncol 2008, 26: 3552-3559.

[4]　Diaz LA Jr, Bardelli A. Liquid biopsies: genotyping circulating tumor DNA. J Clin Oncol 2014, 32: 579-586.

[5] Offin M, Chabon JJ, Razavi P, et al. Capturing Genomic Evolution of Lung Cancers through Liquid Biopsy for Circulating Tumor DNA. J Oncol 2017, 2017: 4517834.

[6] Abbosh C, Birkbak NJ, Wilson GA, et al. Phylogenetic ctDNA analysis depicts early-stage lung cancer evolution. Nature 2017, 545: 446-451.

[7] van Dongen JJ, Seriu T, Panzer-Grumayer ER, etal. Prognostic value of minimal residual disease in acute lymphoblastic leukaemia in childhood. Lancet 1998, 352: 1731-1738.

[8] Newman AM, Bratman SV, To J, et al. An ultrasensitive method for quantitating circulating tumor DNA with broad patient coverage. Nat Med 2014, 20: 548-554.

[9] Garcia-Murillas I, Schiavon G, Weigelt B, et al. Mutation tracking in circulating tumor DNA predicts relapse in early breast cancer. Sci Transl Med 2015, 7: 302ra133.

[10] Tie J, Wang Y, Tomasetti C, et al. Circulating tumor DNA analysis detects minimal residual disease and predicts recurrence in patients with stage II colon cancer. Sci Transl Med 2016, 8: 346ra92.

[11] Lewis DR, Check DP, Caporaso NE, et al. US lung cancer trends by histologic type. Cancer 2014, 120: 2883-2892.

[12] Newman AM, Lovejoy AF, Klass DM, et al. Integrated digital error suppression for improved detection of circulating tumor DNA. Nat Biotechnol 2016, 34: 547-555.

[13] Phallen J, Sausen M, Adleff V, et al. Direct detection of early-stage cancers using circulating tumor DNA. Sci Transl Med 2017, 9: eaan2415.

[14] Razavi P, Li BT, Abida W, et al. Performance of a high-intensity 508-gene circulating-tumor DNA (ctDNA) assay in patients with metastatic breast, lung, and prostate cancer. J Clin Oncol 2017, 35: LBA11516.

[15] Lee SM, Falzon M, Blackhall F, et al. Randomized Prospective Biomarker Trial of ERCC1 for Comparing Platinum and Nonplatinum Therapy in Advanced Non-Small-Cell Lung Cancer: ERCC1 Trial (ET). J Clin Oncol 2017, 35: 402-411.

译者：李杰，江阴市人民医院

第十四章　原发性肺腺癌和淋巴结转移的ALK易位存在同质性和高一致性

原文标题：Homogeneity and High Concordance of ALK Translocation in Primary Lung Adenocarcinoma and Paired Lymph Node Metastasis

原文作者：Ma W[1], Guo L[1], Shan L[1], Liu X[1], Lyu N[2], Ying J[3]

[1]Department of Pathology, National Cancer Center/Cancer Hospital, Chinese Academy of Medical Sciences and Peking Union Medical College, Beijing, 100021, China; [2]Department of Pathology, National Cancer Center/Cancer Hospital, Chinese Academy of Medical Sciences and Peking Union Medical College, Beijing, 100021, China. nlu03@126.com; [3]Department of Pathology, National Cancer Center/Cancer Hospital, Chinese Academy of Medical Sciences and Peking Union Medical College, Beijing, 100021, China. jmying@cicams.ac.cn.

刊载信息：Sci Rep. 2017, 7(1):10961.

肺癌在全球癌症的致死率中，一直稳居前列。目前，85%以上的肺癌病例为非小细胞肺癌（NSCLC），而腺癌是NSCLC中最常见的组织学类型。常规化疗是大多数晚期NSCLC患者的主要治疗手段。近几年来，新的分子靶向治疗方法不断发展，例如，靶向表皮生长因子受体（EGFR）突变和肿瘤淋巴瘤激酶（ALK）易位的药物已成功应用于临床。2007年首次在NSCLC中发现ALK基因易位，美国食品和药品管理局（FDA）批准的第一代和第二代ALK抑制药crizotinib和ceritinib已广泛应用于临床。目前有荧光原位杂交（FISH）、实时逆转录-PCR（RT-PCR）、Ventana ALK D5F3免疫组化（IHC）三种方法可检测ALK基因易位。研究已经证实了Ventana ALK分析的敏感性和特异性分别是100%和98%。

肿瘤异质性的形态学和遗传学是肿瘤研究的重要课题。最近，一些实体恶性肿瘤被发现在遗传上存在异质性。例如，免疫组化分析显示，原发性NSCLC组织中与转移淋巴结中EGFR表达的不一致率达到33.3%。在NSCLC患者中，ALK基因的易位是ALK酪氨酸激酶抑制药（TKI）是否反应的重要决定因素，而肿瘤基因的异质性会影响分子检测的结果，特别是在晚期NSCLC患者原发或转移部位的活检标本中。

来自国家癌症中心肿瘤医院、中国医学科学院、北京协和医科大学的专家探讨了原发性肺癌组织与相应淋巴结转移中，ALK基因易位的异质性，相关研究成果于2017年9月8号发表在*SCIENTIFIC REPORTS*期刊上。在本研究中，该研究团队应用了Ventana ALK D5F3检测了NSCLC组织中ALK基因易位的异质性，并比较了原发肿瘤与相应的转移淋巴结的ALK状态是否存在一致性。

1　研究方法

收集2013年2月—2015年2月在北京中国医学科学院肿瘤医院接受了治疗的106例ALK阳性肺腺癌病例，评估ALK基因易位的内部异质性。通过全自动化的Ventana ALK D5F3免疫组化（IHC）分析染色，在53个原发肿瘤和相对应的转移淋巴结中对ALK基因易位是否存在一致性进行了评估。

2 研究结果

106例ALK阳性肺腺癌病例中，肺腺癌标本中ALK表达的强度是均匀的。此外，原发性肿瘤与转移淋巴结ALK表达的一致性为100%。总的来说在肺腺癌标本中，ALK表达的状态是均匀的，在转移过程中通常是稳定的。因此，ALK基因易位可以从肺腺癌患者的原发性或转移性肿瘤组织中可靠地获取。

3 讨论

肿瘤异质性是指肿瘤中存在不同基因型和表型的细胞亚群，在原发肿瘤及其转移中可能存在不同的生物学行为。或者说是在同一组织病理学亚型的肿瘤之间，甚至是在单个活组织内的空间区域之间存在的差异。对肿瘤异质性的研究将为肿瘤的诊断和治疗过程提供有价值的信息。是否选择crizotinib治疗依赖于肿瘤的ALK状态。因此，准确评估ALK的状态对确保ALK抑制药发挥潜在临床效益和避免不适当选择对患者造成的毒性作用及经济负担至关重要。本研究结果表明，在原发性NSCLC转移过程中，生物标志物可以认为是稳定的。因此，对于NSCLC患者基因突变的评估，可选择原发性肺癌组织标本或相对应的淋巴结组织。

总结：段超勤，南京医科大学附属苏州医院

[点 评]

间变性淋巴瘤激酶（ALK）是一种受体酪氨酸激酶，在各种恶性肿瘤中均存在异常，包括非小细胞肺癌（non-small cell lung cancer，NSCLC）[1-2]。棘皮动物微管相关蛋白—间变性淋巴瘤激酶（echinoderm microtubule associated protein-like 4 gene and the anaplastic lymphoma kinase gene，EML4-ALK）融合基因是2007年Soda等[2]在NSCLC患者的肿瘤标本中首次发现的。EML4-ALK融合基因是由ALK基因在2号染色体短臂内倒位inv(2)（p21p23）与其相邻的EML4基因重接形成的。

首个用于人体的ALK抑制药为克唑替尼，是一种口服小分子拟ATP化合物，2011年8月在美国获得批准，用于治疗ALK阳性的转移性NSCLC。克唑替尼最初是作为MET抑制药来开发的，但研究发现其具有抗ALK活性的一脱靶效应[3]。PROFILE1007[4]、PROFILE1014[5]临床研究结果证实了，无论是在二线还是一线应用克唑替尼，在疗效和安全性方面均较化疗有明显优势：二线克唑替尼的中位缓解时间为7.7个月，而在一线患者中中位无进展生存期为10.9个月。但患者可复发，常为中枢神经系统转移。第二代ALK抑制药色瑞替尼、艾乐替尼及brigatinib（AP26113）在克唑替尼原有治疗效果上延长了患者的中位无进展生存期，并对中枢神经系统转移患者的颅内病灶具有良好的控制作用，已被美国FDA和欧洲药品管理局（EMA）[6-7]批准上市，用于治疗ALK阳性、经克唑替尼治疗后疾病进展或不能耐受的晚期或转移性NSCLC患者，目前尚未在中国上市。

肿瘤异质性的问题一直是基础及临床所关注的问题，活检小样本能否代表整个肿瘤组织的特性，转移部位样本能否代表原发肿瘤的特性等。由于晚期肺癌患者只有非手术样本，因此，研究不同部位肿瘤组织相关检测的差异显得尤为有实际意义。本文收集了196例手术患者，最终有53例（37例阳性、16例阴性，D5F3 IHC检测）进行了原发灶和转移淋巴结ALK一致性的对比，显示双方结果均一致。106例ALK阳性患者进行肿瘤内异质性检测，显示在ALK突变检测上具有同质性。说明D5F3 IHC检测ALK突变具有较好的一致性，转移淋巴结样本检测能较好地指导临床用药。53例对比样本量较少，需扩大样本量进一步验证研究结果。本文使用手术样本，但对有多组淋巴结转移，对检测转移淋巴结的选择问题未进一步说明，在临床实际中ⅢB~Ⅳ期患者往往只有非手术小样本，来源包括原发肿瘤组织、转移淋巴结及转移病灶等，对这类血道转移病灶及胸腔外淋巴结转移病灶，其异质性与本文局部淋巴结转移可能不一致，另外小样本的取样方式与本文对原发病灶、淋巴结取样的方式并不一致，这些问题尚需要进一步的研究进行验证。既往有研究[8-9]显示，在应用FISH及RT-PCR方法检测ALK突变出现同一癌组织不同样本的结果不一致性。这些研究在入组患者（包含晚期NSCLC）和样本获取（包含非手术样本）等环节与本文都不完全一致，以上原因以及检测方法学特点不同可能导致以上研究与本文结果出现差异，确切原因需进一步研究证实。

参考文献

[1] Choi YL, Takeuchi K, Soda M, et al. Identification of novel isoforms of the EML4-ALK transforming gene in non-small cell lung cancer. Cancer Res 2008, 68: 4971-4976.

[2] Soda M, Choi YL, Enomoto M, et al. Identification of the transforming EML4-ALK fusion gene in non-small-cell lung cancer. Nature 2007, 448: 561-566.

[3] Zou HY, Li Q, Lee JH, et al. An orally available small-molecule inhibitor of c-Met, PF-2341066, exhibits cytoreductive antitumor efficacy through antiproliferative and antiangio-genic mechanisms. Cancer Res 2007, 67: 4408-4417.

[4] Shaw AT, Kim DW, Nakagawa K, et al. Crizotinib versus chemotherapy in advanced ALK-positive lung cancer. N Engl J Med 2013, 368: 2385-2394.

[5] Solomon BJ, Mok T, Kim DW, et al. First-line crizotinib versus chemotherapy in ALK-positive lung cancer. N Engl J Med 2014,

371: 2167-2177.

[6] Santarpia M, Daffinà MG, D'Aveni A, et al. Spotlight on ceritinib in the treatment of ALK+ NSCLC: design, development and place in therapy. Drug Des Devel Ther 2017, 11: 2047-2063.

[7] Metro G, Tazza M, Matocci R, et al. Optimal management of ALK-positive NSCLC progressing on crizotinib. Lung Cancer 2017, 106: 58-66.

[8] Cai W, Lin D, Wu C, et al. Intratumoral Heterogeneity of ALK-Rearranged and ALK/EGFR Coaltered Lung Adenocarcinoma. J Clin Oncol 2015, 33: 3701-3709.

[9] Abe H, Kawahara A, Azuma K, et al. Heterogeneity of anaplastic lymphoma kinase gene rearrangement in non-small-cell lung carcinomas: a comparative study between small biopsy and excision samples. J Thorac Oncol 2015, 10: 800-805.

作者：姜丽岩，上海市胸科医院

第十五章　LINC00152过表达与肺癌患者预后差相关，低表达抑制增殖

原文标题：Overexpression of LINC00152 correlates with poor patient survival and knockdown impairs cell proliferation in lung cancer

原文作者：Feng S[1,2], Zhang J[3], Su W[4], Bai S[1], Xiao L[1], Chen X[5], Lin J[2], Reddy RM[2], Chang AC[2], Beer DG[2], Chen G[6]

[1]Xinjiang Medical University, Urumqi, China; [2]Section of Thoracic Surgery, University of Michigan, Ann Arbor, Michigan, USA; [3]Xian Jiaotong University, Xi'an, China; [4]Guangdong Medical University, Zhanjiang, China; [5]Peking University People's Hospital, Beijing, China; [6]Section of Thoracic Surgery, University of Michigan, Ann Arbor, Michigan, USA. guoanche@umich.edu.

刊载信息：Sci Rep. 2017 Jun 7;7(1):2982. doi: 10.1038/s41598-017-03043-x.

1　目的

研究长链非编码RNA（lncRNA）LINC00152在非小细胞肺癌组织中的表达水平和临床意义，以及LINC00152对肺癌细胞增殖的影响，并探讨其作用机制。

2　方法

（1）细胞培养；

（2）肺癌组织标本收集：应用液氮收集新鲜肺癌手术标本，并储存于–80 ℃备用，患者术前未行放疗或化疗。用于提取RNA的组织须至少包含70%的癌组织；

（3）5-氮杂2-脱氧胞苷及曲古抑菌素A处理：六孔板内培养H526和H146细胞，应用5-氮杂2-脱氧胞苷（5-AZA）或曲古抑菌素A（TSA）处理48 h后收集细胞，提取RNA，通过实时荧光定量PCR检测LINC00152的表达量。

（4）siRNA转染；

（5）细胞增殖及克隆形成实验；

（6）亚细胞分离及qRT-PCR；

（7）分析基因芯片和RNA测序数据集；

（8）受体酪氨酸激酶信号抗体阵列及免疫印迹分析。

3　结果

（1）LINC00152高表达的肺腺癌患者预后差。通过整合三项研究共461例肺腺癌和156例正常肺组织标本RNA测序数据，分析筛选肺腺癌中异常表达的lncRNA，并挖掘其潜在诊断价值。结果发现，肺腺癌组织中表达明显上调的lncRNA中以LINC00152增高最为显著。通过散点图分析三项研究，肺腺癌组织与正常肺组织相比，LINC00152均为高表达。通过受试者工作特征曲线分析，三项研究曲线下面积（AUC）值分别为0.81、0.74和0.84，可以推测LINC00152可作为诊断肺腺癌的一种新的标志物。我们通过分析两组具有患者生存信息的公开发表的肺腺癌基因芯片数据来研究LINC00152与患者生存间的关系。Kaplan Meier生存曲线和对数秩检验表明，LINC00152高表达与肺腺癌患者预后差相关，反之，LINC00152低表达者预后相对较好。

（2）应用qRT-PCR技术验证肺腺癌LINC00152的表达水平。我们另选取101例肺腺癌组织和27例正常肺组织，提取RNA定量分析LINC00152的表达水平，以验证RNA测序和基因芯片分析的结果。结果表明，与正常组织相比，LINC00152在肺腺癌组织中明显增高。AUC值为0.88，提示LINC00152表达水平可以区分肺腺癌和正常肺组织。Kaplan Meier生存曲线和对数秩检验表明，LINC00152高表达与肺腺癌患者预后更差显著相关，但与年龄、性别、吸烟、分期等其他临床变量无相关性。

（3）组蛋白乙酰化引起LINC00152的高表达。为明确LINC00152表达是否与组蛋白乙酰化及启动子DNA甲基化相关，我们分析了33株肺癌细胞中LINC00152的表达水平。除了H146、H526和H82这3株细胞外，其余均高表达LINC00152。我们推测，组蛋白去乙酰化或启动子DNA甲基化可能是导致这3株细胞LINC00152低表达的机制。应用5-AZA或TSA处理H526和H146细胞，结果发现，经TSA处理后H526和H146细胞中LINC00152的表达水平上升。5-AZA不能改变LINC00152的表达。由此推断，组蛋白乙酰化可能是LINC00152高表达的机制之一。

（4）干扰LINC00152后抑制肺癌细胞增殖和集落形成。12株肺癌细胞经siRNA干扰后，除H1975、H1650和H146 3株细胞的生长未受到抑制，其余9株细胞增殖下降。PC-9和H838细胞明显受到抑制。经siRNA干扰后，PC-9和H838细胞集落形成明显受到抑制。

（5）肺癌细胞中受LINC00152调节的蛋白质和mRNA分析。受体酪氨酸激酶磷酸化抗体阵列分析发现，在siRNA干扰LINC00152后，磷酸化STAT1和STAT3蛋白的水平下降。进一步行免疫印迹分析，在siRNA干扰LINC00152后，PC-9细胞和H838细胞中p38α、STAT1、STAT3、CCNE1、CREB1和c-MYC蛋白下降。mRNA定量分析，这两种细胞中STAT3 mRNA表达降低30%~40%，而CCNE1 mRNA在H838细胞中表达上升1.5倍。p38α，STAT1，CREB1和c-MYC的mRNA表达无明显变化。这些结果表明，LINC00152可能通过转录水平调控STAT3，而其他蛋白质，如p38α、STAT1、CREB1和c-MYC，可能通过转录后水平调控。免疫印迹分析蛋白质EGFR，AKT和ERK1/2，在siRNA干扰LINC00152后无变化。LINC00152细胞内定位分析，在PC-9细胞和H838细胞主要位于细胞质。

4　讨论

以上这些结果表明，LINC00152可作为肺癌诊断和预后的一个指标。我们发现，干扰LINC00152后，可以抑制肺癌细胞增殖和克隆形成能力，这与在胃癌和肝癌方面的研究一致。但是，LINC00152对肺癌的分子信号的影响可能不同于胃癌和肝癌。

5　结论

总之，LINC00152在肺腺癌中高表达，并且与患者预后差相关。LINC00152在调节STAT3和p38α等蛋白方面的机制可能有助于寻找肺癌治疗新的靶点。

总结：季建美，南通市肿瘤医院

[点 评]

越来越多的长链非编码RNA（lncRNA）被证实与癌症的发生、发展紧密相关。本研究发现，作为lncRNA家族中的一员，与正常肺组织相比，LINC00152在肺腺癌组织均高表达，并且Kaplan Meier生存分析发现，LINC00152高表达与肺腺癌患者预后差相关。另外，采用siRNA干扰技术研究发现，LINC00152可调控靶miRNA的活性，并参与调控基因转录和蛋白生成。该研究结果表明，LINC00152可作为肺癌诊断和预后的一个指标，并有望成为一种新型肿瘤标志物。

作者：常建华，复旦大学附属肿瘤医院

第十六章 抗体药物偶联物在肺癌中的探索与应用

解读文献：《碳酸酐酶Ⅸ抗体修饰的雷公藤甲素脂质体经肺给药在肺癌治疗中的研究》

原文标题： Pulmonary delivery of triptolideloadedliposomes decoratedwith anti-carbonic anhydrase IX antibody for lung cancer therapy

原文作者： Lin C[1], Wong BCK[1], Chen H[1], Bian Z[1], Zhang G[1], Zhang X[1], Kashif Riaz M[1], Tyagi D[1], Lin G[2], Zhang Y[3], Wang J[4], Lu A[5,6], Yang Z[7,8]

[1]School of Chinese Medicine, Hong Kong Baptist University, 7 Baptist University Road, Kowloon Tong, Hong Kong, China; [2]School of Biomedical Sciences, Chinese University of Hong Kong, Area 39, CUHK, Shatin, NT, Hong Kong, China; [3]School of Chinese Medicine, Li Ka Shing Faculty of Medicine, The University of Hong Kong, 10 Sassoon Road, Pokfulam, Hong Kong, China; [4]Changshu Research Institute, Hong Kong Baptist University, Changshu Economic and Technological Development (CETD) Zone, Changshu, 215500, China; [5]School of Chinese Medicine, Hong Kong Baptist University, 7 Baptist University Road, Kowloon Tong, Hong Kong, China. aipinglu@hkbu.edu.hk; [6]Changshu Research Institute, Hong Kong Baptist University, Changshu Economic and Technological Development (CETD) Zone, Changshu, 215500, China. aipinglu@hkbu.edu.hk; [7]School of Chinese Medicine, Hong Kong Baptist University, 7 Baptist University Road, Kowloon Tong, Hong Kong, China. yzhijun@hkbu.edu.hk; [8]Changshu Research Institute, Hong Kong Baptist University, Changshu Economic and Technological Development (CETD) Zone, Changshu, 215500, China. yzhijun@hkbu.edu.hk.

刊载信息： Sci Rep. 2017 Apr 20;7(1):1097. doi: 10.1038/s41598-017-00957-4.

目前，肺癌在中国的发病率与死亡率均名列前茅。尽管肺癌治疗领域研究进展迅速，各类靶向药物层出不穷，但尚未有抗体药物偶联物进入肺癌的临床实践。

本次研究利用碳酸酐酶Ⅸ在多种肿瘤细胞中高表达状态，制备碳酸酐酶Ⅸ抗体修饰的雷公藤甲素脂质体，建立碳酸酐酶Ⅸ抗体修饰的雷公藤甲素脂质体经肺给药系统，探讨其对肺癌细胞的抑制作用。

1 具体方法

制备碳酸酐酶Ⅸ抗体修饰的雷公藤甲素脂质体，观测表征和体外释放性能。建立表达碳酸酐酶Ⅸ的A549细胞模型。观察细胞摄取碳酸酐酶Ⅸ脂质体及体外细胞毒实验。通过A549肺原位肿瘤裸鼠模型验证碳酸酐酶Ⅸ脂质体在荷瘤裸鼠体内的生物分布及药效观察。

2 实验结果

碳酸酐酶Ⅸ抗体修饰的雷公藤甲素脂质体经肺给药不但可以降低雷公藤甲素的肝毒性，同时可显著增加其抗肿瘤效果。抗肿瘤脂质体经肺给药，可以使药物滞留在肺部的时间更长，并具有缓释功能，从而显著提高抗肿瘤作用。脂质体表面的抗碳酸酐酶Ⅸ抗体与肺癌细胞表面的碳酸酐酶特异性结合，发挥靶向作用，加强药物对肿瘤细胞的细胞毒作用。

3　研究结论

碳酸酐酶Ⅸ在多种肿瘤（包括肺癌）中高表达，而在正常组织中表达水平十分有限。本研究成功研制出一种靶向肺癌的碳酸酐酶Ⅸ抗体修饰的雷公藤甲素脂质体，具有粒径一致、缓释的特点。碳酸酐酶Ⅸ抗体与脂质体结合后能提高碳酸酐酶Ⅸ阳性细胞及细胞球的摄取并增强雷公藤甲素的细胞毒作用。经肺原位肿瘤裸鼠体内的实验表明，与非靶向雷公藤甲素脂质体相比，碳酸酐酶Ⅸ抗体修饰的雷公藤甲素脂质体靶向肺给药系统能更有效地抑制肿瘤生长，并延长荷瘤鼠的生存时间。

总结：方勇，浙江大学医学院附属邵逸夫医院

[点 评]

抗体药物偶联物在恶性肿瘤治疗领域近几年受到越来越大的关注度。如T-DM1已经在Her-2阳性且对赫赛汀耐药的乳腺癌患者中取得了良好的疗效。而目前在肺癌领域中尚未有类似药物进入临床。

雷公藤甲素是一种具有多种生物活性的天然产物，来源于中药雷公藤的根，研究表明它具有抗氧化、抗类风湿、抗老年性痴呆症、抗癌等功效。它本质是一种具有多种生物活性的二萜内酯，在美国正在进行一期抗癌临床研究，是目前热点研究的天然活性产物。

碳酸酐酶（Carbonic Anhydrase，CA）是一种含锌金属酶，迄今在哺乳动物体内已发现至少有8种同工酶，它们的结构、分布、性质各异，多与各种上皮细胞泌H^-和碳酸氢盐有关，通过催化CO_2水化反应及某些脂、醛类水化反应，参与多种离子交换，维持机体内环境稳态。

本次研究通过构建碳酸酐酶Ⅸ抗体修饰的雷公藤甲素脂质体这一抗体药物偶联物，验证其在表达碳酸酐酶Ⅸ的肺癌细胞中的疗效。该药物具有粒径一致、缓释的特点，研究思路具有一定的创新之处。对于经肺给药治疗肺部肿瘤，类似局部动脉灌注给药，但是创伤更小。经肺原位肿瘤裸鼠体内的实验表明，与非靶向雷公藤甲素脂质体相比，碳酸酐酶Ⅸ抗体修饰的雷公藤甲素脂质体靶向肺给药系统能更有效地抑制肿瘤生长，并延长荷瘤鼠的生存时间，具有潜在的临床开发及应用价值。但在真正用于临床上，经肺原位给药方式上还存在着一定程度的操作困难性。如果药物能够通过雾化吸入给药，临床使用更加方便，针对肺部的肿瘤不失为一个好的给药途径。当然，恶性肿瘤为一种全身疾病，远处转移是导致肿瘤死亡的主要原因，针对全身用药才是关键所在。

基于目前肺癌治疗中的常见靶点，探索新的抗体药物偶联物应用于肺癌的临床治疗确实值得进一步研究。

作者：方勇，浙江大学医学院附属邵逸夫医院

第十七章　基于血清代谢谱的化疗药物疗效预测方法

解读文献：《血清代谢谱的变化与肺癌铂类联合化疗疗效具相关性：区分敏感与耐药患者》

原文标题：Serum Metabolic Profile Alteration Reveals Response to Platinum-Based Combination Chemotherapy for Lung Cancer: Sensitive Patients Distinguished from Insensitive ones

原文作者：Xu S[1,2,3], Zhou Y[1], Geng H[4], Song D[1], Tang J[5], Zhu X[5], Yu D[6], Hu S[7], Cui Y[8,9]

[1]Key Laboratory of Pesticide and Chemical Biology, Ministry of Education, Central China Normal University, Wuhan, 430079, P. R. China; [2]Tongji Medical College, Huazhong University of Science and Technology, Wuhan, 430030, P.R. China; [3]CAS Key Laboratory of Magnetic Resonance in Biological Systems, State Key Laboratory of Magnetic Resonance and Atomic and Molecular Physics, National Centre for Magnetic Resonance in Wuhan, Wuhan Institute of Physics and Mathematics, University of Chinese Academy of Sciences, Wuhan, 430071, China; [4]Department of Life Sciences, Central China Normal University, Wuhan, 430079, P. R. China; [5]Department of Medical Oncology, Hubei Province Tumor Hospital, Wuhan, 430079, P.R. China; [6]Department of Biochemistry and Molecular Biology, Biomedicine Discovery Institute, Monash University, Clayton VIC 3800, Australia; [7]Department of Medical Oncology, Hubei Province Tumor Hospital, Wuhan, 430079, P.R. China. ehusmn@163.com; [8]Key Laboratory of Pesticide and Chemical Biology, Ministry of Education, Central China Normal University, Wuhan, 430079, P. R. China. yfcui@mail.ccnu.edu.cn; [9]Department of Biochemistry and Molecular Biology, Biomedicine Discovery Institute, Monash University, Clayton VIC 3800, Australia. yfcui@mail.ccnu.edu.cn.

刊载信息：Sci Rep. 2017 Dec 13;7(1):17524. doi: 10.1038/s41598-017-16085-y.

由于临床症状的局限性，大部分肺癌诊断时已为晚期。以铂类为基础的联合化疗，或合并放射治疗是目前治疗晚期肺癌的有力手段。鉴于目前的化疗方案仍具有一定毒性，若能在化疗阶段早期预测疗效将具有重要的意义及临床价值。考虑到药物效能或可影响系统代谢，本研究使用含铂双药的联合化疗方案（如顺铂联合吉西他滨/长春瑞滨/多西他赛），监测患者的血清代谢状况，并将系统模型与核磁共振影像技术（NMR技术）相匹配。当使用经过确认的OPLS-DA模型时，根据这些经治患者的治疗疗效将其区分为敏感群体及不敏感群体，并根据代谢谱进行辨别。本研究中对肺癌治疗后的患者血清进行了多条代谢通路的相关检测，包含能量代谢及生物合成等方面。

1　研究结果

①NMR光谱检测揭示了健康人群、肺癌未治疗人群、肺癌经治疗人群之间的代谢差异。HNMR光谱显示了血清样本中将健康人群和癌症患者相区别的27种代谢物，包括氨基酸、乳酸盐、胆碱、脂质、葡萄糖、丙酮酸、三甲胺和核酸。②受试者的血清代谢特征：不难看出与健康人群与肺癌未治疗人群相比，肺癌化疗后人群存在几种代谢途径的显著改变，包括能量代谢（糖酵解和脂质）、磷脂酰胆碱生物合成以及氨基酸代谢；同时也观察到相似光谱的变化。然而敏感群体和不敏感群体之间的差异主要表现在能量代谢。③肺癌未治疗患者、肺癌经治疗患者及健康人群之间的代谢相对浓度、耐药者的血清糖、牛磺酸水平

较敏感者有所上调，而丙氨酸及乳酸盐浓度较敏感者下降。

2 研究结论

由于肺癌化疗可能影响一系列多条代谢通路，例如能量代谢、磷脂酰胆碱合成，故经治疗群体与未治疗群体的检测结果大相径庭。患者的血清代谢谱的变化能为铂类方案的疗效预测提供一定指向性。

总结：陈佳，南通市肿瘤医院

[点 评]

肿瘤细胞的代谢比正常细胞旺盛，尤以恶性肿瘤更为明显。尤其是肿瘤细胞代谢相关的酶系统。如恶性肿瘤组织内的氧化酶（如细胞色素氧化酶及琥珀酸脱氢酶）减少而蛋白分解酶增加。肿瘤组织的糖无氧酵解过程增强，即使在氧供应充分时，也以酵解形式获取能量。这可能与瘤细胞的线粒体功能障碍或与其酶谱改变有关。糖酵解的许多中间代谢产物（如丙酮酸等），可被瘤细胞利用以合成蛋白质及核酸，从而促进肿瘤的生长。血清代谢谱在一定程度上反映了肿瘤细胞的生长状态。

如何预测化疗药物敏感性，临床上仍一直在探索，如通过检测ERCC1、RRM以及hENT-1等分子来预测相应化疗药物疗效，但均无确定性结论。本次研究通过检测血清代谢谱的变化来预测肺癌患者对铂类为基础的联合方案的敏感性，发现耐药患者的血清糖、牛磺酸水平较敏感者有所上调，而丙氨酸及乳酸盐浓度较敏感者下降。

肿瘤化疗药物的敏感性涉及面较多，不同于肺癌EGFR基因突变来预测EGFR-TKI的疗效，基于肿瘤细胞和肿瘤患者自身特性的差异，可能无法通过某个指标来预测化疗药物的敏感性。本研究基于血清代谢谱的检测，来预测肿瘤细胞对化疗药物疗效预测方法，具有一定的新颖性和可操作性，具有较好的临床应用价值。但尽管本研究中血清代谢谱在敏感与耐药人群的差别明显，但也存在明显不足。如研究例数较少，需要进一步扩大样本确认其临床应用价值；缺乏真正意义上的RCT研究。目前仍然以患者一般状况、血清肿瘤指标、影像学检查等方法来综合判断化疗药物的疗效，但本研究的开展无疑为拓展临床疗效的判断标准及预测方法作出了非常有意义的尝试。

作者：方勇，浙江大学医学院附属邵逸夫医院

第十八章　来自肿瘤相关成纤维细胞的Gas6促进表达Axl的肺癌细胞在化疗过程中的迁移

原文标题： Gas6 derived from cancer associated fibroblasts promotes migration of Axl-expressing lungcancer cells during chemotherapy

原文作者： Kanzaki R[1,2], Naito H[1], Kise K[1], Takara K[1], Eino D[1], Minami M[2], Shintani Y[2], Funaki S[2], Kawamura T[2], Kimura T[2], Okumura M[2], Takakura N[3]

[1]Department of Signal Transduction, Research Institute for Microbial Diseases, Osaka University, Suita, Japan; [2]Department of General Thoracic Surgery, Osaka University Graduate School of Medicine, Suita, Japan; [3]Department of Signal Transduction, Research Institute for Microbial Diseases, Osaka University, Suita, Japan. ntakaku@biken.osaka-u.ac.jp.

刊载信息： Scientific Reports . 2017 7(1):10613.

1　研究目的

化疗诱导肿瘤间质微环境改变可能影响癌细胞的行为——耐药性和侵袭性增强，特别是在肺癌领域。在肿瘤间质微环境中，肿瘤相关成纤维细胞（cancer-associated fibroblasts，CAFs）起着特别重要的作用。Gas6是受体酪氨酸激酶TAM受体家族的一种天然配体，能够与TAM家族中的Axl高亲和力结合，引起Axl磷酸化进而活化信号通路。既往研究发现，小鼠肿瘤间质细胞产生的Gas6促进实体肿瘤生长和白血病耐药。但人肺癌中的CAFs是否能够作为Gas6的来源仍不清楚。Axl 及其配体Gas6可能参与促进非小细胞肺癌（non-small cell lung cancer，NSCLC）进展，我们研究NSCLC化疗过程中由CAFs分泌的Gas6的作用。

2　方法

本研究采用小鼠LLC肺癌皮下模型（LLC）和人肺癌细胞系H1299，通过流式细胞仪及免疫组化方法检测肿瘤组织中CAFs，从肺癌患者标本中分离出CAFs，原代培养后感染表达人端粒酶（hTERT）的慢病毒获得永生化细胞株LCAFhTERT。Western blotting检测顺铂化疗引起的CAFs中Gas6的表达。采用小干扰RNA（small interfering RNAs，siRNAs）转染LCAFhTERT细胞来瞬时敲降Gas6表达（siGas6），采用Axl-特异性抑制药TP-0903抑制Axl的活性，然后在正常培养基或血清饥饿条件培养基（1% FBS）条件下，分别观察细胞生长曲线，以及通过Transwells观察细胞的侵袭行为变化。采用定量PCR检测小鼠和肺癌患者肿瘤组织中的Gas6表达。经过术前化疗或化放疗后再手术的69例NSCLC患者肿瘤标本免疫组化检测肿瘤Axl、间质Gas6表达与预后的相关性。

3　主要结果

（1）顺铂化疗后CAFs表达的Gas6上调。

采用LLC小鼠，顺铂化疗后，肿瘤细胞中顺铂治疗前后均没有观察到Gas6表达，但CAFs（EGFP+CD31−CD45−PDGFR-β+）在顺铂化疗后其Gas6表达明显增高。

（2）肺癌患者标本分离的CAFs细胞在血清饥饿后Gas6表达增加，Gas6与CAFs细胞生长有关。

把人肺CAF细胞系LCAFhTERT与人NSCLC细胞H1299同时皮下接种小鼠，单纯接种H1299作为对照。结果发现，LCAFhTERT促进人肺癌细胞系成瘤性。化疗后CAFs中Gas6表达很可能受低灌注调节。我们采用LCAFhTERT进行体外血清饥饿实验模拟肿瘤内部的低灌注，发现血清饥饿后LCAFhTERT细胞中Gas6基因和蛋白的表达都上调。通过siRNA沉默LCAFhTERT细胞中Gas6表达后，体外观察发现，Gas6沉默后明显抑制LCAFhTERT细胞生长。

（3）Gas6活化Axl后促进NSCLC细胞迁移。

为了评价间质Gas6-肿瘤Axl轴的可能作用，我们采用体外Gas6刺激表达Axl的人NSCLC细胞系H1299。Axl-特异性抑制药TP-090334可以抑制Axl表达，抑制由Gas6引起的Axl磷酸化。重组Gas6促进了H1299细胞迁移，采用TP-0903抑制Axl后，细胞迁移受抑制。在TP-0903抑制Axl的情况下，采用Gas6刺激并不会促进细胞迁移。

我们进一步评价由CAFs分泌的Gas6是否有同样的作用。首先采用siRNA沉默LCAFhTERT 细胞中Gas6表达，发现来自LCAFhTERT细胞的条件培养基可以活化H1299细胞中的Axl，促进其迁移。而通过转染siGas6沉默LCAFhTERT细胞中Gas6后，则可以降低由LCAFhTERT细胞条件培养基诱导的Axl活化和H1299细胞迁移，表明LCAFhTERT 细胞的条件培养基产生的迁移效应可能通过其分泌的Gas6来部分解释。

（4）临床标本中Axl和Gas6表达情况。

首先通过HE染色确定肿瘤和间质部分，通过免疫组化检测肿瘤Axl和间质Gas6表达。肿瘤Axl表达见于37例（53%）患者的肿瘤标本，间质Gas6表达见于57例（83%）患者标本。所有肿瘤标本中表达肿瘤Axl也表达间质Gas6（P=0.02）。22例患者评价化疗前后间质Gas6表达变化。总体来说，化疗后间质Gas6表达增加。肿瘤Axl 和肿瘤间质Gas6双阳性的患者（n=37）其5年无病生存期（disease-free survival rates，DFS）明显短于肿瘤Axl和肿瘤间质Gas6双阴性的患者（n=12）（21.9% *vs.* 51.3%，P=0.04）。

4　讨论

CAFs在肿瘤间质微环境中起重要作用。近年来，关于治疗诱导损伤引起的肿瘤间质微环境改变的研究受到极大关注。因此，我们关注肺癌中化疗引起的肿瘤间质微环境的改变。Axl在肺癌中通常过表达和磷酸化。Axl的激活突变目前还没有报道。除了配体独立激活，在人类中，Axl也可以一种自分泌/旁分泌的方式被激活。因为Gas6在肺癌细胞中常常过表达，本研究证明从肺癌患者分离的CAFs中出现Gas6，这是目前为止首次报道CAFs作为产生Gas6的一个来源。有研究表明，小鼠肿瘤间质微环境中分泌Gas6。但人的肿瘤间质微环境中分泌Gas6此前没有报道。而且，本研究表明，血清饥饿后CAFs中Gas6表达增加，Gas6与CAF细胞生长有关。本研究还发现，在肿瘤Axl表达和间质Gas6表达之间存在正相关，而且化疗后间质Gas6表达增加。而且肿瘤标本中同时表达肿瘤Axl和间质Gas6的肿瘤患者预后更差。本研究也有局限性：第一，分选的CAFs中无法完全避免肿瘤细胞；第二，化疗调节Gas6表达的确切机制并没有完全解释。我们相信瘤内低灌注可能解释CAFs中Gas6表达上调，但需要进一步研究。化疗联合针对Axl或Gas6的小分子或抗体可能是未来的一种新的治疗选择。

5　结论

本研究表明，在化疗过程中CAFs分泌的Gas6表达增加，CAFs分泌的Gas6促进肺癌细胞的增殖和迁移。我们在临床标本中证实，在化疗过程中间质Gas6表达增加，并且肿瘤Axl和间质Gas6表达与患者预后差有关。本研究证明，化疗后肿瘤间质微环境改变来促进肺癌细胞恶性的一条途径是通过Gas6–Axl轴实现的。

总结：庄秀芬，江苏大学附属医院

[点 评]

肿瘤微环境仍然是当前肿瘤研究的热点。其中，肿瘤相关成纤维细胞（CAFs）是肿瘤间质微环境中的主要细胞，对肿瘤的发生发展、侵袭和转移起着重要的作用。既往一些动物模型研究表明，肿瘤间质细胞通过产生的Gas6与表达于肿瘤细胞的受体Axl结合促进肿瘤生长和诱导白血病耐药。本研究选用人的肺癌作为研究对象，采用一系列科学合理的研究方法，不仅发现肺癌微环境中CAFs细胞分泌Gas6通过肺癌细胞上的受体Axl发挥其对肿瘤生长调节作用，还研究了化疗药物干预诱导CAFs分泌Gas6增加，促进肺癌细胞的增殖和迁移。该研究指出了传统的化学药物治疗还存在一定的局限性，也为未来的化疗联合靶向肿瘤微环境，特别是CAFs的治疗提供了一种新的选择可能。

作者：常建华，复旦大学附属肿瘤医院

第四部分

血液系统重要研究进展

第十九章　阻断蛋白酶活化受体-4（PAR4）具有强效抗血栓活性且出血性风险低

原文标题： Blockade of protease-activated receptor-4 (PAR4) provides robust antithrombotic activity with low bleeding

原文作者： Wong PC[1], Seiffert D[2], Bird JE[3], Watson CA[3], Bostwick JS[3], Giancarli M[3], Allegretto N[3], Hua J[3], Harden D[3], Guay J[4], Callejo M[4], Miller MM[2], Lawrence RM[5], Banville J[4], Guy J[4], Maxwell BD[2], Priestley ES[5], Marinier A[4], Wexler RR[5], Bouvier M[4,6], Gordon DA[3], Schumacher WA[3], Yang J[3]

[1]Bristol-Myers Squibb Company, 311 Pennington-Rocky Hill Road, Pennington, NJ 08534, USA. pancras.wong@bms.com; [2]Bristol-Myers Squibb Company, Route 206 and Province Line Road, Princeton, NJ 08543, USA; [3]Bristol-Myers Squibb Company, 311 Pennington-Rocky Hill Road, Pennington, NJ 08534, USA; [4]Institute for Research in Immunology and Cancer, Université de Montréal, Montréal, Quebec H3C 3J7, Canada; [5]Bristol-Myers Squibb Company, 350 Carter Road, Hopewell, NJ 08540, USA; [6]Department of Biochemistry and Molecular Medicine, Université de Montréal, Montréal, Quebec H3C 3J7, Canada.

刊载信息： Sci Transl Med. 2017 Jan 4;9(371). pii: eaaf5294. doi: 10.1126/scitranslmed.aaf5294

目前认为，抗血小板药物能够治疗心脑血管疾病。口服抗血小板药物，如阿司匹林和P2Y12受体拮抗药氯吡格雷、普拉格雷和替格瑞洛能有效地降低动脉血栓事件。然而，出血风险限制了这些标准抗血小板药物的使用或剂量。因此，需要开发有更广泛治疗窗口（强抗血栓活性和低出血率）的新药，以减少动脉血栓形成，提高安全性，进而增强临床疗效。

凝血酶是最有效和作用最强的体外血小板激动药，通过G蛋白偶联的蛋白酶活化受体PAR1和PAR4直接诱导血小板活化。这些特定的受体在细胞外N末端序列内潜藏有隐蔽配体，经蛋白酶切割后，这些隐蔽配体序列暴露，并与其自身受体结合以诱导信号传递。Vorapaxar是一种口服PAR1拮抗药，于2014年被批准用于临床。但是临床应用中受到大量出血风险的限制，并且急性冠状动脉综合征患者未有临床获益。PAR4是一种低亲和力凝血酶受体，需要更高的凝血酶浓度来激活。一直以来PAR4都被认为是“备份”的凝血酶受体，其作为抗血小板靶标的潜力尚未得到很好的开发。

研究已发现，PAR1和PAR4在人血小板中以不同的动力学发出信号，并参与血小板活化的不同阶段。凝血酶激活PAR1产生快速和瞬时的钙信号，触发受体重新分配和信号终止。PAR4的活化速度较PAR1慢20~70倍，使得大部分综合钙信号得到维持，其激活发生在腺苷二磷酸（ADP）分泌后，可用于稳定血小板聚集体。本文假设低凝血酶浓度的初始血小板活化对于止血很重要，这一过程经PAR1介导；而高凝血酶浓度的血小板活化晚期对于闭塞性血栓形成是重要的，并且更多地由PAR4介导。因此，在保留PAR1信号传导的同时，靶向PAR4能够在保持止血的同时，有选择地防止血栓闭塞。

1　研究方法

为了研究PAR4作为抗血小板药物靶标的可能性，作者开展了以下工作：①开发了针对豚鼠PAR4的N-末端凝血酶裂解位点的多克隆抗体，测试对豚鼠模型的抗血栓效力和出血可能性。②利用表达PAR4的人胚胎肾（HEK）293细胞系，使用PAR4AP诱导的钙信号传导测定法，从Bristol-Myers Squibb（BMS）库中进行了110万种化合物的筛选，然后通过高通量筛选小分子拮抗药和广泛的前导优化，最终发现了一种口服有活性、有效、选择性和可逆的小分子PAR4拮抗药——BMS-986120。③利用闭塞性动脉血栓形成的食蟹猴模型，比较了BMS-986120和标准抗血栓药物氯吡格雷的抗血栓形成活性和出血性风险。

2 主要结果

（1）豚鼠抗PAR4抗体抑制血小板聚集和血栓形成实验。体外研究发现，抗PAR4抗体以浓度依赖的方式抑制g-凝血酶诱导的富含豚鼠血小板血浆（PRP）的聚集。对抗PAR4抗体在豚鼠角质层和肾激发的BT模型进行出血风险评估，结果显示，与氯吡格雷相比，抗PAR4抗体不显著延长出血时间。因此，靶向PAR4的抑制药显示了具有低出血可能性的抗血栓形成作用。研究结果激励作者研发具有潜在治疗作用的小分子PAR4拮抗药。

（2）发现口服有效、且选择性作用于PAR4的拮抗药BMS-986120。为了鉴定小分子PAR4拮抗药，作者利用表达PAR4的人胚胎肾（HEK）293细胞系，经PAR4AP诱导的钙信号传导测定法，通过高通量筛选和优化，发现了一种具有口服活性、选择性和可逆性PAR4拮抗药——BMS-986120。体外实验证明，该拮抗药能够抑制凝血酶诱导的血小板活化。

（3）利用食蟹猴的血栓形成和出血模型评估氯吡格雷与BMS-986120的治疗效果。研究采用随机、盲法、安慰剂对照的实验设计。结果表明，BMS-986120能够维持血流量至对照基线水平，并有效防止血管闭塞，同时以剂量依赖性方式降低了血栓重量。在1 mg/kg时，BMS-986120减少了82%的血栓形成。与其强大的抗血栓形成功效相反，BMS-986120对止血的影响有限。在产生约50%~80%抗血栓形成活性的剂量下，氯吡格雷使得肾和肠系膜出血时间（bleeding time，BT）增加约8~9倍。相比较，BMS-986120则使得肾和肠系膜BT仅增加约两倍或更少。

综上，与氯吡格雷相比，BMS-986120具有较强的抗血栓疗效，而且出血风险低，比氯吡格雷显示出更宽的治疗窗口。

3 讨论与结论

本文提供的数据显示，抑制血小板PAR4信号传导，是高度有效的降血栓方法，而且对止血的影响最小。与现有临床药物如氯吡格雷相比，具有明显优势。研究表明，拮抗PAR4途径使出血的风险明显下降，使用PAR4阻断剂可能获得更好的疗效，尤其对于急性冠状动脉综合征和缺血性脑卒中患者。

从非人灵长类动物研究到临床研究的转化可以有效推动转化医学研究的发展。BMS-986120具备成为一种优质抗血小板药物的潜力，目前已进入临床研究阶段（clinical trials.gov，代码：NCT02208882）。未来研究重点将是更好地了解PAR4反应在人群的可变性及其对PAR4拮抗药药效的影响。

总结：高天芸，南京大学医学院附属鼓楼医院

[点 评1]

靶向PAR-4的治疗药物可改善抗血栓治疗窗

原文标题： Drugs targeting protease-activated receptor-4 improve the antithrombotic therapeutic window

原文作者： Shauna L. French, Justin R. Hamilton

Australian Centre for Blood Diseases, Monash University, Melbourne, Australia

Correspondence to: Justin R. Hamilton. Australian Centre for Blood Diseases, Monash University, L2, AMREP Building, The Alfred Commercial Rd, Melbourne, Victoria, 3004, Australia. Email: Justin.Hamilton@monash.edu.

Provenance: This is an invited Editorial commissioned by the Section Editor Dr. Hongcheng Zhu, MD, PhD (Department of Radiation Oncology, The First Affiliated Hospital of Nanjing Medical University, Nanjing, China).

Comment on: Wong PC, Seiffert D, Bird JE, et al. Blockade of protease-activated receptor-4 (PAR4) provides robust antithrombotic activity with low bleeding. Sci Transl Med 2017;9(371). pii: eaaf5294.

刊载信息： Ann Transl Med 2017;5(23):464. doi: 10.21037/atm.2017.09.10

View this article at: http://atm.amegroups.com/article/view/16767

1 引言

抗血小板治疗是预防动脉血栓的主要方法，同时也是心肌梗死、短暂性脑缺血发作（TIA）及外周血管疾病等核心治疗方法。虽然抗血小板治疗已在临床上广泛使用，但其相对狭窄的治疗窗口期限制了疗效。由于血小板在正常止血和血栓形成过程中均起到关键作用，因此，如何在治疗过程中达到疗效，同时降低出血风险，是目前抗血小板药物应用面临的主要问题。阿司匹林和噻吩吡啶类药物（如氯吡格雷、普拉格雷、替格瑞洛）是临床使用最广泛的抗血小板药物，大约能预防15%~17%的致死性心血管事件的发生[1-2]，两者联合使用时可进一步提高约7%的疗效，但同时也会导致出血风险进一步升高[2]。而其他抗血小板药物如糖蛋白αⅡbβ3抑制药，可能导致更高的出血风险，因而在临床使用中受到更多的限制[3-4]。最近，Wong等进行的一项关于PAR4的研究可能解决这一长期困扰临床的问题[5]。

在血栓形成过程中，血小板被一种内源性受体激动药复合物激活，该复合物中的部分成分可被现有药物阻断。例如，阿司匹林可阻断血栓素A2，而噻吩吡啶类药物主要阻断血小板的ADP受体P2Y12，从而发挥抗血小板作用。而在该复合物中，凝血酶是最有效的血小板激动药，它主要通过PAR1和PAR4两条细胞膜表面蛋白偶联受体发挥作用。其中，PAR1对于凝血酶的影响更大，因而在抗血小板药物的研发中首先受到关注。第一种PAR1拮抗药沃拉帕沙（Vorapaxar）在2014年已被美国FDA批准用于心肌梗死或外周动脉疾病患者的血栓预防治疗。但由于该药需与标准的抗血小板治疗（阿司匹林或噻吩吡啶类药物）联合使用，导致其治疗窗口期过于短暂，在不增加出血风险的情况下仅有小部分患者能从中获益[6-7]。因此，第二种血小板凝血酶受体PAR4受到越来越多的关注。以往的研究已经表明，PAR4可能是抗血栓治疗的一个主要靶点[8-11]，而近期Wong等进行的一项研究则显示，一种小分子PAR4

拮抗药可在标准抗血小板治疗（如应用氯吡格雷）的基础上延长抗血栓治疗的窗口期。

2　对小分子PAR4拮抗药的探索

在概念验证研究阶段[8-11]，BMS团队首先在豚鼠模型中使用抗PAR4抗体阻断其功能，验证了选择性PAR4阻断剂抗血栓的有效性和相对安全性。在随后小分子PAR4拮抗药的研制过程中，研发团队遇到一个重大的难题：由于凝血酶会裂解内源性配体，并使其与受体结合，自主完成激活过程，新研发的PAR4拮抗药必须具备更强的亲和力才能使之与受体结合，以阻断该信号。Wong等共筛选了超过100万种小分子化合物，最终确定候选药物BMS-986120具备良好的口服生物利用度和抗血栓作用（见表19-1）。

在前期研究中，选择性抑制PAR4而不影响PAR1是较难实现的。例如，吲唑衍生物YD-3[12]及其衍生物ML354[13]在抑制PAR4的同时，也会对PAR1产生交叉反应。而该研究中筛选出的BMS-986120在HEK293细胞和人类血小板中均显示出了与PAR4结合的特异性，在抑制PAR4的同时，对PAR1、胶原蛋白、ADP和血栓素A2等均无影响（见表19-1）。随后，为验证BMS-986120的抗血小板效果，研究者通过阻断凝血酶的α亚基和γ亚基，分别激活PAR1和PAR4。结果表明，在阻断凝血酶α亚基的基础上，BMS-986120可通过与凝血酶γ亚基结合，发挥抗血小板作用。

同时作为一种抗血小板药物，BMS-986120在发挥抗血小板作用的同时，需要能被快速逆转，以防止临床使用中出现严重的出血等不良反应。Wong等通过使用（3H）-BMS-986120与细胞膜表面PAR4结合，证明了BMS-986120同时具备了高度的亲和力和可逆性（见表19-1）。在猴子模型中，单次使用0.2 mg/kg剂

表19-1　PAR4拮抗药BMS-986120的特性

项目	实验体系	测量参数	BMS-986120实测值
结合力	HEK293T细胞膜	Kd	0.098 nM
		Kon	$0.12\ nM^{-1} \times min^{-1}$
		Koff	$0.008\ min^{-1}$
特异性	HEK293T	钙离子动员IC50 vs. PAR4-AP	0.56 nM
	HEK293T	钙离子动员IC50 vs. PAR1-AP	>5 000 nM
	CHO	钙离子动员IC50 vs. PAR2-AP	>42 000 nM
效果（抑制PAR4信号）	HEK293T	IC50：激活Gα11	3.4 nM
		IC50：激活Gαq	3.9 nM
		IC50：激活Gα14	31 nM
		IC50：β-arrestin 2复原	7.2 nM
		IC50：激活ERK1/2	47 nM
效果（抑制血小板聚集）	富血小板血浆（人）	IC50 vs.γ-凝血酶	7.3 nM
	全血（人）	IC50 vs. PAR4-AP	9.5 nM
	全血（猴）	IC50 vs. PAR4-AP	2.1 nM
效果（体内试验预防血栓）	猴	颈动脉闭塞时间（按增加倍数）	2.7×，0.2 mg/kg；3×，0.5 mg/kg；no occlusion，1 mg/kg
		血栓重量（%按百分比减少）	36%，0.2 mg/kg；50%，0.5 mg/kg；82%，1 mg/kg
安全性（体内试验对于出血影响）	猴	肾脏出血时间（按增加倍数）	1.4×，0.2 mg/kg；1.9×，0.5 mg/kg；2.2×，1 mg/kg
		肠系膜出血时间（按增加倍数）	1.4×，0.2 mg/kg；1.7×，0.5 mg/kg；1.8×，1 mg/kg

PAR4，protease-activated receptor-4.

量的BMS-986120，可起到持续24 h的抗血栓作用，同时理化参数显示，该物质的分离常数较快，表明其作用可被快速逆转，但仍需通过竞争性试验来确定其是否有解毒药物。但无论如何，BMS-986120与其他抗血小板药物相比，具有良好的药代动力学特性。例如，PAR1拮抗药沃拉帕沙（vorapaxar）在单次给药后将在体内残留4~8周[14]，而阿司匹林和氯吡格雷由于对蛋白具有修饰作用，可能对人体产生长期影响。最重要的是，BMS-986120在食蟹猕猴体内模型中显示了优异的治疗窗口期、良好的抗血栓效果以及较低的出血风险（见表19-1）。在高剂量试验中（1 mg/kg），BMS-986120单药即可防止血栓形成；在低剂量试验中（0.2-0.5 mg/kg），BMS-986120也可有效减少血栓的产生。对于BMS-986120的出血风险，Wong等通过测量肾脏和肠系膜出血时间来进行评价。在高剂量试验中（1 mg/kg），出血时间延长2倍以上，而在低剂量试验中（0.2~0.5 mg/kg），出血时间的延长则轻微得多。而且，BMS-986120的实验数据与氯吡格雷相比，对于止血和血栓形成的剂量反应曲线分离趋势更加明显，这表明了，当BMS-986120与氯吡格雷抗血栓作用相同时，BMS-986120的出血风险要明显低于氯吡格雷。实验数据表明，当药物剂量使得血栓重量减少50%时，氯吡格雷引起的出血风险增加了7.3~8.1倍，而BMS-986120仅增加了1.7~1.9倍；当药物剂量使得血栓完全消失时，这种差距更加明显，氯吡格雷诱导的出血风险增加了10倍，而BMS-986120仅增加了1.8~2.2倍。基于这一实验结果，我们很想了解BMS-9861在与阿司匹林、P2Y12拮抗药和/或沃拉帕沙联合使用时，治疗窗口期将如何改变。

3 延长治疗时间窗可能的机制

为何抑制PAR4对于血栓和出血风险的影响差异如此之大？最近的研究表明，PAR4对其他关键的血小板受体有着截然不同的作用。PAR4激活引起的细胞内钙离子变化比PAR1所引起的更慢，但明显更持久[15]。而这一延长的钙离子信号可介导随后的血小板活化过程，如血小板的促凝反应，包括磷脂酰丝氨酸暴露于血小板膜表面的反应，以及导致凝血酶生成和纤维蛋白形成的凝血因子聚集现象。事实上，体内试验表明，选择性抑制PAR4可显著抑制凝血酶活性和血纤蛋白在血栓处的沉积[8]。因此，BMS-986120延长治疗窗口期的机制可能在于，其通过抑制血小板功能的作用时间和作用部位与现有的药物完全不同。

4 PAR4拮抗药的未来会怎样?

BMS-986120目前已经完成了Ⅰ期临床研究，结果表明有效且未观察到不良反应，但Ⅱ期临床研究尚未进行。同时，BMS也在研究另一种药物BMS-986141，该药物也已完成Ⅰ期临床研究（NCT02341638）和Ⅱ期临床研究（NCT02671461）。这项随机、安慰剂对照、双盲、平行的Ⅱ期临床研究主要评估BMS-986141用于预防复发性脑梗死或短暂性脑缺血发作时的有效性和安全性。此研究以发生有症状或无症状的缺血性脑卒中为主要疗效终点，以在治疗期间出现出血为主要安全终点。这项研究在2017年04月已结束，但未公布研究结果。总体来看，目前尚无法判断PAR4拮抗药能否应用于临床，因为该类药物仍有几个问题需要解决。首先，PAR4拮抗药能否与现有的标准治疗体系相结合？因为目前所有的临床试验都在标准治疗体系下进行，通常包含了“双抗”血小板治疗。先前的PAR1抑制药沃拉帕沙联合阿司匹林时并不增加出血风险[6,16]，但与氯吡格雷联合时可能导致出血风险增加，因而影响了其使用范围。其次，PAR4拮抗药的最佳适应证是什么？先前PAR1抑制药沃拉帕沙的临床研究亚组分析显示，PAR1抑制药对于降低心肌梗死的发生率和预防外周动脉疾病相关血管并发症最为有效，考虑到凝血酶在急性心肌梗死过程中发挥的重要作用，这样的结果也在意料之中[17]。而PAR4拮抗药在此类疾病中能否表现出同样优越的疗效，目前仍需要更多的试验数据来判断。最后，使用PAR4拮抗药时是否需要考虑遗传因素的影响？最近的一项研究发现了一种常见的PAR4基因突变（rs773902；编码Ala120或Thr120）可能会影响受体的药理学特性。该突变在人群中表达率为20%~80%，可使受体对激动药高度敏感，而对拮抗药低度敏感[18-19]。其中的具体机制目前仍未知，是否所有的PAR4拮抗药都受影响也无法确定。这些问题的答案决定了此类药物能否在大样本人群中获得一致的抗血栓效果。

5 总结

Wong等最近进行的临床前研究详细介绍了第一个PAR4拮抗药的开发和临床前评估过程，这是治疗动脉血栓形成的一个重大突破。虽然，关于PAR4拮抗药在临床上的应用前景还有待进一步研究，但这些数据已经为研究这一先前未被重视的血小板激活机制提供了重要的实验证据，并为安全有效地预防动脉血栓形成提供了一种新的潜在治疗方法。

参考文献

[1] Antithrombotic Trialists' Collaboration. Collaborative meta-analysis of randomised trials of antiplatelet therapy for prevention of death, myocardial infarction, and stroke in high risk patients. BMJ 2002, 324: 71-86.

[2] French SL, Arthur JF, Tran HA, et al. Approval of the first protease-activated receptor antagonist: Rationale, development, significance, and considerations of a novel anti-platelet agent. Blood Rev 2015, 29: 179-189.

[3] Scarborough RM, Kleiman NS, Phillips DR. Platelet glycoprotein IIb/IIIa antagonists. What are the relevant issues concerning their pharmacology and clinical use? Circulation 1999, 100: 437-444.

[4] Kastrati A, Mehilli J, Neumann FJ, et al. Abciximab in patients with acute coronary syndromes undergoing percutaneous coronary intervention after clopidogrel pretreatment: the ISAR-REACT 2 randomized trial. JAMA 2006, 295: 1531-1538.

[5] Wong PC, Seiffert D, Bird JE, et al. Blockade of protease-activated receptor-4 (PAR4) provides robust antithrombotic activity with low bleeding. Sci Transl Med 2017, 9(371). pii: eaaf5294.

[6] Tricoci P, Huang Z, Held C, et al. Thrombin-receptor antagonist vorapaxar in acute coronary syndromes. N Engl J Med 2012, 366: 20-33.

[7] Morrow DA, Braunwald E, Bonaca MP, et al. Vorapaxar in the secondary prevention of atherothrombotic events. N Engl J Med 2012, 366: 1404-1413.

[8] French SL, Arthur JF, Lee H, et al. Inhibition of protease-activated receptor 4 impairs platelet procoagulant activity during thrombus formation in human blood. J Thromb Haemost 2016, 14: 1642-1654.

[9] Lee H, Sturgeon SA, Mountford JK, et al. Safety and efficacy of targeting platelet proteinase-activated receptors in combination with existing anti-platelet drugs as antithrombotics in mice. Br J Pharmacol 2012, 166: 2188-2197.

[10] Sambrano GR, Weiss EJ, Zheng YW, et al. Role of thrombin signalling in platelets in haemostasis and thrombosis. Nature 2001, 413: 74-78.

[11] Covic L, Misra M, Badar J, et al. Pepducin-based intervention of thrombin-receptor signaling and systemic platelet activation. Nat Med 2002, 8: 1161-1165.

[12] Wu CC, Hwang TL, Liao CH, et al. Selective inhibition of protease-activated receptor 4-dependent platelet activation by YD-3. Thromb Haemost 2002, 87: 1026-1033.

[13] Wen W, Young SE, Duvernay MT, et al. Substituted indoles as selective protease activated receptor 4 (PAR-4) antagonists: Discovery and SAR of ML354. Bioorg Med Chem Lett 2014, 24: 4708-4713.

[14] Kosoglou T, Reyderman L, Tiessen RG, et al. Pharmacodynamics and pharmacokinetics of the novel PAR-1 antagonist vorapaxar (formerly SCH 530348) in healthy subjects. Eur J Clin Pharmacol 2012, 68: 249-258.

[15] Covic L, Gresser AL, Kuliopulos A. Biphasic kinetics of activation and signaling for PAR1 and PAR4 thrombin receptors in platelets. Biochemistry 2000, 39: 5458-5467.

[16] Mahaffey KW, Huang Z, Wallentin L, et al. Association of aspirin dose and vorapaxar safety and efficacy in patients with non-ST-segment elevation acute coronary syndrome (from the TRACER Trial). Am J Cardiol 2014, 113: 936-944.

[17] Merlini PA, Bauer KA, Oltrona L, et al. Persistent activation of coagulation mechanism in unstable angina and myocardial infarction. Circulation 1994, 90: 61-68.

[18] Edelstein LC, Simon LM, Montoya RT, et al. Racial differences in human platelet PAR4 reactivity reflect expression of PCTP and miR-376c. Nat Med 2013, 19: 1609-1616.

[19] Edelstein LC, Simon LM, Lindsay CR, et al. Common variants in the human platelet PAR4 thrombin receptor alter platelet function and differ by race. Blood 2014, 124: 3450-3458.

译者：陈志鹏，张家港市第一人民医院

[回复信]

对“靶向PAR-4的治疗药物可改善抗血栓治疗窗”点评的回复

原文标题： On the article “Drugs targeting protease-activated receptor-4 improve the anti-thrombotic therapeutic window”

原文作者： Pancras C. Wong, Jing Yang

Bristol-Myers Squibb Company, Pennington, NJ, USA

Correspondence to: Pancras C. Wong, PhD. Bristol-Myers Squibb Company, Pennington, NJ 08534, USA. Email: pancras.wong@bms.com.

Provenance: This is an invited article commissioned by Section Editor Dr. Hongcheng Zhu, MD, PhD (Department of Radiation Oncology, The First Affiliated Hospital of Nanjing Medical University, Nanjing, China).

Response to: French SL, Hamilton JR. Drugs targeting protease-activated receptor-4 improve the anti-thrombotic therapeutic window. Ann Transl Med 2017;5:464.

刊载信息： Ann Transl Med 2018;6(3):71. doi: 10.21037/ atm.2017.11.31.

View this article at: http://atm.amegroups.com/article/view/17705

French和Hamilton回顾了我们题为《阻断蛋白酶活化受体-4（PAR4）具有强效抗血栓活性且出血性风险低》的论文[1]，并提出了对靶向PAR4药物研究的见解[2]。我们就French和Hamilton提出的问题作如下解释：

（1）该评论提出，PAR4的遗传变异可能会改变其药理学。我们通过诱变研究和体外血小板聚集研究解决了这个问题。定点诱变研究显示，PAR4的A120T变体对PAR4激活肽的应答或血小板对PAR4拮抗药反应的钙信号传导没有明显影响。因此，在健康人类受试者中，BMS-986120的药效学作用在携带PAR4的丙氨酸（AA）或苏氨酸（TT）变体的受试者中明显不同[3]。

（2）该评论还提出了一个关于PAR4拮抗作用与目前护理标准相结合的益处和风险的问题。2017年11月13日，我们将在美国加利福尼亚州阿纳海姆举行的美国心脏协会会议上报告一项研究。我们的研究表明，BMS-986141是一种PAR4拮抗药，单独使用或与阿司匹林联合使用可预防闭塞性动脉血栓形成；猴模型结果显示，动脉血栓形成和出血时间增加较少。由于知识产权保护原因，目前我们无法详细披露美国心脏协会上的数据。

（3）关于BMS-986120对α-凝血酶抑制作用的陈述是不正确的。在论文中我们已经指出BMS-986120能够有效抑制α-凝血酶（2.5 nM）。联合抑制PAR1和PAR4，能够更有效地抑制较高浓度凝血酶（5nM）的作用。

（4）临床Ⅰ期研究提供了支持PAR4拮抗药可逆性结合的进一步证据，证明PAR4拮抗药BMS-986120是可逆的抗血栓药[4]。

（5）进一步的证据支持PAR4成为药物靶点的可能性。数据由Ⅰ期体外人体概念研究证据提供，其显示，PAR4拮抗药BMS-986120在血栓形成的人体体腔中体外抑制血栓形成[5]。

参考文献

[1] Wong PC, Seiffert D, Bird JE, et al. Blockade of protease-

activated receptor-4 (PAR4) provides robust antithrombotic activity with low bleeding. Sci Transl Med 2017, 9. pii: eaaf5294.

[2] French SL, Hamilton JR. Drugs targeting protease-activated receptor-4 improve the anti-thrombotic therapeutic window. Ann Transl Med 2017, 5: 464.

[3] Callejo MF, Colin J, Desmeules S, et al. Mutagenesis Studies Reveal Minimal Impact of the Human A120T Variant of Protease-activated Receptor 4 on Receptor Function or Pharmacological Response to Potent and Selective Antagonists. Stroke 2016, 47: AWP263.

[4] Ismat FA, Ma X, Wang Z, et al. Phase I Assessment of the Safety, Tolerability, Pharmacokinetics and Pharmacodynamics of the Oral Protease-activated Receptor-4 Antagonist BMS-986120. Stroke 2016, 47: ATMP91.

[5] Wilson SJ, Ismat FA, Narayan H, et al. Protease-Activated Receptor Type 4 (PAR-4) Antagonism With BMS-986120 Selectively Inhibits Human Thrombus Formation Under Conditions of High Shear Stress. Circulation 2016, 134: A18771.

译者：高天芸，南京大学医学院附属鼓楼医院

[点 评2]

PAR-4：抗血小板疗法的备胎还是黑马？

原文标题： Protease activated receptor 4: a backup receptor or a dark horse as a target in antiplatelet therapy?

原文作者： Xu Han, Marvin T. Nieman

Department of Pharmacology, Case Western Reserve University, Cleveland, OH, USA

Correspondence to: Marvin T. Nieman. Department of Pharmacology, Case Western Reserve University, Cleveland, OH, USA. Email: mxn83@case.edu.

Provenance: This is a Guest Editorial commissioned by Section Editor Hongcheng Zhu, MD, PhD (Department of Radiation Oncology, Fudan University Shanghai Cancer Center, Shanghai, China).

Comment on: Wong PC, Seiffert D, Bird JE, et al. Blockade of protease-activated receptor-4 (PAR4) provides robust antithrombotic activity with low bleeding. Sci Transl Med 2017;9. pii: eaaf5294.

刊载信息： Ann Transl Med 2018;6(3):56. doi: 10.21037/atm.2017.11.36

View this article at: http://atm.amegroups.com/article/view/17698

血小板是病理性动脉血栓的主要成分。因此，抗血小板治疗是治疗急性冠状动脉综合征（ACS）的关键策略。Wong等今年早些时候发表的一篇文章报道了一种以可逆方式靶向蛋白酶活化受体4（PAR4）的化合物BMS-986120。BMS-986120在动物模型中有效抑制血栓形成，出血并发症最少。他们的文章证明了PAR4将有希望成为抗血小板治疗方法新靶点[1]。

1 目前的血小板疗法

目前，根据血小板活化作用机制的不同，抗血小板药物可分为三大类（图19-1）[2-6]。第一类：靶向血小板信号传导途径的化合物，包括不可逆的环氧合酶（COX）抑制药、磷酸二酯酶（PDE）抑制药和腺苷再摄取抑制药[7-9]。第二类：αIIbβ3抑制药，如阿昔单抗（商品名ReoPro），是人单克隆抗体7E3的Fab片段。与αIIbβ3结合以阻断其与纤维蛋白原和vWF相互作用导致血小板黏附。阿昔单抗只能静脉注射，这限制了其在医院的使用。更不能让人接受的是，αIIbβ3是主要的黏附分子，αIIbβ3受抑制后可导致出血并发症[10]。第三类：受体抑制药，如ADP受体和PAR1拮抗药。有两种类型的P2Y12拮抗药：噻吩并吡啶（氯吡格雷和普拉格雷）和非噻吩并吡啶（替格瑞洛和坎格雷洛）。除了替格瑞洛以外，所有这些化合物都是P2Y12的不可逆拮抗药。此外，氯吡格雷是需要被几种CYP450酶代谢产生活性代谢物的前药，如CYP2C19。CYP2C19的多态性影响了氯吡格雷的体内代谢[11-12]。尽管如此，氯吡格雷仍是一线ADP受体抑制药，在患者不会发生出血高风险的情况下，通常与阿司匹林一起开始作为标准治疗处方。第一个PAR1拮抗药vorapaxar（商标名Zontivity）在2014年被FDA批准临床应用[13]。然而，由于其药效学特征，常常导致出血风险增加，因此临床上并未广泛使用。尽管实际应用过程中存在种种困难，同时给予阿司匹林和P2Y12拮抗药仍然是ACS治疗时的标准抗血小板治疗法。由于部分患者对这种治疗方法没有反

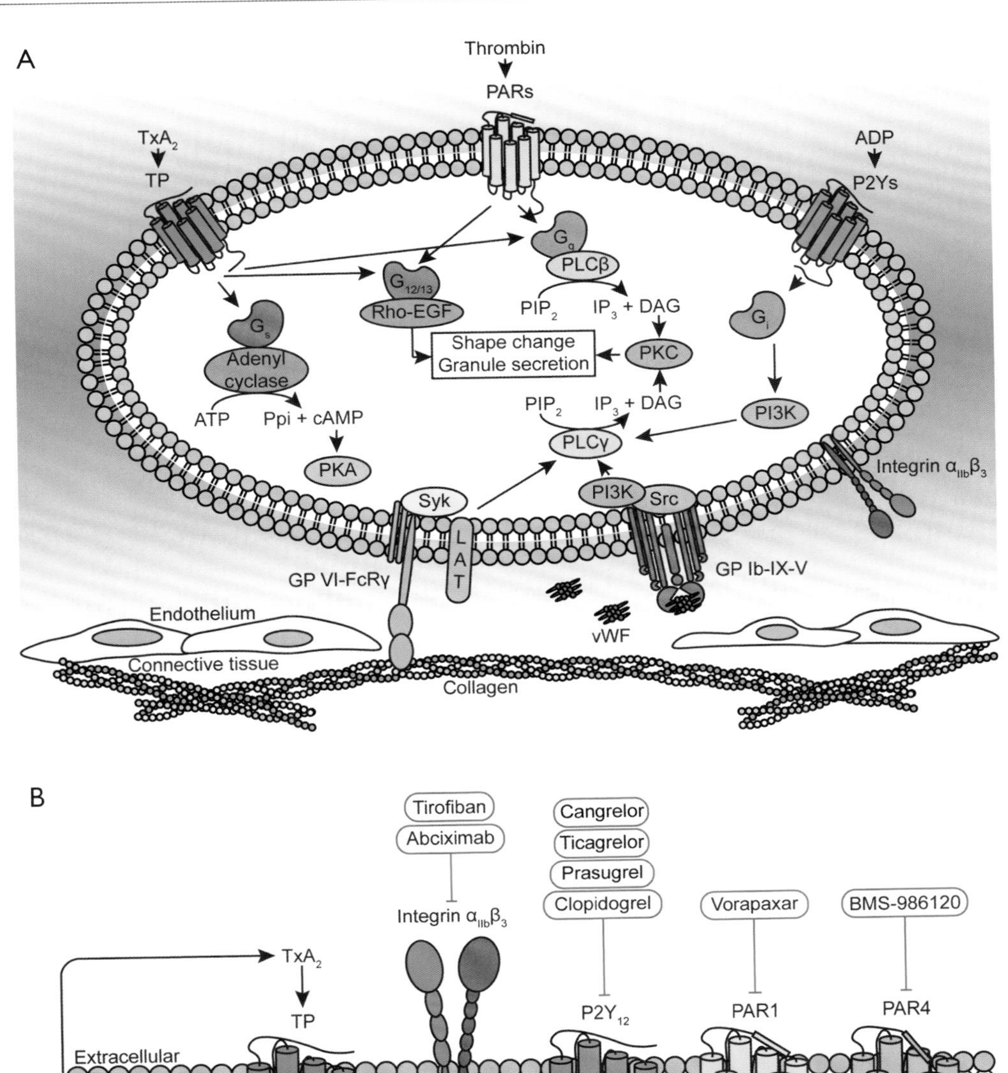

图19–1　血小板活化和当前的抗血小板治疗策略

（A）涉及血小板黏附和活化的主要信号传导途径的示意图。血小板的表面上的初级受体，GPCR（PARs，P2Ys和TP），GPVI和GPIb-XI-V复合物对于激活导致形状改变和颗粒分泌的第二信使是必需的；（B）显示了针对血小板表面上的关键受体开发的药物和化合物。GPCR，G-蛋白偶联受体；PAR，蛋白酶活化受体；TP，血栓素受体；GPVI，糖蛋白VI。

应，因此开发新靶点仍然是必要的。Wong等在今年早些时候发表的文章强调了将第二种凝血酶受体PAR4作为安全有效的抗血小板治疗的可能性[1]。

2 人血小板凝血酶信号的双受体系统

凝血酶是体内最有效的血小板激动药，并通过人血小板表面上的两种GPCRs（PAR1和PAR4）发挥作用[14]。在血小板中，PAR1和PAR4与Gq和G12/13结合（图19–1A）[15]。G蛋白激活进一步促进血小板形状改变和颗粒分泌[16]。其实，双受体系统并非一种进化上的冗余，PAR1和PAR4在功能上互补，并且两者对于血小板活化都是必需的[17]。PAR1可被低凝血酶浓度激活，从而诱导快速瞬间钙通量迅速脱敏。PAR1主要导致不稳定的血小板聚集。而PAR4需要被更高浓度的凝血酶激活，并启动持续的钙信号传导，这对于稳定的血栓生成至关重要[18]。此外，PAR4的持续信号传导诱导Rap1活化，将进一步触发整合素αIIbβ3内外信号传导[16,19]（图19–2A）。

3 靶向PAR4治疗

迄今为止，抗血小板治疗的靶标集中于PAR1，很少考虑到以PAR4作为抗血小板治疗的靶标。然而，从信号动力学的角度来看，阻断PAR4信号在理论上可能更安全、更有效。阻断PAR4的持续信号可以防止稳定的血栓生长，同时保留PAR1信号以保持初始血栓形成。现已发现两种PAR4拮抗药，1-苄基-3-（乙氧基羰基苯基）-吲唑（YD-3）和ML354（图19–2A）[20-24]。然而，这两种化合物都没有被批准用于任何临床试验，仍然只用于实验研究。对于PAR4基础研究的深入，有助于促进对PAR4信号的阐释。

4 BMS–986120

2017年初，Wong等报道了可逆的PAR4拮抗药BMS-986120（BMS），有望成为高效的抗血栓形成药[1]。他们使用PAR4活化肽（PAR4-AP）诱导的钙信号传导作为示值读数，对来自Bristol-Myers-Squibb（BMS）文库的110万种化合物进行高通量筛选和优化，获得了BMS-986120（图19–2B）。研究发现，BMS-986120具有更好的口服生物利用度和更高的效力和选择性。体外实验发现，BMS-986120对HEK293细胞表达的PAR4具有高亲和力，并且对PAR4诱导的钙动员抑制IC50时的作用浓度为0.56 nM。进一步研究表明，BMS-986120选择性地抑制PAR4下游的多种信号传导事件，并且不具有激动药活性。在细胞系上获得这些有希望的结果后，他们将注意力转向人体血小板。BMS-986120通过γ-凝血酶和PAR4-AP阻断人血小板活化，IC50<10nM。在使用α-凝血酶刺激的洗涤血小板的钙信号传导研究中证实，BMS-986120选择性结合PAR4。在这些实验研究中，钙信号转导特征与用PAR1-AP刺激的血小板相同，提示BMS-986120与PAR1没有交叉反应性。

BMS-986120的药理学特性显示，其对PAR4结合的特异性、饱和、可逆性。为了促进体内研究，他们证实BMS-986120也能够以高亲和力与猴PAR4结合。这与对小鼠血小板作用弱的其他物种具有明显差别，并且对由PAR4-AP诱导的豚鼠或大鼠血小板聚集没有影响。本文最引人注目的数据是，BMS-986120能够在非人灵长类动物血栓形成模型中使血栓重量减少超过80%，而在相同浓度（1 mg/kg）时，仅使出血风险增加2倍。相比之下，血栓重量减少>80%的氯吡格雷使用浓度将导致出血风险增加超过8倍。与一线抗血小板治疗药物氯吡格雷相比，BMS-98612治疗窗口更宽。

Wong等的研究结果给人惊喜。首先，证明了BMS-986120作为第一个FDA批准的特异性靶向PAR4的抗血小板化合物的临床应用潜力。该化合物分别于2015年和2016年在英国完成了两项Ⅰ期临床试验（NCT02439190），目前正在进行Ⅱ期血栓形成临床试验，该试验将提供更多有关其安全性的信息，并与当前标准抗血小板治疗药物进行比较。其次，本研究强调了PAR4在血小板聚集中的重要性，并提供了将靶向PAR4作为新型临床抗血栓形成策略的有力证据。第三，本文不仅指出了目前标准抗血小板治疗的出血时间延长和潜在出血的不良反应，而且为提高临床安全性提供了三个关键特征。一个重要特征是可逆结合靶标。与不可逆拮抗药，例如氯吡格雷和阿司匹林相比，可逆拮抗药不抑制受影响的血小板，并且从循环中清除只需花更少的时间。另一个重要特征是抑制PAR4反应性，但是保持PAR1功能不受影响。该策略可以保持初始止血，同时避免不受控制的血栓生长。这一特点有利于其成为预防血栓形成并具有最小出血风险的药物。最后一个关键特征是，对靶受体的高选择性。因为凝血酶诱导的血小板活化对于一级血小板活

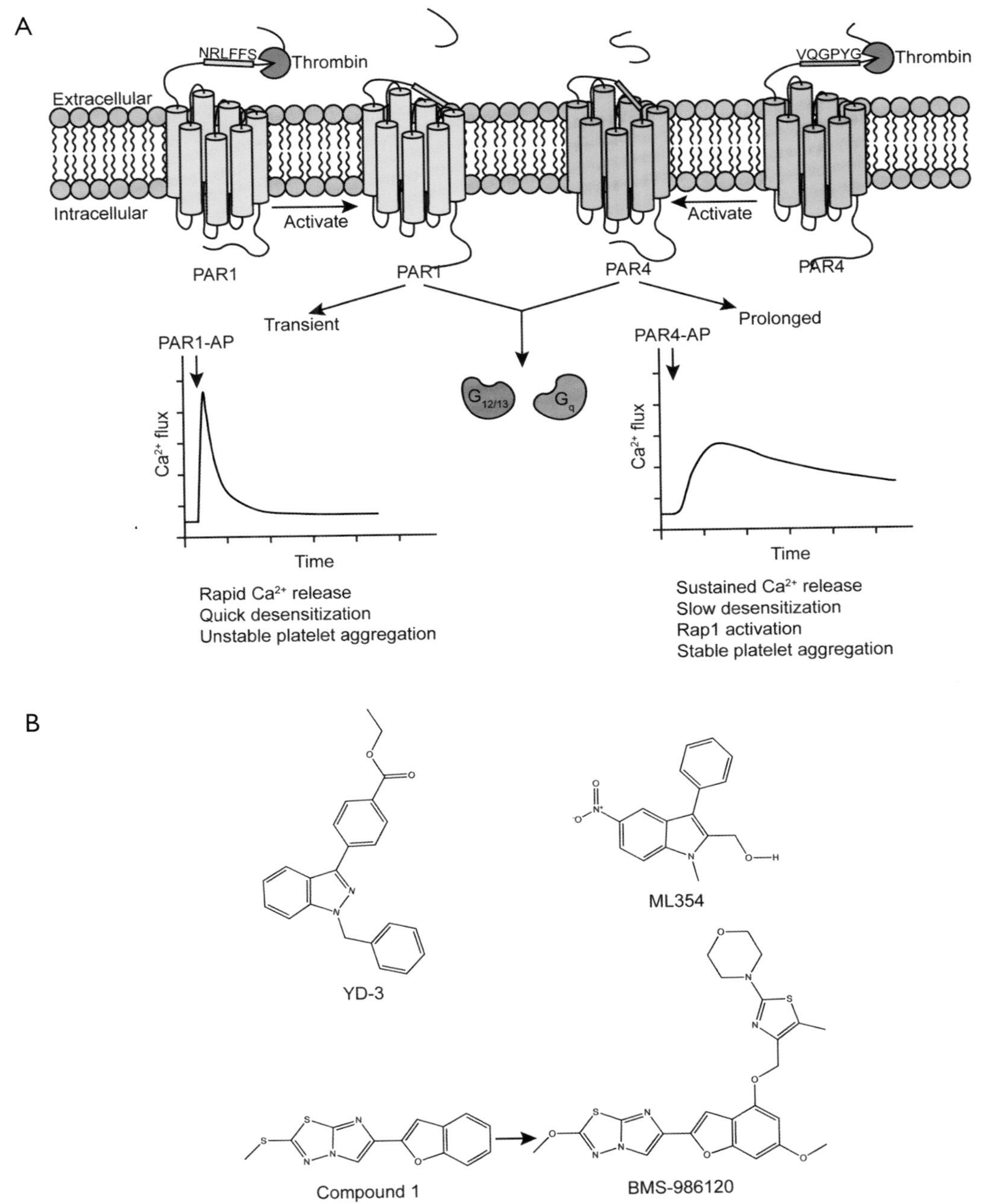

图19-2　血小板中PAR1和PAR4信号传导的比较以及四种PAR4拮抗药的化学结构

（A）PAR1和PAR4在血小板活化中具有重叠和独特的作用，然而这两种GPCR与相同的G蛋白偶联，具有不同的动力学，这具有重要的生理学结果；（B）具有PAR4拮抗作用的四种化合物的化学结构。PAR，蛋白酶活化受体；GPCR，G蛋白偶联受体。

化是必不可少的，但一些具有PAR4拮抗作用的化合物如果脱靶去结合PAR1将可能是致命的。因此，无论临床试验的结果如何，BMS-986120将成为血栓形成研究领域的有用工具，有助于深入对PAR4结构和功能的理解。2012年使用Vorapaxar稳定蛋白质的晶体构象，发现了Vorapaxar/PAR1晶体结构，为PAR1相关的结构和配体结合机制提供了有价值的信息[25]。BMS-986120的发现亦能促进PAR4结构的阐明。

参考文献

[1] Wong PC, Seiffert D, Bird JE, et al. Blockade of protease-activated receptor-4 (PAR4) provides robust antithrombotic activity with low bleeding. Sci Transl Med 2017, 9. pii: eaaf5294.

[2] Deng W, Xu Y, Chen W, et al. Platelet clearance via shear-induced unfolding of a membrane mechanoreceptor. Nat Commun 2016, 7: 12863.

[3] Zhang W, Deng W, Zhou L, et al. Identification of a juxtamembrane mechanosensitive domain in the platelet mechanosensor glycoprotein Ib-IX complex. Blood 2015, 125: 562-569.

[4] Versteeg HH, Heemskerk JW, Levi M, et al. New fundamentals in hemostasis. Physiol Rev 2013, 93: 327-358.

[5] Rivera J, Lozano ML, Navarro-Nunez L, et al. Platelet receptors and signaling in the dynamics of thrombus formation. Haematologica 2009, 94: 700-711.

[6] Zhao P, Metcalf M, Bunnett NW. Biased signaling of protease-activated receptors. Front Endocrinol (Lausanne) 2014, 5: 67.

[7] Patrono C. Aspirin as an antiplatelet drug. N Engl J Med 1994, 330: 1287-1294.

[8] Nishi T, Tabusa F, Tanaka T, et al. Studies on 2-oxoquinoline derivatives as blood platelet aggregation inhibitors. II. 6-[3-(1-cyclohexyl-5-tetrazolyl)propoxy]-1, 2-dihydro-2-oxoquinoline and related com-pounds. Chem Pharm Bull (Tokyo) 1983, 31: 1151-1157.

[9] Gresele P, Momi S, Falcinelli E. Anti-platelet therapy: phosphodiesterase inhibitors. Br J Clin Pharmacol 2011, 72: 634-646.

[10] Schneider DJ. Anti-platelet therapy: glycoprotein IIb-IIIa antagonists. Br J Clin Pharmacol 2011, 72: 672-682.

[11] Dean L. Clopidogrel Therapy and CYP2C19 Genotype. In: Pratt V, McLeod H, Dean L, et al., editors. Medical Genetics Summaries. Bethesda (MD): National Center for Biotechnology Information (US), 2012.

[12] Scott SA, Sangkuhl K, Stein CM, et al. Clinical Pharmacogenetics Implementation Consortium guidelines for CYP2C19 genotype and clopidogrel therapy: 2013 update. Clin Pharmacol Ther 2013, 94: 317-323.

[13] Abdulsattar Y, Ternas T, Garcia D. Vorapaxar: targeting a novel antiplatelet pathway. P T 2011, 36: 564-568.

[14] Kahn ML, Nakanishi-Matsui M, Shapiro MJ, et al. Protease-activated receptors 1 and 4 mediate activation of human platelets by thrombin. J Clin Invest 1999, 103: 879-887.

[15] Coughlin SR. Thrombin signalling and protease-activated receptors. Nature 2000, 407: 258-264.

[16] Holinstat M, Voss B, Bilodeau ML, et al. PAR4, but not PAR1, signals human platelet aggregation via Ca2+ mobilization and synergistic P2Y12 receptor activation. J Biol Chem 2006, 281: 26665-26674.

[17] Xu WF, Andersen H, Whitmore TE, et al. Cloning and characterization of human protease-activated receptor 4. Proc Natl Acad Sci U S A 1998, 95: 6642-6646.

[18] Sidhu TS, French SL, Hamilton JR. Differential signaling by protease-activated receptors: implications for therapeutic targeting. Int J Mol Sci 2014, 15: 6169-6183.

[19] Duvernay M, Young S, Gailani D, et al. Protease-activated receptor (PAR) 1 and PAR4 differentially regulate factor V expression from human platelets. Mol Pharmacol 2013, 83: 781-792.

[20] Wu CC, Huang SW, Hwang TL, et al. YD-3, a novel inhibitor of protease-induced platelet activation. Br J Pharmacol 2000, 130: 1289-1296.

[21] Wu CC, Hwang TL, Liao CH, et al. Selective inhibition of protease-activated receptor 4-dependent platelet activation by YD-3. Thromb Haemost 2002, 87: 1026-1033.

[22] Young SE, Duvernay MT, Schulte ML, et al. A Novel and Selective PAR4 Antagonist: ML354. Probe Reports from the NIH Molecular Libraries Program. Bethesda (MD): National Center for Biotech-nology Information (US), 2010.

[23] Young SE, Duvernay MT, Schulte ML, et al. Synthesis of indole derived protease-activated receptor 4 antagonists and characterization in human platelets. PLoS One 2013, 8: e65528.

[24] Temple KJ, Duvernay MT, Maeng JG, et al. Identification of the minimum PAR4 inhibitor pharma-cophore and optimization of a series of 2-methoxy-6-arylimidazo[2, 1-b][1, 3, 4]thiadiazoles. Bioorg Med Chem Lett 2016, 26: 5481-5486.

[25] Zhang C, Srinivasan Y, Arlow DH, et al. High-resolution crystal structure of human protease-activated receptor 1. Nature 2012, 492: 387-392.

译者：高天芸，南京大学医学院附属鼓楼医院

第二十章　通过凝血酶动力学模型靶向控制创伤患者凝血

原文标题： Targeted clinical control of trauma patient coagulation through a thrombin dynamics model

原文作者： Menezes AA[1,2], Vilardi RF[3], Arkin AP[4,2,5], Cohen MJ[6,7]

[1]California Institute for Quantitative Biosciences at University of California, Berkeley, 2151 Berkeley Way, Berkeley, CA 94704-5230, USA; [2]Environmental Genomics and Systems Biology Division at E. O. Lawrence Berkeley National Laboratory, 1 Cyclotron Road, Mailstop 955-512L, Berkeley, CA 94720, USA; [3]Department of Laboratory Medicine, University of California, San Francisco, 505 Parnassus Avenue, San Francisco, CA 94143, USA; [4]California Institute for Quantitative Biosciences at University of California, Berkeley, 2151 Berkeley Way, Berkeley, CA 94704-5230, USA. aparkin@lbl.gov mitchell.cohen@dhha.org; [5]Department of Bioengineering, University of California, Berkeley, 2151 Berkeley Way, Berkeley, CA 94704-5230, USA; [6]Department of Surgery, Denver Health Medical Center, 777 Bannock Street, Denver, CO 80204-0206, USA. aparkin@lbl.gov mitchell.cohen@dhha.org; [7]Department of Surgery, University of Colorado, 12631 East 17th Avenue, C-305, Aurora, CO 80045, USA.

刊载信息： Sci Transl Med. 2017 Jan 4;9(371). pii: eaaf5045. doi: 10.1126/scitranslmed.aaf5045

严重外伤患者常伴发急性创伤性凝血病（ATC）。本文针对此类患者提出了一种个性化临床治疗方法。ATC于创伤和休克早期发生，是一种导致凝血功能受损的内源性生物学反应，也被认为是一种独立的临床疾病，与外伤后的出血概率、致残率和死亡率增加均有关。既往多个团队尝试探究ATC的发病机制和病理生理过程，但仍未提供有力数据证明ATC与临床诊断、预判、治疗决策之间的逻辑因果关系。

尽管ATC具有一定的生物学特征，但以现有的临床诊断技术，该疾病仍很难被迅速诊断，有时较为耗时的实验室检测不能发现疾病，且其不能用凝血模型准确表示。对于ATC识别和诊断的实际困难，再加上创伤治疗本身固有的时间压力，迫使外科医生往往只能根据经验性复苏方案来治疗ATC患者。这种经验性治疗方式包括给患者输注大量非成分分离的非靶向血液产品，这些产品对发生特定外伤或凝血动力学障碍的个体患者往往不是最佳治疗方案。

鉴于当前的治疗方式仍有些盲目，实验室检测相对耗时，纯机械模型不能准确反映患者凝血动力学状态，本文研究者提出了一种替代方法，基于动力系统理论创建了一个简单的、具有生物学意义且高度准确的模型。一方面，该模型的使用可快速测量血液蛋白因子的浓度，能迅速预测患者凝血通路下游的驱动因素和组织因子刺激后的凝血酶浓度。另一方面，该模型还能准确计算出为逆转凝血酶动力学障碍所需的额外凝血因子的量，以便临床医师及时治疗ATC，挽救患者。作者团队通过建立计算机数学模型，结合生物凝血动力学，成功转化出一套具有创新性的创伤凝血评估系统，结合个体患者的病理生理特征，为临床医师进行创伤后个体化复苏提供了指导。模型基于校准自动血栓图（CAT），通过测量血浆中凝血酶的浓度来评估凝血止血系统总体功能。但传统CAT不能提示该患者所需补充的凝血因子种类，而本文的新模型通过提高某种凝血蛋白浓度并评估相应CAT，以明确如何通过添加特定因子以实现理想CAT轨迹，指导临床医师准确定量添加特定的凝血因子。与另一个模型相比，该模型降低了创伤患者两个关键临床参数的平均误差，即组织因子刺激后的凝血酶浓度峰值以及达到该峰值所需的时间，此方法可帮助临床医师对伴发创伤诱导凝血障碍的外伤患者进行个体化复苏。

鉴于模型尚未将全部凝血因子纳入研究，且忽略了某些可能影响凝血酶生成的临床病理特征，如年龄、基础疾病等，该研究应仅被视为一个成功的“概念验证”，但其背后蕴含的转化医学理念具有巨大潜在临床价值，值得关注并深入探讨。

总结：郑晓，苏州大学附属第三医院

[点 评]

推进创伤出血和急性创伤性凝血障碍（ATC）个体化复苏的预测模型：千里之行 始于足下

原文标题： Prediction models to advance individualized resuscitation in trauma hemorrhage and acute traumatic coagulopathy (ATC): even the longest journey starts with first steps—Lao-Tzu (Chinese philosopher)

原文作者： Marc Maegele[1,2]

[1]Department for Trauma and Orthopedic Surgery, Cologne-Merheim Medical Center (CMMC), [2]Institute for Research in Operative Medicine (IFOM), University Witten/Herdecke (UW/H), Campus Cologne-Merheim, Cologne, Germany Correspondence to: Professor Marc Maegele, MD. Department for Trauma and Orthopedic Surgery, Cologne-Merheim Medical Center (CMMC), Institute for Research in Operative Medicine (IFOM), University Witten/Herdecke (UW/H), Campus Cologne-Merheim, Ostmerheimerstr 200, D-51109 Köln, Germany. Email: Marc.Maegele@t-online.de.

Provenance: This is an invited Editorial commissioned by the Section Editor Dr. Hongcheng Zhu, MD, PhD (Department of Radiation Oncology, The First Affiliated Hospital of Nanjing Medical University, Nanjing, China).

Comment on: Menezes AA, Vilardi RF, Arkin AP, et al. Targeted clinical control of trauma patient coagulation through a thrombin dynamics model. Sci Transl Med 2017;9. pii: eaaf5045.

刊载信息： Ann Transl Med 2017;5(23):466. doi: 10.21037/atm.2017.09.23

View this article at: http://atm.amegroups.com/article/view/17180

无法控制的出血以及急性创伤性凝血障碍（ATC）仍然是严重外伤后的主要死亡原因。在伴有出血和实验室凝血功能障碍的住院患者中，每四名中就有一名因此死亡[1-4]。病情恶化和死亡通常发生在伤后6~8 h内，即使在先进的创伤中心中，大量输血导致的病死率也高达70%[5]。同时，ATC被认为是一种独立的临床疾病，对外伤后致残率和死亡率都有相当大的影响[6]。过去10年，关于ATC潜在机制的争论很多，但大部分数据仅提示ATC与临床诊断、预判、临床决策之间存在相关性，而不能证明它们之间的逻辑因果关系[7]。

ATC疾病本身复杂，人们对其认识仍不全面，是现阶段研究的重点。因此，目前的复苏实践以非目标方法为中心，通过大量输注后或经验性按比例输注成分混合的新鲜冷冻血浆（FFP）浓缩物、常规血液制品[袋装红细胞（pRBC）]浓缩物和血小板浓缩物来恢复凝血级联反应[8-9]（图20-1）。一方面，这些方法考虑尽早、积极干预以降低死亡率，但另一方面，至少某种程度上忽略了对出血性休克患者过度和不足治疗带来的致残及不良结局的风险[10]。各类血制品输注的最佳比例尚未统一，血制品的包装尚无全球通用标准，储存期的延长也会显著影响此类产品的止血效用。在疗效方面，这些盲目的做法在创伤出血急性期可能不足以纠正低灌注或ATC[11-12]。临床上缺乏快速有效、患者特异性高的凝血功能检查手段，使得盲目诊断和临床决策进一步增加了出血性创伤患者和ATC治疗的不确定性。在精准医疗和个体化治疗越来越重要的时代，

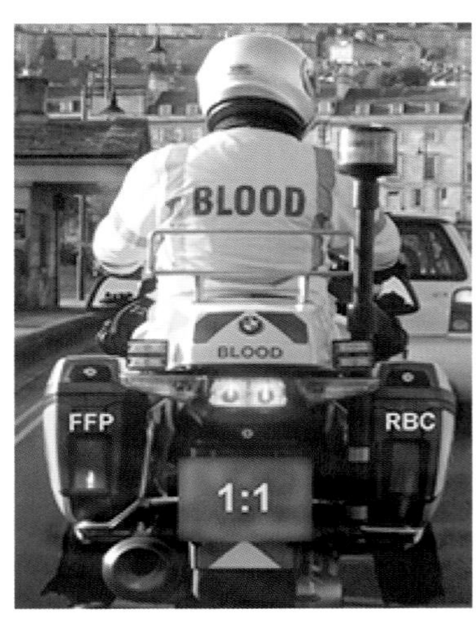

图20-1 根据“损害控制复苏”（DCR）原则，大多数目前的治疗概念集中于以经验预定比例快速输注常规血液制品，例如新鲜冰冻血浆（FFP）和袋装红细胞（pRBC）浓缩物（图片来自Arne Driessen，德国）

业界向此方向迈出的第一步已经取得了一些成果，但就补充凝血因子的类型和数量仍未达成共识[9]。ATC不同表型和机制的识别与研究、其临床表现以及如何快速识别，已被定义为未来10年创伤重症医学研究领域的首要重点[13]。

1 通过凝血酶动力学模型迈出针对性凝血控制的第一步

Menezes等在他们高质量的研究中，向未来目标性干预手段迈出了第一步。他们研究体内控制创伤凝血，根据模型确定的浓度补充血液凝固因子，作为有效的临床干预手段以治疗ATC[14]。与当前尚有些盲目的治疗方法、长周期的实验室检测和纯机械模型模拟相比，这个团队提出了一个简单且具有生物学意义的模型作为替代。一方面，这个模型可以根据血液蛋白因子及时的浓度变化快速预测下游凝血的主要驱动因素，例如组织因子（TF）刺激后的凝血酶浓度。另一方面，该模型还可以评估为纠正其预测的凝血酶动力学障碍所需的额外凝血因子的量。计算模型可作为生物凝血动力学和个体分子及生理学措施之间的中介，形成一套创伤凝血的机械原理，从而更好地为新治疗方法提供思路。迄今为止，现有的模型仍然存在很大的局限性，因为它们未考虑到所有尚未确定的生理学因素，也缺乏关于如何根据出血创伤患者的个体需要调整其输注成分的指导。试图捕获更多影响凝血生理参数的更复杂模型会占用较大内存，而且由于模拟时间更长、复杂性和不确定性增加，其临床适用性受到了限制[15]。

2 基于校准自动血栓图（CAT）的模型

Menezes等建议的模型基于所谓的CAT，是一种以对控制理论分析有用的方式来评估凝血酶动力学系统的方法。血栓图评估血浆中凝血酶的浓度，因此，可作为检测血栓形成止血系统总体功能的测试。CAT检测通过额外添加TF来测量血液样本中凝血酶产生的时间，例如，来自疑伴有ATC的出血性创伤患者的血液样本[16]。为什么凝血酶检测是一个有前景的指标？因为凝血酶被认为是凝血过程的最终产物，负责将纤维蛋白原转化为稳定的纤维蛋白以形成凝血块。凝血系统内的大量（嵌套）反馈回路都直接或间接地受到新出现的凝血酶浓度的影响，使得这种蛋白生成的数量和时间规律成为一种全面双向评估高凝和低凝状态的有力指标。但是与其他测试方法一样，该方法的主要缺点仍然是检测时间过长，即使在检测开始10分钟后提前终止，仍不足以帮助临床医生在快速变化的急性出血性创伤治疗环境中进行决策。由于CAT检测对象是凝血最终产物，因此，在特定患者治疗过程中，该检测不能提示该患者所需补充的凝血因子种类，与其他指标和经验相结合，只能作为预测未来凝血情况的潜在依据。研究所提模型背后的理念是创建一个计算机内动态系统，通过对血液蛋白因子浓度的快速定量分析，及时充分地模拟CAT凝血酶浓度输出模式，通过提供基于模型的动态信息提高当前CAT的临床价值。

3 模型的多步发展

在美国一家创伤中心接受治疗的严重创伤患者的血液样本及蛋白因子被用于测评该凝血酶动力学系统模型。测评通过提高某种蛋白质浓度并评估相应的CAT，以了解该蛋白“致动剂”在凝血控制中的作用。最终，该模型通过原始蛋白浓度准确预测出CAT动力学过程，并引出了一个重要问题，即如何通过添加特定的因子以实现期望达到的CAT轨迹。对此，模型预测转化为对凝血酶动力系统的控制，其分两步提出。首先，样本中增加因子浓度证明了模型预测动力学变化的准确性。其次，考虑到模型方程的线性，浓缩添加剂的预测实现了理想的凝血结果。最终，患者特异性模型通过单输入（例如TF浓度）、单输出（例如凝血酶浓度）和线性时不变动力系统，总结出凝血酶生成的独特动力学过程，在健康人和创伤患者中由迅速可测的相关血液蛋白因子浓度分析其凝血动力学。这种以控制为导向的创伤凝血动力学模型，如果得到进一步完善和验证，可能在临床创伤治疗背景下辅助伴有大量出血和ATC的个体化复苏治疗。

4　需要考虑的注意事项

梅内塞斯等因他们的出色工作受到了业界的称赞和祝贺，他们的成果催生了众多希望与机遇，值得进一步追求和探索。然而，在他们提出的模型中仍有一些注意事项需要考虑。作者称添加凝血因子浓缩物的凝血酶动力学系统具有调节凝血功能的效果。但事实上，出于"实际原因"，只有三个因子，即因子Ⅱ、Ⅷ和Ⅹ被纳入研究，这使得该模型欠缺因子浓度Ⅴ、Ⅶ、Ⅸ的潜在影响。这是值得关注的，因为众所周知rFVIIa通过与暴露的TF结合而启动凝血酶形成[17]。鉴于该系统尚未囊括全部凝血因子，其整体控制凝血酶调节能力的范围和大小无法确定。CAT测量似乎还提示凝血酶生成存在年龄依赖性，但本模型中完全没有涉及[18]。总之，研究给出的方法是非常有价值的，但是缺乏相关的指导方针来通过靶向凝血控制以实现理想的CAT轨迹或序列，该研究应仅被视为成功的"概念验证"。高凝和低凝之间的微妙平衡需要进一步关注，以避免血栓前状态带来的不利影响：诱发缺血和梗死。最后，像所有体外模型一样，它转化到临床领域的过程，包括对体外读数的验证和确认，最终使出血性创伤患者真正受益，仍然是一个挑战。

参考文献

[1] Evans JA, Van Wessem KJ, McDougall D, et al. Epidemiology of traumatic deaths: comprehensive population-based assessment. World J Surg 2010, 34: 158-163.

[2] Schoeneberg C, Schilling M, Hussmann B, et al. Preventable and potentially preventable deaths in severely injured patients: a retrospective analysis including patterns of errors. Eur J Trauma Emerg Surg 2017, 43: 481-489.

[3] Brohi K, Singh J, Heron M, et al. Acute traumatic coagulopathy. J Trauma 2003, 54: 1127-1130.

[4] Maegele M, Lefering R, Yucel N, et al. Early coagulopathy in multiple injury: an analysis from the German Trauma Registry on 8724 patients. Injury 2007, 38: 298-304.

[5] Sihler KC, Napolitano LM. Massive transfusion: new insights. Chest 2009, 136: 1654-1667.

[6] S3 Guideline on Treatment of Patients with Severe and Multiple Injuries, English Version of the German Guideline S3 Leitlinie Polytrauma/Schwerverletzten-Behandlung AWMF Register-Nr. 012/019. Available online: https: //zh.scribd.com/document/331611940/German-Guidelines-S3-Severe-and-Multiple-Injuries-2012-11

[7] Chang R, Cardenas JC, Wade CE, et al. Advances in the understanding of trauma-induced coagulopathy. Blood 2016, 128: 1043-1049.

[8] Rossaint R, Bouillon B, Cerny V, et al. The European guideline on management of major bleeding and coagulopathy following trauma: fourth edition. Crit Care 2016, 20: 100.

[9] Briggs A, Askari R. Damage control resuscitation. Int J Surg 2016, 33: 218-221.

[10] Johnson JL, Moore EE, Kashuk JL, et al. Effect of blood product transfusion on the development of postinjury multiple organ failure. Arch Surg 2010, 145: 973-977.

[11] Khan S, Brohi K, Chana M, et al. Hemostatic resuscitation is neither hemostatic nor resuscitative in trauma hemorrhage. J Trauma Acute Care Surg 2014, 76: 561-567.

[12] Khan S, Davenport R, Raza I, et al. Damage control resuscitation using blood component therapy in standard doses has a limited effect on coagulopathy during trauma hemorrhage. Intensive Care Med 2015, 41: 239-247.

[13] Asehnoune K, Balogh Z, Citerio G, et al. The research agenda for trauma critical care. Intensive Care Med 2017, 43: 1340-1351.

[14] Menezes AA, Vilardi RF, Arkin AP, et al. Targeted clinical control of trauma coagulation through a thrombin dynamics model. Sci Transl Med 2017, 9. pii: eaaf5045.

[15] Luan D, Szlam F, Tanaka KA, et al. Ensembles of uncertain mathematical models can identify network response to therapeutic intervention. Mol Biosyst 2010, 6: 2272-2286.

[16] Hemker HC, Giesen P, AlDieri R, et al. The calibrated automated thrombogram (CAT): a universal routine test for hyper- and hypocoagulability. Pathophysiol Haemost Thromb 2002, 32: 249-253.

[17] Aljamali MN, Kjalke M, Hedner U, et al. Thrombin generation and platelet activation induced by rFVIIa (NovoSeven) and NN1731 in a reconstituted cell-based model mimicking haemophilia conditions. Haemophilia 2009, 15: 1318-1326.

[18] Haindl H, Cimenti C, Leschnik B, et al. Age-dependency of thrombin generation measured by means of calibrated automated thrombography (CAT). Thromb Haemost 2006, 95: 772-775.

译者：郑晓，苏州大学附属第三医院

第二十一章　组蛋白甲基转移酶EZH2的损失诱发急性骨髓性白血病多药耐药

原文标题： Loss of the histone methyltransferase EZH2 induces resistance to multiple drugs in acute myeloid leukemia

原文作者： Göllner S[1], Oellerich T[2,3], Agrawal-Singh S[4], Schenk T[5], Klein HU[6], Rohde C[1], Pabst C[1], Sauer T[7], Lerdrup M[4], Tavor S[8], Stölzel F[9], Herold S[9], Ehninger G[9], Köhler G[10], Pan KT[11], Urlaub H[11,12], Serve H[2,3], Dugas M[6], Spiekermann K[3,13], Vick B[3,14], Jeremias I[3,14], Berdel WE[7], Hansen K[4], Zelent A[15], Wickenhauser C[16], Müller LP[1], Thiede C[9], Müller-Tidow C[1].

[1]Department of Medicine IV, Hematology and Oncology, University Hospital of Halle (Saale), Halle (Saale), Germany; [2]Department of Medicine II, Hematology/Oncology, Goethe University, Frankfurt, Germany; [3]German Cancer Consortium (DKTK), Heidelberg, Germany, and German Cancer Research Center (DKFZ), Heidelberg, Germany; [4]Biotech Research and Innovation Centre and Centre for Epigenetics, University of Copenhagen, Copenhagen, Denmark; [5]Institute of Cancer Research (ICR), Molecular Pathology, London, UK; [6]Institute of Medical Informatics, University Hospital of Münster, Münster, Germany; [7]Department of Medicine A, Hematology and Oncology, University Hospital of Münster, Münster, Germany; [8]Goldyne Savad Institute of Gene Therapy, Jerusalem, Israel; [9]Department of Medicine, Molecular Hematology, University Hospital Carl Gustav Carus, Dresden, Germany; [10]Gerhard Domagk Institute of Pathology, University of Münster, Münster, Germany; [11]Bioanalytical Mass Spectrometry Group, Max Plank Institute for Biophysical Chemistry, Goettingen, Germany; [12]Bioanalytics, Institute for Clinical Chemistry, University Medical Center Göttingen, Germany; [13]Department of Medicine III, University Hospital of Munich, Munich, Germany; [14]Research Unit Gene Vectors, Helmholtz Center Munich, Munich, Germany; [15]Sylvester Comprehensive Cancer Center (UMHC), University of Miami Hospital and Clinics, Miami, Florida, USA; [16]Department of Pathology, University Hospital of Halle (Saale), Halle (Saale), Germany.

刊载信息： Nat Med. 2017 Jan;23(1):69-78. doi: 10.1038/nm.4247

在急性髓性白血病（AML）中，阿糖胞苷（AraC）和蒽环类药物的化疗是其标准治疗方法，但其高耐药率导致患者病死率很高。白血病细胞的耐药机制很大程度上仍不明确。近来，人们发现表观遗传改变可导致化疗耐药。EZH2是多梳抑制复合物2中的一员，其通过对组蛋白H3赖氨酸27的二、三甲基化（H3K27me2/3）来介导转录沉默。探讨EZH2在AML耐药中的机制很可能为其治疗带来新的希望。

我们主要使用MV4-11（长期暴露于增强剂量的多靶蛋白激酶抑制药PKC412培育FLT3-ITD阳性AML细胞株）及MV4-11R（抗PKC412及其他酪氨酸激酶抑制药，对AraC和柔红霉素也具有交叉耐药性）这两种细胞进行对照研究。

通过组织芯片、免疫组化学、qRT-PCR等技术分析124例患者的EZH2蛋白和mRNA水平，我们发现低EZH2蛋白、mRNA表达和AML低生存率显著相关。与EZH2敲除相比较，外显子组测序发现的FLT3 N676K突变以及TP53突变，可产生广泛耐药；且生物发光成像监测发现，在静脉内注射表达萤火虫萤光素酶的MV4~11和EZH2敲除细胞的NSG小鼠中，EZH2敲除小鼠对PKC412处理具有抗性。mRNA微阵列分析发现，MV4-11R细胞中不同簇HOX基因启动子区域的H3K27me3水平均显著降低，导致包括HOXB7和HOXA9在内的几种HOX基因的mRNA和蛋白水平均上调，且TCNA数据显示，EZH2可调节AML中的HOXB7和HOXA9蛋白表达水平并与其mRNA水平呈负相关，敲除HOXB7和HOXA9分别恢复了MV411R细胞和MLL易位阴性AML细胞的药敏性。CDK1依赖的Thr487磷酸化起动EZH2泛素化和降解，通过基于SILAC的质谱分析来表征EZH2-CDK1复合物，在用空载体或突变T487A-EZH2转导的MV4-11R细胞中进行针对Thr487磷酸化EZH2和总EZH2的抗体免疫沉淀，我们发现STIP1（HSP90和HSP70相互作用的衔接蛋白）是MV4-11R细胞中磷酸化EZH2的特异性相互作用分子。co-IP和蛋白印迹分析证实，STIP1和HSP90特异性与MV4-11R细胞中的CDK1-EZH2免疫共沉淀，表明HSP90可稳定MV4-11R细胞中CDK1-EZH2的相互作用。基于质谱的蛋白质相互作用分析发现，耐药细胞中E3连接酶特异性与Thr487磷酸化EZH2结合，且蛋白酶体抑制药硼替佐米处理可稳定EZH2，并部分恢复耐药细胞中的EZH2蛋白水平和药敏性。硼替佐米联合AraC治疗可增加患者EZH2蛋白水平与AraC敏感性，并更迅速地清除原始细胞。

总的来说，AML中EZH2蛋白水平的降低常依赖于EZH2蛋白的翻译后失调，CDK1-HSP90相互作用介导EZH2降低及随后的蛋白酶体降解，构成通过HOX基因表达去遏制的耐药性形成的表观遗传途径，导致预后不良。此机制可由降低CDK1，HSP90或蛋白酶体抑制。

研究表明，AML中EZH2的缺失可诱导多药耐药，且恢复EZH2蛋白水平可提高AML患者药敏性，是克服AML患者治疗抗性的一个可行方法。

总结：张鑫，淮安市第四人民医院

[点 评]

克服急性髓细胞白血病多药耐药的新途径

对细胞毒性药物耐药是急性髓细胞白血病（AML）治疗最主要的障碍之一。既往对AML细胞耐药的了解包括，ABC转运蛋白介导的多药耐药、凋亡途径异常、克隆演化等。Göllner等[1]在发表于*Nature Medicine*的这项研究中提出了AML细胞耐药的新机制。-7/7q-是骨髓增生异常综合征（MDS）和AML最常见的异常之一，组蛋白甲基转移酶编码基因EZH2位于7q36共同缺失区域，被认为是-7/7q-的靶基因之一。EZH2在肿瘤发生机制中扮演着复杂的角色，根据肿瘤类型的不同，可分别行使癌基因或抑癌基因的功能。EZH2突变在MDS及MPN中被认为是失活突变，有较为明确的不良预后意义。但在AML患者中，EZH2的意义不明。

Göllner等在该研究中对此进行了系统深入的研究，发现EZH2表达缺失及其所导致的组蛋白H3K27三甲基化减弱可能是导致AML细胞对细胞毒性药物和酪氨酸激酶抑制药耐药的重要原因。他们首先分析了124例患者的EZH2蛋白和mRNA水平，发现EZH2蛋白表达缺失是不良预后指征，EZH2表达缺失患者的OS、EFS和RFS明显劣于正常组，大约45%的复发AML患者可出现EZH2蛋白表达缺失。AML细胞系、原代细胞和小鼠模型研究进一步显示，EZH2蛋白抑制可诱导AML细胞对化疗药物的耐药。EZH2下调可导致HOX家族基因抑制被解除，在耐药细胞中下调HOXB7和HOXA9基因的表达，可改善耐药细胞对细胞毒性药物和酪氨酸激酶抑制药的敏感性。部分耐药AML细胞系或原代细胞内源性EZH2基因表达缺失的主要机制为CDK1依赖的EZH2蛋白Thr48磷酸化增强，该作用途径可被HSP90稳定，继而通过蛋白酶体导致EZH2蛋白降解。因此，HSP90、CDK1和蛋白酶体抑制药可组织EZH2降解、下调HOX基因表达水平，并恢复药物敏感性。此外，对标准治疗耐药且EZH2表达降低的AML患者对硼替佐米和阿糖胞苷联合治疗有效，可恢复EZH2表达、清除原始细胞。伴有-7/7q-的AML患者预后恶劣，而EZH2基因位于7q36，-7/7q-亦可导致EZH2表达缺失。此外，有报道显示，在10%~15%的AML患者中，RNA剪切基因U2AF1和SRSF2的突变亦可导致EZH2下调，而U2AF1和SRSF2的突变也多提示预后不良。

实际上，蛋白酶体抑制药硼替佐米已在细胞和体内实验中显示了其对AML细胞的有效性，一些临床研究结果也显示蛋白酶体抑制药可协同蒽环类细胞毒性药物或核苷酸类似物，对难治/复发AML患者有一定的治疗效果[2]。此外，亦有研究显示，HSP90抑制药可协同阿糖胞苷治疗AML[3-5]。而CDK1抑制药对AML细胞亦显示了一定的治疗作用[6-8]。该研究结果提示，恢复EZH2蛋白表达，可能是克服AML细胞耐药的可行途径之一，HSP90、CDK1和蛋白酶体抑制药未来可能在AML的诊疗中有重要的潜在治疗价值。上述策略在AML治疗体系中的地位和价值，尚需进一步开展多中心随机临床实验加以明确。

参考文献

[1] Göllner S, Oellerich T, Agrawal-Singh S, et al. Loss of the histone methyltransferase EZH2 induces resistance to multiple drugs in acute myeloid leukemia. Nat Med 2017, 23: 69-78.

[2] Csizmar CM, Kim DH, Sachs Z. The role of the proteasome in AML. Blood Cancer J 2016, 6: e503.

[3] Mesa RA, Loegering D, Powell HL, et al. Heat shock protein 90 inhibition sensitizes acute myelogenous leukemia cells to cytarabine. Blood 2005, 106: 318-327.

[4] Reikvam H, Ersvaer E,Bruserud O. Heat shock protein 90 - a potential target in the treatment of human acute myelogenous

leukemia. Curr Cancer Drug Targets 2009, 9: 761-776.
Reikvam H, Nepstad I, Sulen A, et al. Increased antileukemic effects in human acute myeloid leukemia by combining HSP70 and HSP90 inhibitors. Expert Opin Investig Drugs 2013, 22: 551-563.
[5] Walsby EJ, Lazenby M, Pepper CJ, et al. The HSP90 inhibitor NVP-AUY922-AG inhibits the PI3K and IKK signalling pathways and synergizes with cytarabine in acute myeloid leukaemia cells. Br J Haematol 2013, 161: 57-67.
[6] Xie S, Jiang H, Zhai XW, et al. Antitumor action of CDK inhibitor LS-007 as a single agent and in combination with ABT-199 against human acute leukemia cells. Acta Pharmacol Sin 2016, 37: 1481-1489.
[7] Tibes R, McDonagh KT, Lekakis L, et al. Phase I study of the novel Cdc2/CDK1 and AKT inhibitor terameprocol in patients with advanced leukemias. Invest New Drugs 2015, 33: 389-396.
[8] Weisberg E, Nonami A, Chen Z, et al. Identification of Wee1 as a novel therapeutic target for mutant RAS-driven acute leukemia and other malignancies. Leukemia 2015, 29: 27-37.

作者：陈苏宁，苏州大学附属第一医院

第五部分

泌尿生殖系统重要研究进展

第二十二章　针对前列腺癌ERG基因融合的多肽物抑制药研发

原文标题： Development of Peptidomimetic Inhibitors of the ERG Gene Fusion Product in Prostate Cancer

原文作者： Wang X[1], Qiao Y[2], Asangani IA[2], Ateeq B[3], Poliakov A[2], Cieślik M[2], Pitchiaya S[2], Chakravarthi BVSK[4], Cao X[2], Jing X[2], Wang CX[2], Apel IJ[2], Wang R[2], Tien JC[2], Juckette KM[2], Yan W[2], Jiang H[5], Wang S[6], Varambally S[7], Chinnaiyan AM[8].

[1]Michigan Center for Translational Pathology, University of Michigan, 1400 East Medical Center Drive, 5316 CCGC, Ann Arbor, MI 48109, USA; Department of Pathology, University of Michigan, 1400 East Medical Center Drive, 5316 CCGC, Ann Arbor, MI 48109, USA; Comprehensive Cancer Center, University of Michigan, 1400 East Medical Center Drive, 5316 CCGC, Ann Arbor, MI 48109, USA. [2]Michigan Center for Translational Pathology, University of Michigan, 1400 East Medical Center Drive, 5316 CCGC, Ann Arbor, MI 48109, USA; Department of Pathology, University of Michigan, 1400 East Medical Center Drive, 5316 CCGC, Ann Arbor, MI 48109, USA. [3]Michigan Center for Translational Pathology, University of Michigan, 1400 East Medical Center Drive, 5316 CCGC, Ann Arbor, MI 48109, USA; Department of Pathology, University of Michigan, 1400 East Medical Center Drive, 5316 CCGC, Ann Arbor, MI 48109, USA; Department of Biological Sciences & Bioengineering, Indian Institute of Technology Kanpur, Kanpur 208016, UP, India. [4]Michigan Center for Translational Pathology, University of Michigan, 1400 East Medical Center Drive, 5316 CCGC, Ann Arbor, MI 48109, USA; Department of Pathology, University of Alabama at Birmingham, Birmingham, AL 35233, USA. [5]Department of Biostatistics, University of Michigan, 1400 East Medical Center Drive, 5316 CCGC, Ann Arbor, MI 48109, USA; Center for Computational Medicine and Bioinformatics, University of Michigan, 1400 East Medical Center Drive, 5316 CCGC, Ann Arbor, MI 48109, USA. [6]Michigan Center for Translational Pathology, University of Michigan, 1400 East Medical Center Drive, 5316 CCGC, Ann Arbor, MI 48109, USA; Department of Internal Medicine, University of Michigan, 1400 East Medical Center Drive, 5316 CCGC, Ann Arbor, MI 48109, USA; Comprehensive Cancer Center, University of Michigan, 1400 East Medical Center Drive, 5316 CCGC, Ann Arbor, MI 48109, USA; Department of Pharmacology, University of Michigan, 1400 East Medical Center Drive, 5316 CCGC, Ann Arbor, MI 48109, USA; Department of Medicinal Chemistry, University of Michigan, 1400 East Medical Center Drive, 5316 CCGC, Ann Arbor, MI 48109, USA. [7]Michigan Center for Translational Pathology, University of Michigan, 1400 East Medical Center Drive, 5316 CCGC, Ann Arbor, MI 48109, USA; Department of Pathology, University of Michigan, 1400 East Medical Center Drive, 5316 CCGC, Ann Arbor, MI 48109, USA; Department of Pathology, University of Alabama at Birmingham, Birmingham, AL 35233, USA; Comprehensive Cancer Center, University of Alabama at Birmingham, Birmingham, AL 35233, USA. [8]Michigan Center for Translational Pathology, University of Michigan, 1400 East Medical Center Drive, 5316 CCGC, Ann Arbor, MI 48109, USA; Department of Pathology, University of Michigan, 1400 East Medical Center Drive, 5316 CCGC, Ann Arbor, MI 48109, USA; Howard Hughes Medical Institute, University of Michigan, 1400 East Medical Center Drive, 5316 CCGC, Ann Arbor, MI 48109, USA; Department of Urology, University of Michigan, 1400 East Medical Center Drive, 5316 CCGC, Ann Arbor, MI 48109, USA; Comprehensive Cancer Center, University of Michigan, 1400 East Medical Center Drive, 5316 CCGC, Ann Arbor, MI 48109, USA. Electronic address: arul@umich.edu.

刊载信息： Cancer Cell. 2017 Apr 10;31(4):532-548.e7. doi: 10.1016/j.ccell.2017.02.017.

基因融合是指基因在染色体上发生错位、重组后，而产生新型基因的现象。研究发现，在肿瘤恶性进展中，会出现不同程度的基因融合现象，包括急性淋巴细胞白血病中MLL-Af4融合、脑角质瘤中FGFR3-TACC3融合、鼻腔鼻窦肉瘤中PAX3-MAML3融合等，主要集中在非上皮细胞恶性肿瘤中。Soller MJ最早报道了TMPRSS2-ERG融合发生在前列腺癌的现象，TMPRSS2作为跨膜丝氨酸蛋白酶编码基因，受到雄激素调控。当前列腺癌恶性进展时，雄激素含量出现异常，促进TMPRSS2基因和ERG基因发生重排，导致ERG蛋白过表达，参与有丝分裂和应激状态促进肿瘤形成和进展。课题组通过鉴定了与ERG的DNA结合域特异性相互作用的噬菌体肽，合成ERG抑制肽（EIP），用于特异性结合ERG，结果发现，EIP可影响：①ERG蛋白本身。EIP可降解ERG蛋白，干扰ERG蛋白质–蛋白质相互作用；②ERG蛋白介导的体外生物学行为。EIP能抑制ERG介导的前列腺癌细胞VCap和DU145侵袭能力，同时特异性抑制ERG与靶基因的结合过程，影响ERG介导的转录活性和染色质募集情况；③ERG蛋白介导的体内生物学行为。EIP能抑制小鼠体内肿瘤生长。该研究证明了针对ERG和其他转录因子的肽模拟物具有明显治疗效果。此外，肽类制剂的结构表征和建模、主要化学修饰等方面需进一步深入研究。同样，表征结构–活性关系将有助于确定EIP衍生物与体外更高亲和力的ERG结合。因此，靶向针对转录因子融合基因的肽模拟物，可为前列腺癌等恶性肿瘤提供新的治疗策略和思路。

总结：范博、王琪，大连医科大学附属第二医院

[点 评]

前列腺癌精准治疗的未来——抗ERG治疗

原文标题： The future of prostate cancer precision medicine: anti-ERG therapies

原文作者： Mani Roshan-Moniri, Michael Hsing, Paul S. Rennie, Artem Cherkasov, Michael E. Cox

Vancouver Prostate Centre and the Department of Urologic Sciences, University of British Columbia, Vancouver, Canada

Correspondence to: Michael E. Cox. Vancouver Prostate Centre and the Department of Urologic Sciences, University of British Columbia, Vancouver, British Columbia V6H 3Z6, Canada. Email: mcox@prostatecentre.com; Artem Cherkasov. Vancouver Prostate Centre and the Department of Urologic Sciences, University of British Columbia, Vancouver, British Columbia V6H 3Z6, Canada. Email: acherkasov@prostatecentre.com.

Provenance: This is an invited Editorial commissioned by Section Editor Dr. Peng Zhang (Department of Urology, Zhongnan Hospital of Wuhan University, Wuhan, China).

Comment on: Wang X, Qiao Y, Asangani IA, et al. Development of Peptidomimetic Inhibitors of the ERG Gene Fusion Product in Prostate Cancer. Cancer Cell 2017;31:532-548.e7.

刊载信息： Transl Cancer Res 2017;6(Suppl 7):S1136-S1138. doi: 10.21037/tcr.2017.08.30.

View this article at: http://tcr.amegroups.com/article/view/15472

在男性中，前列腺癌（PCa）作为最常见的非皮肤性恶性肿瘤[1]，主要由雄激素受体（AR）信号通路异常引起。过去二十年里，由于雄激素受体抑制药（ARPIs）不断地研发和更新，使得PCa疾病特异性病死率降低了30%~40%[2]。然而，几乎所有ARPI治疗患者最终会产生耐药性[2-3]，去势抵抗性PCa通常可采用紫杉醇等进行化疗，最终因紫杉醇耐药而导致治疗失败[2-3]。因此，PCa治疗急需寻求和研发新型治疗靶点和药物。

尽管PCa存在疾病异质性，PCa相关特定基因组改变常与疾病发生、发展及转归密切相关[1,3-4]。与转移性去势抵抗性PCa（mCRPC）相关的基因异常现象包括：AR过表达或突变，肿瘤抑制因子（TP53，RB，同源性磷酸酶–张力蛋白PTEN）突变或缺失，引起E26转录因子（ETS）异常表达的显性基因融合，如TMPRSS2-ERG[5-6]，这些异常的融合基因可在多数PCa患者中检测到，被认为PCa最为普遍的基因改变[7]。

ERG属于癌相关ETS转录因子家族成员之一[8-9]，其开放阅读框序列与TMPRSS2的雄激素应答元件发生TMPRSS2-ERG融合，使得AR介导的ERG表达含量出现异常[1]。目前认为，TMPRSS2-ERG基因重排属于PCa发生过程中的早期事件，介导并激活ERG转录过程，促进肿瘤迁移，侵袭和上皮–间质转化，与Gleason评分高、疾病侵袭能力强、预后不良等肿瘤风险指标密切相关[10]。更重要的是，疾病进展期间，ERG表达含量持续异常，可影响PCa对紫杉醇治疗的敏感性。因此，针对ERG靶向治疗将具有重大临床意义[11]。

目前关于TMPRSS2-ERG的研究有许多新进展，但尚无批准的ERG靶向疗法。由于针对ETS因子的药物较为缺乏，针对这些靶点的药物研发，为PCa和其他ETS因子介导的肿瘤治疗方面，提供了新思路和新疗法。如同检测尿液中TMPRSS2-ERG基因融合进行PCa诊断一样[12-13]，ERG靶向药物研发为PCa患者提供“精准医学”治疗手段。在此，我们讨论了密歇根大学Wang等[14]最近发表的《针对PCa ERG基因融合的多肽物抑制药研发》，他们的这个研究为ERG靶向治疗贡献了一份力量。

Wang等利用噬菌体展示随机肽库筛选，发现ERG抑制肽（EIP）可直接结合ERG的DNA结构域（ETS），干扰ERG-ETS结构域/DNA相互作用。ETS结构域和肽类的突变形成，证明了选择性亲和性的相互作用。此外，由于HIV-TAT序列和EIP偶联，保留了细胞穿透肽的ERG-ETS亲和性，表现出核内ERG共定位，抑制了表达ERG的PCa模型的侵袭能力。尽管在多种疾病模型中，逆转录（RI）EIP型号对于血管形成无显著影响，但它们促进ERG降解，降低ERG靶基因表达含量，通过腹腔注射给药可提高药物稳定性，同时对肿瘤生长和转移起到抑制作用。

该研究结果开启了ERG靶向治疗领域的新篇章，使我们对ERG蛋白表达阳性在TMPRSS2-ERG基因融合的PCa患者中的临床应用前景有了更深入的理解。此外，由于其他ETS家族成员在多种类型组织中发挥致癌作用，因此有必要鉴定肽类药物和这些家族成员的亲和性，而选择性靶向肽剂将具有重要价值。关于EIP和ERG-ETS靶点之间的分子相互作用及与DNA结合竞争等细节方面有待进一步探讨。对于后者的突变效能研究，当结合测定未发现活性现象时，需要考虑结构域折叠的差异现象或蛋白质结构的间接变构效应。ERG作为重要调节因子，在软骨形成[15]、造血功能[10]和内皮发育等多种细胞和组织的命运决定和分化过程中发挥作用。令人疑惑的是，血管生成实验发现，强效ERG拮抗药不会对血管产生影响。

综上所述[16-17]，肽类药物作用机制较为复杂，作为治疗制剂应用临床时，具有以下特点：主要包括目标亲和力高、特异性强、毒副作用小等；由于代谢稳定性、溶解性、膜渗透性、输送障碍等因素影响相关候选药物的组织聚集能力，而出现临床应用过程中，代谢较快和药物成本较高的缺点[16]。以ERG为靶点的肽类药物在PCa治疗效果显著，Wang等改善肽类药物在应用过程中的缺点，提供了重要线索和帮助。

此外，专家们正在努力研发小分子ERG拮抗药，作为临床可替代性药物治疗方案。首次报道的小分子ERG抑制药YK-4-279，属于FLI1蛋白拮抗药，FLI1蛋白作为ERG相关同源物，是目前Ewing肉瘤靶向治疗的作用点[18-21]。其衍生物TK216目前正处于1期临床试验中（ClinicalTrials.gov Identifier：NCT02657005）[22]，这将对ETS靶向治疗产生重要影响。

研究表明，经计算机辅助分析靶向作用ERG蛋白的小分子化合物VPC-18005，可直接作用于ERG-ETS结构域，在低微摩尔浓度下干扰ERG转录活性，抑制ERG表达的PCa细胞的转移能力[23]。其他小分子药物包括选择性抑制ERG表达的PCa细胞增殖的ERGi-USU[24]和靶向作用于ETS共有DNA模体，进而阻断EGR-DNA相互作用的杂环二噻吩二脒[25]。

总之，以ERG和其他致癌ETS家族成员为靶点的治疗，为肿瘤精准治疗提供了新思路和前景。目前迫切需要一种新型ERG抑制药（不论是肽类药物还是小分子药剂），用于当前ARPI和化疗等转移性PCa或mCRPC治疗的替代方案。

参考文献

[1] Cancer Genome Atlas Research Network. The Molecular Taxonomy of Primary Prostate Cancer. Cell 2015，163：1011-1025.

[2] Chang AJ，Autio KA，Roach M 3rd，et al. High-risk prostate cancer-classification and therapy. Nat Rev Clin Oncol 2014，11：308-323.

[3] Robinson D，Van Allen EM，Wu YM，et al. Integrative clinical genomics of advanced prostate cancer. Cell 2015，161：1215-1228.

[4] Yadav SS，Li J，Lavery HJ，et al. Next-generation sequencing technology in prostate cancer diagnosis，prognosis，and personalized treatment. Urol Oncol 2015，33：267.e1-e13.

[5] Narod SA，Seth A，Nam R. Fusion in the ETS gene family and prostate cancer. Br J Cancer 2008，99：847-851.

[6] Seth A，Watson DK. ETS transcription factors and their emerging roles in human cancer. Eur J Cancer 2005，41：2462-2478.

[7] Tomlins SA，Rhodes DR，Perner S，et al. Recurrent fusion of TMPRSS2 and ETS tran-scription factor genes in prostate cancer. Science 2005，310：644-648.

[8] Lawlor ER，Sorensen PH. Twenty Years on：What Do We Really Know about Ewing Sarcoma and What Is the Path Forward? Crit Rev Oncog 2015，20：155-171.

[9] Sizemore GM，Pitarresi JR，Balakrishnan S，et al. The ETS family of oncogenic transcription factors in solid tumours. Nat Rev Cancer 2017，17：337-351.

[10] Adamo P，Ladomery MR. The oncogene ERG：a key factor in prostate cancer. Oncogene 2016，35：403-414.

[11] Galletti G，Matov A，Beltran H，et al. ERG induces taxane resistance in castration-resistant prostate cancer. Nat Commun 2014，5：5548.

[12] Sanguedolce F, Cormio A, Brunelli M, et al. Urine TMPRSS2: ERG Fusion Transcript as a Biomarker for Prostate Cancer: Literature Review. Clin Genitourin Cancer 2016, 14: 117-121.

[13] Tomlins SA, Day JR, Lonigro RJ, et al. Urine TMPRSS2: ERG Plus PCA3 for Individualized Prostate Cancer Risk Assessment. Eur Urol 2016, 70: 45-53.

[14] Wang X, Qiao Y, Asangani IA, et al. Development of Peptidomimetic Inhibitors of the ERG Gene Fusion Product in Prostate Cancer. Cancer Cell 2017, 31: 532-548.e7.

[15] Flajollet S, Tian TV, Huot L, et al. Increased adipogenesis in cultured embryonic chondrocytes and in adult bone marrow of dominant negative Erg transgenic mice. PLoS One 2012, 7: e48656.

[16] Marqus S, Pirogova E, Piva TJ. Evaluation of the use of therapeutic peptides for cancer treatment. J Biomed Sci 2017, 24: 21.

[17] Craik DJ, Fairlie DP, Liras S, et al. The future of peptidebased drugs. Chem Biol Drug Des 2013, 81: 136-147.

[18] Winters B, Brown L, Coleman I, et al. Inhibition of ERG Activity in Patient-derived Prostate Cancer Xenografts by YK-4-279. Anticancer Res 2017, 37: 3385-3396.

[19] Rahim S, Minas T, Hong SH, et al. A small molecule inhibitor of ETV1, YK-4-279, prevents prostate cancer growth and metastasis in a mouse xenograft model. PLoS One 2014, 9: e114260.

[20] Rahim S, Beauchamp EM, Kong Y, et al. YK-4-279 inhibits ERG and ETV1 mediated prostate cancer cell invasion. PLoS One 2011, 6: e19343.

[21] Erkizan HV, Kong Y, Merchant M, et al. A small molecule blocking oncogenic protein EWS-FLI1 interaction with RNA helicase A inhibits growth of Ewing's sarcoma. Nat Med 2009, 15: 750-756.

[22] TK216 in Patients With Relapsed or Refractory Ewing Sarcoma. Bethesda (MD): National Library of Medicine (US). 2016. Available online: https: //clinicaltrials.gov/ct2/ show/study/ NCT02657005

[23] Butler MS, Roshan-Moniri M, Hsing M, et al. Discovery and characterization of small molecules targeting the DNA-binding ETS domain of ERG in prostate cancer. Oncotarget 2017, 8: 42438-42454.

[24] Mohamed AA, Xavier CP, Sukumar G, et al. Abstract 1183: Structure-activity studies and biological evaluations of ERGi-USU, a highly selective inhibitor for ERG-positive prostate cancer cells. Cancer Res 2017, 77: Abstract nr 1183.

[25] Nhili R, Peixoto P, Depauw S, et al. Targeting the DNAbinding activity of the human ERG transcription factor using new heterocyclic dithiophene diamidines. Nucleic Acids Res 2013, 41: 125-138.

译者：范博、王琪，大连医科大学附属第二医院

第二十三章　基于智能手机平台进行精液自动化诊断和分析

原文标题： An automated smartphone-based diagnostic assay for point-of-care semen analysis.

原文作者： Kanakasabapathy MK[1], Sadasivam M[1], Singh A[1], Preston C[1], Thirumalaraju P[1], Venkataraman M[1], Bormann CL[2], Draz MS[1], Petrozza JC[2], Shafiee H[3,4]

[1]Division of Engineering in Medicine, Department of Medicine, Brigham and Women's Hospital, Harvard Medical School, Boston, MA 02139, USA; [2]Division of Reproductive Endocrinology and Infertility, Department of Obstetrics and Gynecology, Massachusetts General Hospital, Harvard Medical School, Boston, MA 02114, USA; [3]Division of Engineering in Medicine, Department of Medicine, Brigham and Women's Hospital, Harvard Medical School, Boston, MA 02139, USA. hshafiee@bwh.harvard.edu; [4]Department of Medicine, Harvard Medical School, Boston, MA 02115, USA.

刊载信息： Sci Transl Med. 2017 Mar 22;9(382). doi:10.1126/scitranslmed.aai7863.

男性不育症影响着全球12%的人群，同时与环境因素和医疗条件密切相关。传统人工显微镜检测和计算机辅助精液分析（CASA）是目前诊断男性不育的标准方法。前者需要依赖实验室检查，此外由于工作人员技术水平存在一定差异，对于最终检验结果的准确性难以保证。而后者具有样本用量少、检测速度快、准确性高等特点，可提供精子动力学量化数据，降低手工检测的主观性，其重复性和一致性均优于人工检测。然而CASA仍存在一些不足：当样本中非精液有形成分较多时，对于精子形态和活力的辨别能力较低，分析结果会引起较大误差，需要人工镜检进行验证。研究者开发了一种基于智能手机的自动精液分析仪，主要核心结构包括微流控芯片和光学配件，此外还包括用于存放样品的3D打印盒1个、镜头2个、电池1枚、电子元件和导线若干，总成本约为4.45美元。在进行精子检测时，将少量未处理的精液样品装入微流控装置中，其入口处有一次性毛细管尖端，出口处有橡胶球，以便在微通道中产生负压进行加载样品。吸取样品后，拔除一次性毛细管尖端，将微流控装置插入智能手机光学附件中，用户根据智能手机应用程序进行精子数量及活力等参数分析。研究结果表明：在对350份精液样本的初步临床测试中，研究人员使用了Moto X、Moto G4和LG G4三款手机，发现平均每个样本的检测时间少于5秒钟，根据世界卫生组织（WHO）关于精液参数标准，这种装置检测的准确性高达98%，与CASA准确性相当。与此同时，克服了传统显微镜手动检测与CASA耗时耗力，依赖于实验室等短板。最重要的是，避免了传统精液检测的各种尴尬和不适。随着微控芯片、光学传感器等技术进步，智能手机电子产品普及和软件App兼容性提高，相信智能手机进行远程精液质量检测的构想不再是梦想，不久的将来，会以产品形式服务于世人。

总结：范博、王琪，大连医科大学附属第二医院

[点 评]

精液检测新方法：智能手机和微流控芯片之间巧妙结合

原文标题：Editorial on "An automated smartphone-based diagnostic assay for point-of-care semen analysis"

原文作者：Sarah Coleman Vij, Ashok Agarwal

Department of Urology, Glickman Urologic and Kidney Institute, Cleveland Clinic Foundation, Cleveland, OH, USA

Correspondence to: Ashok Agarwal, PhD. Department of Urology, Glickman Urologic and Kidney Institute, Cleveland Clinic Foundation, 10685 Carnegie Avenue, Cleveland, OH 44106, USA. Email: agarwaa@ccf.org; Sarah Coleman Vij, MD. Department of Urology, Glickman Urologic and Kidney Institute, Cleveland Clinic Foundation, 10685 Carnegie Avenue, Cleveland, OH 44106, USA. Email: vijs@ccf.org.

Provenance: This is a Guest Editorial commissioned by Section Editor Bingrong Zhou, MD, PhD (Department of Dermatology, The First Affiliated Hospital of Nanjing Medical University, Nanjing, China).

Comment on: Kanakasabapathy MK, Sadasivam M, Singh A, et al. An automated smartphone-based diagnostic assay for point-of-care semen analysis. Sci Transl Med 2017;9. pii: eaai7863.

刊载信息：Ann Transl Med 2017;5(24):507. doi: 10.21037/ atm.2017.09.12

View this article at: http://atm.amegroups.com/article/view/16867

精液分析作为评估男性生殖能力的常用方法，借助手段包括人工显微镜和计算机辅助精液分析技术，而后者成本较高，需要的技术较多。相比女性而言，男性不育症患者就诊比例较低[1]，而就医男性患者往往受过高等教育[1]。男性不育症者若不能及时诊断，可能会延长夫妇不孕症治疗过程，导致女性配偶接受过度治疗。男性患者不愿就医的因素之一，是在诊疗过程中，精液样本提取让一些男性患者感到尴尬。因此，我们设想在无需门诊检查情况下，建立一个“家庭”便捷检测平台，筛查异常精液，提供诊断和治疗相关意见，有助于加快不孕症或生殖能力低下患者就诊时间。“男性生殖能力评估”的现有手段主要包括®Fertile Count™和Sperm Check®，通过精子特异性蛋白进行化学标记，间接测量精子浓度，但该方法无法定量评估精子活力或速度，其准确性尚未得到广泛认可。

Su等研发了一种小巧精致的无镜片显微镜，可用于家庭或诊所中，无需在男科实验室进行检查[2]。这种仪器仅需少量精液样本，剩余样本则冷冻保存，然而这需要用户具有一定经验，限制了其广泛应用[2]。智能手机作为一个理想平台，具有普遍使用性、计算功能、互联网功能、高分辨率相机、兼容多种软件等特点[3]。同时，大多数成年人对于智能手机使用非常熟悉，能通过这种手段将检测结果传送至提供商。

手机作为医疗领域中的测试设备，已广泛应用于血液、细菌、生物标志物、病毒等检测中[4-6]。Kobori等报道在智能手机中添加单球型镜头，可增加内置相机的放大倍率，有利于个人计算机对精液样品进行手动计数和评估活力，计算精液浓度、精子活力和活动精子总数，其检测结果与计算机辅助精液分析仪基本一致（$P<0.01$）[3]。Roy等研发的单球显微镜显著优于体积较大、价格昂贵的传统台式显微镜[7]。对于会使用智能手机和计算机的患者，便可在家中进行这种廉

价检测手段。该研究局限性包括样本数目较少，仅为50例患者；需要装置除智能手机之外，尚需计算机；作者尚未针对非专业人士进行重复实验以验证结果。

Kanakasabapathy等介绍了一款精液分析家庭新型设备，包括光学附件和一次性微流体装置（用于处理精液样品）。该装置总成本价格不超过5美元，满足家用测试的低成本需要，无需计算机或台式显微镜等附加设备。对于首次未经培训使用的用户，该装置可识别世界卫生组织规定的1500万/mL精子数量以下的患者，其灵敏度为95.83%（95% CI：85.75~99.49）、特异性97.10%（95% CI：92.74~99.20）[8]。同时，该装置还能准确地评估精子总数、活动精子总数、精子活力、精子直线速度和曲线速度。在目前报道的相关文献中，与步骤烦琐、价格昂贵的计算机辅助精液分析仪相比，该设备具有准确性、易用性、移动服务平台等应用前景。

家用精液分析的主要目标是筛查需要进行男性不育专家诊疗的患者，精液参数正常范围内的男性在受孕期间，不必过早寻求专家帮助。由于精液参数无法准确预测受孕时间，因此可能会出现一些过度诊疗的情况[9]。最后，让年轻男性患者主动就医是很重要的，因为这类人群通常依从性差，而不需转诊可能是年轻患者和医生之间的桥梁。

目前来说，确定可以预测不育症的精液检查相关的特定参数仍存在一定难度。生育和环境纵向调查机构（LIFE）研究了超过500对夫妇的怀孕时间，结果发现：在关于妊娠时间预测的多因素分析中，精液参数无显著统计学意义[9]。另外，在精液分析结果正常的男性中，有15%患者存在不孕情况，而许多精液分析结果异常的男性又可以正常生育[10]。尽管存在一定局限性，精液分析仍然是男性患者生育力评估的基础，被男性不育专家广泛应用于临床。

这些产品主要针对确诊不育者或生育能力低的少精子症者，从而决定是否需要进一步诊治，因为这些患者会在男性不育专家的治疗和干预下，使得病情得到治疗和改善。无论是在家中还是男科检查室，一项完整的生育能力评估包括既往史和体格检查，同时受到精液分析的限制，而此产品作为家庭生育力评估进行推广和销售可能会对患者人群产生一定误导。正如作者所言，他们的产品可用于输精管结扎后筛查，也可用于动物育种，但它不能代替男性不育专家的相关检查。因此，该产品的广告中应澄清这一事实。

世界范围内的某些地区中，男性不育专家数量有限，使得化验结果异常的患者可能没有选择就医，进行优化生育方面的治疗。移动健康技术和虚拟医疗护理的出现，为患者与专家进行会诊和咨询提供便利。但是医生会建议患者进行相应专科检查，其中专科检查和实验室检查可能需要一个男科检查室。尽管存在一些不足，本文作者推荐的产品仍具有全球适用性，未来广泛应用的临床和市场价值值得期待。

参考文献

[1] Datta J, Palmer MJ, Tanton C, et al. Prevalence of infertility and help seeking among 15 000 women and men. Hum Reprod 2016, 31: 2108-2118.

[2] Su TW, Erlinger A, Tseng D, et al. Compact and light-weight automated semen analysis platform using lensfree on-chip microscopy. Anal Chem 2010, 82: 8307-8312.

[3] Kobori Y, Pfanner P, Prins GS, et al. Novel device for male infertility screening with single-ball lens microscope and smartphone. Fertil Steril 2016, 106: 574-578.

[4] Zhu H, Sencan I, Wong J, et al. Cost-effective and rapid blood analysis on a cell-phone. Lab Chip 2013, 13: 1282-1288.

[5] Gallegos D, Long KD, Yu H, et al. Label-free biodetection using a smartphone. Lab Chip 2013, 13: 2124-2132.

[6] Zhu Y, Hu HL, Li P, et al. Generation of male germ cells from induced pluripotent stem cells (iPS cells): an in vitro and in vivo study. Asian J Androl 2012, 14: 574-579.

[7] Roy S, Pantanowitz L, Amin M. Smartphone adapters for digital photomicrography. J Pathol Inform 2014, 5: 24.

[8] World Health Organization. WHO laboratory manual for the examination and processing of human semen. 5th ed. Geneva: World Health Organization, 2010.

[9] Buck Louis GM, Sundaram R, Schisterman EF, et al. Semen quality and time to pregnancy: the longitudinal investigation of fertility and the environment study. Fertil Steril 2014, 101: 453-462.

[10] Nallella KP, Sharma RK, Aziz N, et al. Significance of sperm characteristics in the evaluation of male infertility. Fertil Steril 2006, 85: 629-634.

译者：范博、王琪，大连医科大学附属第二医院

第二十四章　α–硫辛酸抑制胱氨酸尿小鼠胱氨酸结石的形成与进展

原文标题：α-Lipoic acid treatment prevents cystine urolithiasis in a mouse model of cystinuria

原文作者：Zee T[1,2], Bose N[1,2], Zee J[3], Beck JN[1,2], Yang S[2], Parihar J[4], Yang M[5], Damodar S[2], Hall D[2], O'Leary MN[2], Ramanathan A[2], Gerona RR[6], Killilea DW[1,7], Chi T[1], Tischfield J[5], Sahota A[5], Kahn A[2], Stoller ML[1], Kapahi P[1,2]

[1]Department of Urology, University of California, San Francisco, San Francisco, California, USA; [2]Buck Institute for Research on Aging, Novato, California, USA; [3]Arbor Research Collaborative for Health, Ann Arbor, Michigan, USA; [4]Division of Urology, Robert Wood Johnson Medical School, Rutgers University, New Brunswick, New Jersey, USA; [5]Department of Genetics and the Human Genetics Institute of New Jersey, Rutgers University, Piscataway, New Jersey, USA; [6]Department of Obstetrics, Gynecology, and Reproductive Sciences, University of California, San Francisco, San Francisco, California, USA; [7]Nutrition and Metabolism Center, Children's Hospital of Oakland Research Institute, Oakland, California, USA.

刊载信息：Nat Med. 2017 Mar;23(3):288-290.

胱氨酸尿是一种不完全显性的疾病，其主要表现为有缺陷的尿囊回吸收，从而导致了膀胱结石的形成。目前的治疗方案在预防结石复发方面的效果有限，而且疗效通常都是不确切的。我们的研究显示，在Slc3a1-/-小鼠模型中，α-硫辛酸可以通过增加尿囊的溶解性来抑制胱氨酸的形成。这一发现为临床上治疗胱氨酸尿症提供了新的治疗策略。

在美国，肾结石影响了大约9%的人口。肾结石在美国乃至全球范围内其发病率和患病率都在逐渐上升。虽然用于移除肾结石的手术技术已经得到了改善，但是目前很少有预防结石复发的措施。囊性尿是一种罕见的肾石疾病，由SLC3A1和/或SLC7A9基因突变引起，它负责肾近端小管的囊性吸收，具有侵袭性和复发性的胱氨酸的特点。目前可采取的干预措施，是为了防止这些人在这些个体中形成胱氨酸，包括增加液体的摄入量和使用药物化合物来增加尿路的pH值或干扰半胱氨酸的二聚体形成。然而，这些措施对预防结石的影响是有限的，而且药物的作用较差，不良反应也可能是严重的。此外，胱氨酸结石的密度很大，而且大多对外伤性冲击波碎石术有很大的抵抗性，通常需要多次手术才能切除。因此，高复发率和与胱氨酸尿相关的手术负担，加剧了患者肾脏功能减退和慢性肾功能衰竭的风险。

为了解决与胱氨酸尿相关的临床挑战，我们使用了Slc3a1-/-小鼠模型来研究胱氨酸尿石病，以确定能有效抑制结石生成的方法。微电脑断层扫描（CT）分析显示，Slc3a1/小鼠膀胱结石积累的平均速率为1 mm^3每天，我们应用这一方法来评估化合物对其在体内的影响。值得注意的是，服用了一种被批准用于治疗胱氨酸尿的亚硫酸氢硫醇的小鼠，与常规饮食的小鼠相比，结石的生长速率没有显著差异。类似地，用l-胱氨酸二甲基酯（l-cdme）来干预，这是一种被证明对小结石有作用的抑制细胞生长的抑制因子。与正常的小鼠饮食相比，其对胱氨酸结石的生长速度没有显著的影响。为了找出更有效的抑制药，我们评估化合物抑制胱氨酸形成结石基础上的两个标准：①激活抗氧化药反应信号通路来促进谷胱甘肽合成与胱氨酸的胞内吸收，并在体内运输至肾近曲小管；②成功交付的复合肾近端小管和尿液。使用抗氧化药硫氨甲治疗对胱氨酸的生长有轻微的影响。与此相反，我们发现，抗氧化的复合脂酸是一种强烈的结石生长抑制因子，因为用硫辛酸治疗的老鼠比未治疗的老鼠的结石生长率低。

我们对4~7周大的雄性Slc3a1-/-小鼠进行了治疗，即在结石形成之前，进食加入α-硫辛酸（0.5%）的饲料。对照组的Slc3a1-/-小鼠在研究开始的6周内发现了结石，而且结石持续不断地变大，用硫辛酸治疗的小鼠结石形成的时间明显推迟了，石量积累也较慢，并形成较少的石头。此外，α-硫辛酸是一种有效抑制膀胱石生长的抑制因子，因为当使用硫辛酸治疗小鼠时，Slc3a1-/-小鼠的现有结石的生长速度较低。在4周的时间内停用硫辛酸治疗，结石的生长速率跟对照组相近，这表明连续硫辛酸治疗，其对结石抑制的作用是必要的。老鼠摄取的食物加0.5% α-硫辛酸，相当于人的剂量是67 kg成人2 700 mg/d。虽然目前关于α-硫辛酸对人毒性限制的报告还没有，但是我们测试了低剂量的α-硫辛酸是否也能有效抑制Slc3a1-/-小鼠的结石生长。在老鼠饮食中，加入0.1%和0.25%比例的α-硫辛酸，大约相当于人类的540 mg/d和1 350 mg/d的剂量。与没有接受治疗相比，其显著减少了胱氨酸的增长。然而，这些剂量也明显比小鼠饮食中高剂量（0.5%浓度的硫辛酸）的效果显著，因为它们导致生长速度更慢。这表明α-硫辛酸对胱氨酸结石生长的影响是依赖于剂量的。值得注意的是，临床试验评估每天使用α-硫辛酸剂量为600~1 800 mg的治疗没有出现重大的不良反应。

“α-硫辛酸治疗”保护了Slc3a1-/-小鼠的肾脏，使其免受肾损伤和肾积水相关的伤害，很可能是通过阻碍结石的形成起作用的。与没有使用α-硫辛酸治疗的小鼠相比，用α-硫辛酸治疗的Slc3a1-/-小鼠的体重正常，食物和水的摄入量也更大，这表明α-硫辛酸并不能阻止通过厌食的机制形成结石或促进水化作用。此外，在使用α-硫辛酸治疗的小鼠中，尿液pH值与未处理的对照组相比并无显著差异。

根据这些结果和临床观察结果α-硫辛酸改变尿属性，我们检查了α-硫辛酸是否影响胱氨酸在尿中的溶解度。体外循环分析表明，与未接受治疗的小鼠尿液相比，胱氨酸在被治疗的小鼠尿液中更容易溶解。然而，尽管先前的研究已经表明，l-cdme干扰了胱氨酸的晶体生长并改变其形状，但是使用α-硫辛酸治疗并没有改变胱氨酸结石六角形的能力。此外，合成α-硫辛酸对胱氨酸的溶解性没有明显的影响，这表明α-硫辛酸不直接干扰胱氨酸的沉淀。这一结果与我们所知的外源性α-硫辛酸被认为在小鼠和人类中经历了广泛的新陈代谢，包括氧化、硫甲基化、硫氧化和甘氨酸结合，然后被排泄到尿中。这些由尿液中产生的代谢物，可能最终会对Slc3a1-/-小鼠体内的胱氨酸产生作用。需要进一步的研究以确定增加胱氨酸溶解度的α-硫辛酸的特定代谢物，并确定这些产物是如何影响胱氨酸结晶的。

我们在此报告一种新的治疗应用α-硫辛酸，它可以保护小鼠体内的胱氨酸尿样。虽然α-硫辛酸之前被认为是一种潜在的治疗方法，因为它在促进压力激活信号机制方面的有益作用，我们的数据确定了一种新型的α-硫辛酸的功能，这种功能依赖于内分泌的尿胱氨酸溶解度，可能是通过将下游的代谢产物排泄到尿液中。在不引起尿pH变化的情况下，胱氨酸的溶解度增加，而对其他类型的结石（例如，磷酸钙）无影响。事实上，α-硫辛酸是一种广泛使用的营养补充剂，几乎没有不良反应，这使得它与现有药物相比具有潜在的优势，并使其成为对患有膀胱尿症患者特别有吸引力的评估对象。这些发现强调了一种治疗和预防膀胱结石复发的新途径，并对其他类型泌尿结石疾病的治疗方法有一定的指导意义。

总结：马从超，江苏省建湖县人民医院

[点 评]

胱氨酸结石是一种在成人中较为罕见的泌尿系结石（<1%），在儿童结石中的比率较高（10%左右），属常染色体隐性或部分显性遗传的疾病。其复发率高，生长迅速，外科治疗频率高，最终可能导致肾功能衰竭，是当今泌尿外科的一大难题。正常情况下，胱氨酸自由地由肾小球滤过并几乎完全在近曲小管重吸收。胱氨酸尿时，胱氨酸转运缺陷导致尿胱氨酸水平增高。胱氨酸聚集的浓度超过饱和点时导致结晶形成，对胱氨酸结晶过程中影响最大的因素是超饱和，因为尿中没有胱氨酸结晶特异的抑制物质。

α-硫辛酸（抗氧化的复合脂酸）是一种强烈的结石生长抑制因子。研究表明，α-硫辛酸可以通过增加胱氨酸的溶解性来抑制胱氨酸的形成。α-硫辛酸可显著延长胱氨酸结石形成的时间及减少结石量的积累，并且α-硫辛酸抑制胱氨酸结石生长的有效性是呈剂量依赖性的。但是α-硫辛酸的毒性作用以及Slc3a1-/-小鼠的最高及最低有效剂量没有做相关研究。α-硫辛酸很可能是通过抑制结石的形成使其免受肾损伤和肾积水相关的伤害。研究亦表明，α-硫辛酸不直接干扰胱氨酸的沉淀，需要进一步研究明确是何种α-硫辛酸的代谢产物增加胱氨酸的溶解度，并且该代谢产物是通过何种机制途径影响胱氨酸的结晶的。

目前很少有预防胱氨酸结石复发的措施。有许多因素决定着胱氨酸的溶解度，胱氨酸的溶解度随着pH值、离子浓度、尿中大分子含量的变化而变化。然而，这些措施对预防结石的影响是有限的，而且药物的作用较差，不良反应也可能是严重的。因此，寻找一种有效性和安全性均较高的途径是十分必要的。目前尚没有研究表明α-硫辛酸存在毒副作用，其安全性和有效性有待动物实验及临床试验的证实。本研究为进一步研究何种代谢产物通过何种靶向途径影响胱氨酸结晶形成指明了方向，并且可能为胱氨酸结石的诊断提供新的靶点，有望从根本上抑制胱氨酸结石的形成及复发，并为泌尿系统其他类型结石的治疗提供指导。

作者：马从超，江苏省建湖县人民医院

第二十五章　《细胞》——肾透明细胞癌免疫图谱

原文标题：An Immune Atlas of Clear Cell Renal Cell Carcinoma

原文作者：Chevrier S[1], Levine JH[2], Zanotelli VRT[3], Silina K[4], Schulz D[1], Bacac M[5], Ries CH[6], Ailles L[7], Jewett MAS[8], Moch H[9], van den Broek M[4], Beisel C[10], Stadler MB[11], Gedye C[12], Reis B[13], Pe'er D[2], Bodenmiller B[14].

[1]Institute of Molecular Life Sciences, University of Zürich, Winterthurerstrasse 190, 8057 Zürich, Switzerland; [2]Computational and Systems Biology Program, Sloan Kettering Institute, 1275 York Avenue, New York, NY 10065, USA; [3]Institute of Molecular Life Sciences, University of Zürich, Winterthurerstrasse 190, 8057 Zürich, Switzerland; Systems Biology PhD Program, Life Science Zürich Graduate School, ETH Zürich and University of Zürich, 8057 Zürich, Switzerland; [4]Institute of Experimental Immunology, University of Zürich, Winterthurerstrasse 190, 8057 Zürich, Switzerland; [5]Roche Pharma Research and Early Development, Roche Innovation Center Zürich, Wagistrasse 18, 8952 Schlieren, Switzerland; [6]Roche Pharma Research and Early Development, Roche Innovation Center Munich, Nonnenwald 2, 82377 Penzberg, Germany; [7]Department of Medical Biophysics, University of Toronto, Toronto ON M5G 1L7, Canada; Princess Margaret Cancer Center, University Health Network, Toronto ON M5G 1L7, Canada; [8]Princess Margaret Cancer Center, University Health Network, Toronto ON M5G 1L7, Canada; [9]Institute for Surgical Pathology, University Hospital Zürich, Schmelzbergstrasse 12, 8091 Zürich, Switzerland; [10]Department of Biosystems Science and Engineering, ETH Zürich, Mattenstrasse 26, 4058 Basel, Switzerland; [11]Friedrich Miescher Institute for Biomedical Research, Maulbeerstrasse 66, 4058 Basel, Switzerland; Swiss Institute of Bioinformatics, Mattenstrasse 26, 4058 Basel, Switzerland; [12]School of Biomedical Sciences and Pharmacy, Hunter Medical Research Institute, University of Newcastle, Newcastle, NSW 2035, Australia; [13]Roche Pharma Research and Early Development, Pharmaceutical Sciences, Roche Innovation Center Basel, Grenzacherstrasse 124, 4070 Basel, Switzerland; [14]Institute of Molecular Life Sciences, University of Zürich, Winterthurerstrasse 190, 8057 Zürich, Switzerland. Electronic address: bernd.bodenmiller@imls.uzh.ch.

刊载信息：Cell. 2017, 169(4):736-749.e18.

肾透明细胞癌（clear cell renal cell carcinoma，ccRCC）是最为常见的肾细胞癌（RCC）病理亚型，占所有RCC的70%~80%。肿瘤微环境（tumor microenvironment，TME）中包含较多固有及适应性免疫细胞，可调控癌症进展，为潜在的治疗靶点。其中肿瘤相关巨噬细胞（tumor-associated macrophage，TAM）和T细胞是TME的主要组成成分，但是其在ccRCC中的表型特征及临床意义尚不清楚。在该研究中，共纳入了73例ccRCC患者及5例健康志愿者，利用流式质谱仪（mass cytometry）在单细胞水平对组织中不同免疫细胞进行了深度分析。

在350万个检测细胞中，发现T细胞为ccRCC的TME中主要的免疫细胞类型，大约占51%；其次分别为髓系细胞（31%）、自然杀伤细胞（9%）和B细胞（4%）。进一步利用t-SNE和PhenoGraph对T细胞进行表型分析，发现8个$CD4^+$亚型、11个$CD8^+$亚型、1个$CD4^+/CD8^+$亚型及1个$CD4^-/CD8^-$双阴性T细胞亚型，其中$CD4^+/CD8^+$在许多组织中可以检测到，在某些标本中T细胞比例中高达25%。

在$CD8^+$和$CD4^+$ T细胞亚群中均可检测到PD-1阳性细胞。其中，$CD8^+$细胞中PD-1表达最高亚群T-0，同时高表达其他共抑制受体（如Tim-3）、活化标志物如CD38和HLA-DR及共刺激受体ICOS和4-1BB，但是CD127表达较低。T-1亚群与T-0具有相同的表达特征，但是标志物表达水平低一些。其他PD-1⁺亚群（T-7、T-5、T-16、T-9和T-19）不表达Tim-3，而其他标志物如4-1BB、CD38、CTLA-4和OX-40存在差异表达。除了T-16和T-19，其他亚群均表达CD3；流式细胞术及转录组学分析均证实PD-1和CD38的表达相关性。

与T细胞相比，TAM亚群间标志物表达差异较小，因而分类较为困难。为了确保分类更加稳健，课题组开发了全新的分类取样流程，并发现了17中TAM亚型。为了全面探索所有免疫细胞亚群及临床特征之间的关系，研究人员进行了相关分析（correspondence analysis，CA）。其中，最为重要的免疫亚型CA-2包含促肿瘤进展巨噬细胞亚群M-11、M-13和M-5，与患者的无进展生存时间密切相关（HR=7.5，$P=5.5\times10^{-3}$）。

该研究对ccRCC中免疫细胞进行了全面系统探索，发现了17种TAM和22个T细胞亚群及与预后相关的特殊免疫表型。这项研究为免疫治疗提供了有效的标志物及可能的靶点，且该方法不局限于ccRCC，对其他类型肿瘤亦可使用。

总结：贾瑞鹏、葛余正，南京医科大学附属南京医院（南京市第一医院）

[点 评]

肾透明细胞癌（ccRCC）是泌尿系统常见恶性肿瘤[1]。约50%的ccRCC患者在治疗后依然会出现转移，其中仅有不足10%的患者生存期可超过5年。靶向治疗如酪氨酸激酶抑制药仅可缓解疾病进展，而新型免疫检查点抑制药的出现为转移ccRCC的治疗提供了希望[2-3]。

CheckMate-025研究证实，在既往接受过治疗的晚期肾癌患者中，PD-1抗体（nivolumab）相较于依维莫司，可显著延长患者中位生存期（25.8个月 *vs.* 19.7个月）[4]。最近发表的一项3期临床研究证实，nivolumab联合CTLA-4抗体（ipilimumab）治疗相较于sunitinib可显著改善晚期肾癌的预后。中位随访25.2个月后，生存期超过18个月的比例明显增多（75% *vs.* 60%）[5]。但是，我们可以清楚地看到，免疫检查点抑制药并非对所有ccRCC患者有效，反应率仅为20%~30%。而目前广为使用的PD-L1表达水平无法准确预测免疫治疗疗效，因此寻找有效的预测标志物显得尤为迫切[6]。Ste'phane Chevrier等的研究，利用mass cytometry这一强大工具，在单细胞水平系统全面探索了ccRCC中免疫细胞特征，发现了17种TAM和22个T细胞亚群，并发现了CD38可作为T细胞衰竭的新型标志物[7]。这项研究对目前免疫治疗的开展可提供有效预测标志物及未来新型免疫治疗的研究提供可能的靶点。

当然，这项研究也存在一些局限性。首先，研究样本量较小，仅有73例ccRCC患者及5例健康志愿者，不能排除可能的入选偏倚，相关结果仍需更大的样本量进行验证；其次，研究人群是基于欧美白种人，对于存在较大遗传差异的中国人是否适用，目前尚不可知；最后，该项目关注于目前已知免疫细胞亚型，是否存在其他未知的细胞亚型仍不明了。

参考文献

[1] Moch H, Cubilla AL, Humphrey PA, et al. The 2016 WHO Classification of Tumours of the Urinary System and Male Genital Organs-Part A: Renal, Penile, and Testicular Tumours. European urology 2016, 70: 93-105.

[2] Koul H, Huh JS, Rove KO, Crompton Let al. Molecular aspects of renal cell carcinoma: a review. American journal of cancer research 2011, 1: 240-254.

[3] Joseph RW, Chatta G, Vaishampayan U. Nivolumab treatment for advanced renal cell carcinoma: Considerations for clinical practice. Urologic oncology 2017, 35: 142-148.

[4] Motzer RJ, Escudier B, McDermott DF, et al. Nivolumab versus Everolimus in Advanced Renal-Cell Carcinoma. The New England journal of medicine 2015, 373: 1803-1813.

[5] Motzer RJ, Tannir NM, McDermott DF, et al. Nivolumab plus Ipilimumab versus Sunitinib in Advanced Re-nal-Cell Carcinoma. The New England journal of medicine 2018, 378: 1277-1290.

[6] Miao D, Margolis CA, Gao W, et al. Genomic correlates of response to immune checkpoint therapies in clear cell renal cell carcinoma. Science 2018, 359: 801-806.

[7] Chevrier S, Levine JH, Zanotelli VRT, et al. An Immune Atlas of Clear Cell Renal Cell Carcinoma. Cell 2017, 169: 736-749.e18.

作者：王增军，南京医科大学第一附属医院

第二十六章　采用纳米级温敏型水凝胶包裹人心脏干细胞促进心肌梗死小鼠及猪的心脏修复

原文标题：Heart Repair Using Nanogel-Encapsulated Human Cardiac Stem Cells in Mice and Pigs with Myocardial Infarction.

原文作者：Tang J[1,2,3], Cui X[4], Caranasos TG[5], Hensley MT[2,3], Vandergriff AC[2,3], Hartanto Y[4], Shen D[1], Zhang H[4], Zhang J[1], Cheng K[2,3,6]

[1]Department of Cardiology, The First Affiliated Hospital of Zhengzhou University , Zhengzhou, Henan 450052, China; [2]Department of Molecular Biomedical Sciences and Comparative Medicine Institute, North Carolina State University , Raleigh, North Carolina 27607, United States; [3]Department of Biomedical Engineering, University of North Carolina at Chapel Hill & North Carolina State University , Raleigh, North Carolina 27607, United States; [4]School of Chemical Engineering, The University of Adelaide , Adelaide, SA 5005, Australia; [5]Division of Cardiothoracic Surgery, University of North Carolina at Chapel Hill, Chapel Hill, North Carolina 27599, United States; [6]Pharmacoengineering and Molecular Pharmaceutics, Eshelman School of Pharmacy, University of North Carolina at Chapel Hill , Chapel Hill, North Carolina 27599, United States.

刊载信息：ACS Nano. 2017,11(10):9738-9749.

心血管疾病仍是引起死亡的主要原因，且治疗手段有限。其中，心肌梗死可导致心肌的严重损伤，具有发病急、预后差等特点，为有待关注的难题。尽管研究者已经尝试采用不同的方式进行心肌的损伤修复，但治疗效果仍不理想。干细胞治疗是促进组织损伤修复的一种极具潜力的方式之一。然而，移植的干细胞在体内滞留率低下、以及潜在的免疫排斥反应等问题，严重影响了干细胞的治疗效果。研究表明，来源于各种天然聚合物的可注射型水凝胶，如纤维蛋白、胶原、基质胶、壳聚糖等，可用于治疗心肌梗死、改善心脏功能。然而，由于天然的聚合物费用昂贵且各批次之间差异性较大，严重阻碍其临床转化。

在该研究中，来自美国北卡罗来纳州立大学和北卡罗来纳大学教堂山分校的Ke Cheng教授、我国郑州大学第一附属医院的Jinying Zhang教授以及澳大利亚阿德莱德大学的Hu Zhang教授的三方课题组联合研发了一种纳米级温敏型水凝胶，即P（NIPAM-AA）温敏胶，将这种温敏型水凝胶与心脏干细胞结合，进行心肌注射治疗，观察其在心肌梗死心脏中的修复作用。

该研究发现，P（NIPAM-AA）温敏胶在室温下为液态，在体温（37 ℃）环境中则形成一种多孔的水凝胶。基于P（NIPAM-AA）温敏胶的特殊结构，这种廉价的合成水凝胶可以封装包裹心脏干细胞，为其提供良好的生长环境，并且不影响心脏干细胞的活力、增殖能力及生长因子的释放。将温敏型水凝胶包裹的心脏干细胞注射至小鼠或者猪的体内，干细胞在体内的滞留率显著高于单纯干细胞注射组。而且，P（NIPAM-AA）温敏胶还可以隔离心脏干细胞，在一定程度上可避免系统性炎症反应和局部免疫排斥反应的发生。同时，研究中还建立了小鼠和猪的心肌梗死动物模型，进行P（NIPAM-AA）温敏胶包裹的心脏干细胞心肌注射移植。结果证实，P（NIPAM-AA）温敏胶结合心脏干细胞可显著减轻心肌细胞凋亡，促进心肌血管生成，从而减轻心肌纤维化，改善心功能，具有良好的心脏修复作用。

通过采用P（NIPAM-AA）温敏胶封装干细胞的治疗方式可显著地促进心脏干细胞长期有效的发挥心脏修复作用，克服了既往干细胞治疗效率低下的难题。因此，该研究为干细胞移植开辟了新思路，为干细胞的临床转化应用提供了新方法。

总结：贾瑞鹏，周六化，南京医科大学附属南京医院（南京市第一医院）

[点 评]

干细胞在组织损伤修复过程中发挥了重要作用，已成功应用于心脏、肺、中枢神经等组织器官损伤修复的临床试验研究[1-3]。然而，干细胞移植效率低下仍然是影响干细胞治疗效果、制约干细胞广泛临床应用的一个重要原因。为此，研究者们尝试了各种方法以增强干细胞的功能、提高细胞移植效率，包括采用基因转染技术增强干细胞的损伤修复相关基因的表达、应用低氧诱导技术或者特殊材料等提高干细胞的滞留率、增强内源性干细胞的动员等，进而增强干细胞的组织修复作用[4]。

该研究采用了一种特殊的材料，即P（NIPAM-AA），这种材料已被证实可以增强干细胞的增殖和富集，提高干细胞的功能和存活率。研究者将该材料制备成了一种温敏型水凝胶，与心脏干细胞结合后进行体内注射移植，增强干细胞的移植效率，以观察其在心肌梗死导致心脏损伤中的修复作用。研究结果证实，P（NIPAM-AA）温敏胶通过封装包裹心脏干细胞，提高干细胞在体内的滞留率，减轻心肌细胞凋亡，促进心肌血管生成，从而减轻心肌纤维化，改善心功能。此外，研究中同时建立小鼠及猪的急性心肌梗死模型，证明该方法在小动物及大型动物模型中均具有良好的安全性及治疗效果。该研究有效地结合了材料科学与再生医学，充分体现了学科之间的交叉渗透，具有良好的临床转化潜力。

然而，在临床转化之前，仍需要进行大量的研究去证实该水凝胶结合干细胞的临床安全性及治疗效果。首先，该项研究仅进行干细胞移植术后3周内的心功能评价，而对于干细胞滞留率的评价为术后1周的数据，缺乏长期的疗效评价。其次，该研究移植的干细胞数量是否为最合适的细胞量仍有待进一步验证。此外，尽管研究显示该水凝胶具有良好的安全性，但其仍为一种人工合成材料，移植至机体后是否会引起免疫排斥反应，仍需要进行系统的全身安全性评价。最后，该研究主要是针对心肌梗死动物模型进行的心脏损伤修复研究，对于其他脏器如肺、肝、肾等，以及采用其他类型的干细胞移植，是否也具有相似的效果，仍有待相关的研究证实。

总之，该研究在一定程度上解决了当今干细胞移植效率低下的难题，为干细胞移植开辟了新思路，进而有利于干细胞的临床转化应用。

参考文献

[1] Savukinas UB, Enes SR, Sjoland AA, et al. Concise Review: The Bystander Effect: Mesenchymal Stem Cell-Mediated Lung Repair. Stem Cells 2016, 34: 1437-1444.

[2] Behfar A, Crespo-Diaz R, Terzic A, et al. Cell therapy for cardiac repair--lessons from clinical trials. Nat Rev Cardiol 2014, 11: 232-246.

[3] Aboody K, Capela A, Niazi N, et al. Translating stem cell studies to the clinic for CNS repair: current state of the art and the need for a Rosetta stone. Neuron 2011, 70: 597-613.

[4] Pacelli S, Basu S, Whitlow J, et al. Strategies to develop endogenous stem cell-recruiting bioactive materials for tissue repair and regeneration. Adv Drug Deliv Rev 2017, 120: 50-70.

作者：金亮，中国药科大学生命科学与技术学院

第六部分

神经系统重要研究进展

第二十七章　阿尔茨海默病基于生物标志物方面的早期诊断的战略性路线图

原文标题：Strategic roadmap for an early diagnosis of Alzheimer’s disease based on biomarkers

原文作者：Giovanni B Frisoni[b,c], Marina Boccardi[b,h], Frederik Barkhof[j,l,m,o], Kaj Blennow[p,q,r], Stefano Cappa[j,s], Konstantinos Chiotis[t], Jean-Francois Démonet[w], Valentina Garibotto[d], Panteleimon Giannakopoulos[a], Anton Gietl[x], Oskar Hansson[y,aa], Karl Herholz[ab], Clifford R Jack Jr[ac], Flavio Nobili[ad,ae], Agneta Nordberg[t,af], Heather M Snyder[ah], Mara Ten Kate[k], Andrea Varrone[u], Emiliano Albanese[a], Stefanie Becker[n], Patrick Bossuyt[ai], Maria C Carrillo[ah], Chiara Cerami[aj,ak], Bruno Dubois[al], Valentina Gallo[am], Ezio Giacobini[e], Gabriel Gold[f], Samia Hurst[g], Anders Lönneborg[aa], Karl-Olof Lovblad[an], Niklas Mattsson[y,z,aa], José-Luis Molinuevo[aq], Andreas U Monsch[ar], Urs Mosimann[as], Alessandro Padovani[at], Agnese Picco[b,ab], Corinna Porteri[i], Osman Ratib[ao,ap], Laure Saint-Aubert[t], Charles Scerri[au,av], Philip Scheltens[k], Jonathan M Schott[l], Ida Sonni[v,aw], Stefan Teipel[ax,ay], Paolo Vineis[az], Pieter Jelle Visser[k,ba], Yutaka Yasui[bb], Bengt Winblad[af,ag,bc]

[a]Department of Psychiatry, University Hospitals and University of Geneva, Geneva, Switzerland; [b]Laboratory of Neuroimaging of Aging (LANVIE), University Hospitals and University of Geneva, Geneva, Switzerland; [c]Department of Internal Medicine, University Hospitals and University of Geneva, Geneva, Switzerland; [d]Nuclear Medicine and Molecular Imaging Division, University Hospitals and University of Geneva, Geneva, Switzerland; [e]Department of Internal Medicine, University Hospitals and University of Geneva, Geneva, Switzerland; [f]Service of Geriatrics, Department of Internal Medicine Rehabilitation and Geriatrics, University Hospitals and University of Geneva, Geneva, Switzerland; [g]Institute for Ethics, History, and the Humanities, University Hospitals and University of Geneva, Geneva, Switzerland; [h]Laboratory of Alzheimer Neuroimaging and Epidemiology (LANE), IRCCS S Giovanni di Dio–Fatebenefratelli, Brescia, Italy; [i]Bioethics Unit, IRCCS S Giovanni di Dio–Fatebenefratelli, Brescia, Italy; [j]Department of Radiology and Nuclear Medicine, VU University Medical Centre, Amsterdam, Netherlands; [k]Department of Neurology, Alzheimer Centre, VU University Medical Centre, Amsterdam, Netherlands; [l]Institute of Neurology, University College London, London, UK; [m]Institute of Healthcare Engineering, University College London, London, UK; [n]Alzheimer's Switzerland, Yverdon-les-Bains, Switzerland; [o]European Society of Neuroradiology, Zurich, Switzerland; [p]Institute of Neuroscience and Physiology, Department of Psychiatry and Neurochemistry, Sahlgrenska Academy at University of Gothenburg, Gothenburg, Sweden; [q]Clinical Neurochemistry Laboratory, Sahlgrenska University Hospital, Mölndal, Sweden; [r]International Federation of Clinical Chemistry and Laboratory Medicine Working Group for CSF proteins (IFCC WG-CSF), Gothenburg, Sweden; [s]Istituto Universitario di Studi Superiori di Pavia, Pavia, Italy, on behalf of Federation of European Neuropsychological Societies; [t]Department of Neurobiology, Care Sciences and Society, Center for Alzheimer Research, Translational Alzheimer Neurobiology, Karolinska Institutet and Stockholm County Council, Stockholm, Sweden; [u]Department of Clinical Neuroscience, Centre for Psychiatry Research, Karolinska Institutet and Stockholm County Council, Stockholm, Sweden; [v]PET Centre, Department of Clinical Neurosciences, Karolinska Institutet and Stockholm County Council, Stockholm, Sweden; [w]Leenards Memory Centre, Department of Clinical Neuroscience, Centre Hospitalier Universitaire Vaudois, Lausanne, Switzerland; [x]Institute for Regenerative Medicine-IREM, University of Zurich Campus Schlieren, Zurich, Switzerland; [y]Memory Clinic, Skåne University Hospital, Lund, Sweden; [z]Department of Neurology, Skåne University Hospital, Lund, Sweden; [aa]Clinical Memory Research Unit, Department of Clinical Sciences Malmö, Lund University, Lund, Sweden; [ab]Division of Neuroscience and Experimental Psychology, University

of Manchester, Manchester, UK; [ac]Department of Radiology, Mayo Clinic, Rochester, MN, USA; [ad]Department of Neuroscience (DINOGMI), University of Genoa, Genoa, Italy; [ae]IRCCS AOU San Martino-IST, Genoa, Italy, on behalf of the European Association of Nuclear Medicine; [af]Department of Geriatric Medicine, Karolinska University Hospital Huddinge, Stockholm, Sweden; [ag]Department of Neurobiology, Care Siences and Society, Centre for Alzheimer Research, Division of Neurogeriatrics, Karolinska Institutet, Huddinge, Sweden; [ah]Alzheimer's Association, Chicago, IL, USA; [ai]Clinical Epidemiology, University of Amsterdam, Amsterdam, Netherlands, on behalf of the European Federation of Laboratory Medicine; [aj]Clinical Neuroscience Department, Vita-Salute San Raffaele University, Milan, Italy; [ak]Division of Neuroscience, San Raffaele Scientific Institute, Milan, Italy; [al]Institut de la Mémoire et de la Maladie d'Alzheimer, Hôpital Pitié Salpêtrière, UPMC University Paris 6, Paris, France; [am]Centre for Primary Care and Public Health, Barts and The London School of Medicine, Blizard Institute, Queen Mary University of London, London, UK; [an]Diagnostic and Interventional Neuroradiology, University Hospital of Geneva, Geneva, Switzerland; [ao]Department of Radiology, University Hospital of Geneva, Geneva, Switzerland; [ap]Division of Nuclear Medicine, University Hospital of Geneva, Geneva, Switzerland; [aq]Barcelona Beta Brain Research Centre, Pasqual Maragall Foundation, Barcelona, Spain; [ar]Memory Clinic, University Centre for Medicine of Ageing, Felix Platter Hospital, Basel, Switzerland; [as]Department of Old Age Psychiatry, University of Bern, Bern, Switzerland; [at]Department of Clinical Neurosciences, Faculty of Medicine, University of Brescia, Brescia, Italy; [au]Department of Pathology, Faculty of Medicine and Surgery, University of Malta, Msida, Malta; [av]Alzheimer Europe, Luxembourg, Luxembourg; [aw]Division of Nuclear Medicine and Molecular Imaging, Stanford University, Standford, CA, USA; [ax]German Center for Neurodegenerative Diseases (DZNE)—Rostock/Greifswald, Rostock, Germany; [ay]Department of Psychosomatic Medicine, University of Rostock, Rostock, Germany; [az]Faculty of Medicine, Imperial College London, London, UK; [ba]Department of Psychiatry and Neuropsychology, School for Mental Health and Neuroscience, Maastricht University, Maastricht, the Netherlands; [bb]St Jude Children's Research Hospital, Memphis, TN, USA; [bc]European Alzheimer's Disease Consortium.

刊载信息： Lancet Neurol 2017; 16: 661–76.

1　背景

生物标志物是一种客观可测量的物质、特性或其他生物过程的参数，可评估疾病风险或预后，并为诊断或监测治疗提供指导。生物标志物通过分析验证、临床验证和临床应用演示的过程进行开发和验证。

病理学是阿尔茨海默病诊断的黄金标准。病理在症状出现之前很多年就开始了。因此，疾病的过程跨越了从无症状到前驱期的连续性，最终进入痴呆阶段；无症状期的个体只能通过生物标志物来识别，但生物标志物是否能预测未来的临床症状尚不清楚。

2　目的

为了加速生物标志物在临床实践中对阿尔茨海默病诊断中的使用，我们提出了阿尔茨海默病生物标志物发展的五阶段框架。每个阶段都有一个或两个主要目标以及几个次要目标，并且这些目标是与结果措施相关的。这个框架要求只有当前面的阶段完成之后，才可以进行特定的阶段。

3　方法

第1阶段：临床前探索性研究。主要目标：①识别潜在有用的生物标志物的线索；②对确定的线索进行排序。

第2阶段：阿尔茨海默病病理的临床分析发展。主要目标：①评估真实阳性和假阳性结果的频率或ROC曲线，并评估其是否具备辨别阿尔茨海默病的能力。次要目标：①优化实验程序以及它们在实验室和实验室之间的可重复性；②在非侵入性方法收集的临床标本中，确定在组织中进行的第1期生物标志物测量与第2阶段研究中所做的测量之间的关系；③评估与可控制的生物标志物状态或控制浓度(如健康个体)相关的变量（如性别和年龄）；④评估变量，特别是与生物标记状态或水平相关的疾病特征。

第3阶段：使用资料库中可用的纵向数据的回溯性研究。主要目标：①评估生物标志物检测早期疾病的能力；②为第4阶段的准备工作确定一个筛选试验的标准。次要目标：①在临床诊断前探讨协变量对生物标志物的鉴别能力的影响；②比较生物标志物，以选择最有希望的；③基于生物标志物的组合，开发出可能产生阳性结果的算法；④如果重复测试对第4阶段有意义，确定生物标志物测试之间的要求区间。

第4阶段：前瞻性诊断准确性研究。主要目标：①通过计算阳性和假阳性检测的频率来确定临床设定的核心生物标志物的准确性。次要目标：①描述生物标志物检测到的疾病的特征，特别是早期发现的潜在利益；②评估实施病例发现方案的可行性，并可能使个体符合积极的试验结果，以便制订工作时间表和治疗建议；③对生物标志物检测对疾病相关成本和病死率的影响进行初步评估；④监测疾病的临床诊断，但不通过生物标志物检测。

第5阶段：减少疾病负担的研究。主要目标：①评估与生物标志物检测相关的死亡率、发病率和致残率。次要目标：①获得有关生物标志物检测和治疗费用的信息，以及每一生命保存或获得的质量调整生命年；②在不同的设置中评估对测试和工作的依从性；③比较不同的生物标志物检测协议，对试验阳性个体不同的治疗方法对病死率、成本或两者的影响。

4　结果

一些核心生物标记已经得到了不同程度的验证，这些核心标志物中没有一个有第5阶段证据，只有第4阶段证据可初步用于氟脱氧葡萄糖PET成像和脑脊液生物标志物。一些最早的生物标志物包括神经心理学、内侧颞叶萎缩、18-氟脱氧葡萄糖PET成像、PET淀粉样成像、tau蛋白PET成像以及生物标志物的组合。

总结：沈冬，江苏省江阴市人民医院

[点 评]

利用生物标志物早期诊断阿尔茨海默病的战略路线

阿尔茨海默病（Alzheimer's disease，AD）是一种以进行性认知功能障碍和行为改变为主要表现的神经退行性疾病，是老年期痴呆的最常见类型。除非能够找到突破性的疗法，否则到2030年时，85岁以上人口中每2~3人就将有1名AD患者。即使一个人能逃过该病，他的亲朋好友中几乎一定会有AD患者。近期多项以β-淀粉样蛋白为靶点的药物三期临床试验宣告失败，其主要原因之一可能为干预时机过晚。因此，寻找能用于早期AD诊断的生物标志物显得尤为重要。

目前用于诊断AD的生物标志物主要有神经影像（即MRI和PET）和脑脊液指标，可以评估AD功能受损、神经元丢失和蛋白质沉积。然而，这些生物标志物的临床应用价值并没有得到彻底的验证，这也阻碍了其在临床的广泛应用及医保机构对这些生物标志物检测的报销。为了促进尽早进入临床应用，近期有学者们[1]参考癌症生物标志物的方法提出了一个针对AD的生物标志物五阶段战略路线。

第1阶段：临床前探索性研究。主要目标：①识别潜在有用的生物标志物的线索；②对确定的线索进行排序。第2阶段：AD病理的临床分析。主要目标：评估真阳性和假阳性结果的频率或ROC曲线，并评估其是否具备辨别AD患者的能力。第3阶段：使用资料库数据回顾性研究。主要目标：①评估生物标志物检测早期疾病的能力；②为第4阶段的准备工作确定一个筛选试验的标准。第4阶段：前瞻性诊断准确性研究。主要目标：通过计算阳性和假阳性检测的频率来确定临床设定核心生物标志物的准确性。第5阶段：减少疾病负担的研究。主要目标：评估与生物标志物检测相关的病死率、发病率和致残率。

这篇文章提出了诊断AD的5个战略性步骤，这项战略的提出非常重要。研究显示，脑脊液Aβ42和Tau蛋白仍是AD诊断的病理生理标志物。淀粉样蛋白的积累在痴呆症状出现前几十年就已经开始，但是这种蛋白质不能可靠地用作预测性生物标志物，因为并不是所有的轻度认知障碍患者都会发展为AD。因此，在今后的早期诊断及药物研发，需要结合多个生物标志物的检测来开展。而通过该战略路线经过核实和临床试验后，能够选出一套生物标志物进入临床试验，希望未来可以开发出公众期待已久的诊断芯片或综合算法。检测它们对早期AD的诊断预测能力。最终，通过该战略路线产生的综合生物标志物用于指导临床实践，减轻AD疾病负担。

参考文献

[1] Frisoni GB, Boccardi M, Barkhof F, et al. Strategic roadmap for an early diagnosis of Alzheimer's disease based on biomarkers. Lancet Neurol 2017, 16: 661-676.

作者：朱武生，东部战区总医院

第七部分

技术创新转化研究进展

第二十八章　个性化的RNA 突变体疫苗增强癌症的特异性治疗免疫

原文标题： Personalized RNA mutanome vaccines mobilize poly-specific therapeutic immunity against cancer

原文作者： Sahin U[1,2,3], Derhovanessian E[1], Miller M[1], Kloke BP[1], Simon P[1], Löwer M[2], Bukur V[1,2], Tadmor AD[2], Luxemburger U[1], Schrörs B[2], Omokoko T[1], Vormehr M[1,3], Albrecht C[2], Paruzynski A[1], Kuhn AN[1], Buck J[1], Heesch S[1], Schreeb KH[1], Müller F[1], Ortseifer I[1], Vogler I[1], Godehardt E[1], Attig S[2,3], Rae R[2], Breitkreuz A[1], Tolliver C[1], Suchan M[2], Martic G[2], Hohberger A[3], Sorn P[2], Diekmann J[1], Ciesla J[4], Waksmann O[4], Brück AK[1], Witt M[1], Zillgen M[1], Rothermel A[2], Kasemann B[2], Langer D[1], Bolte S[1], Diken M[1,2], Kreiter S[1,2], Nemecek R[5], Gebhardt C[6,7], Grabbe S[3], Höller C[5], Utikal J[6,7], Huber C[1,2,3], Loquai C[3], Türeci Ö[8]

[1]Biopharmaceutical New Technologies (BioNTech) Corporation, An der Goldgrube 12, 55131 Mainz, Germany; [2]TRON-Translational Oncology at the University Medical Center of Johannes Gutenberg University gGmbH, Freiligrathstraße 12, 55131 Mainz, Germany; [3]University Medical Center of the Johannes Gutenberg University, Langenbeckstraße 1, 55131 Mainz, Germany; [4]EUFETS GmbH, Vollmersbachstraße 66, 55743 Idar-Oberstein, Germany; [5]Medical University of Vienna, Spitalgasse 23, 1090 Vienna, Austria; [6]German Cancer Research Center (DKFZ), Im Neuenheimer Feld 280, 69120 Heidelberg, Germany; [7]University Medical Center Mannheim, Heidelberg University, Theodor-Kutzer-Ufer 1-3, 68135 Mannheim, Germany; [8]CI3 - Cluster for Individualized Immunointervention e.V, Hölderlinstraße 8, 55131 Mainz, Germany.

刊载信息： Nature.2017;547(7662):222-226.

德国美因茨约翰尼斯·古腾堡大学医学中心和BioNTech公司的Ugur Sahin教授和合作者们首次报告了应用在人体的一种以RNA为基础的个性化疫苗治疗方案。该疫苗通过作用于一类叫作“新抗原表位”的癌症抗原发挥作用，共有13位黑色素瘤患者参与了这次试验。结果表明，在所有的患者中，这种疫苗都增强了患者对抗体内特定肿瘤抗原的免疫性。在两名患者中，出现了因为疫苗而产生的T细胞进入肿瘤的浸润现象。有8名患者在23个月里都没有出现肿瘤复发；5名患者在接受“新抗原表位”疫苗接种前出现肿瘤复发；两名患者在接受疫苗接种后出现客观应答（肿瘤缩小）；一名患者在接受“新抗原表位”疫苗的序贯治疗和抗PD-1治疗后，肿瘤完全消退。

总结：奚松阳，镇江市中西医结合医院

[点 评]

对于针对转移性黑色素瘤的个性化疫苗的不同观点

原文标题： To each his own: a personalized vaccine for metastatic melanoma

原文作者： Annalisa Chiocchetti[1], Giuseppe Cappellano[2], Umberto Dianzani[1]

[1]Department of Health Sciences, Interdisciplinary Research Center of Autoimmune Diseases, University of Piemonte Orientale, Novara, Italy; [2]Department of Dermatology, Venereology and Allergology, Medical University of Innsbruck, Innsbruck, Austria

Correspondence to: Annalisa Chiocchetti. Department of Health Sciences, Interdisciplinary Research Center of Autoimmune Diseases, University of Piemonte Orientale, Novara, Italy. Email: annalisa.chiocchetti@med.uniupo.it. Provenance: This is a Guest Editorial commissioned by Section Editor De-Tao Yin (Department of Thyroid Surgery, The First Affiliated Hospital of Zhengzhou University, Zhengzhou, China).

Comment on: Sahin U, Derhovanessian E, Miller M, et al. Personalized RNA mutanome vaccines mobilize poly-specific therapeutic immunity against cancer. Nature 2017;547:222-6.

刊载信息： Gland Surg 2017. doi: 10.21037/gs.2017.11.03

View this article at: http://gs.amegroups.com/article/view/17354

个性化肿瘤学也被称为精准癌症医学，其主要目标是针对每个患者的基因图谱和其癌细胞进行最有效的治疗。即使是属于同一类型的肿瘤，长期以来都被认为具有不同的、高度可变的基因图谱，这在癌症的发展过程中是不可避免的。这反过来又会导致抗肿瘤治疗效果的降低和剂量调整带来的毒性增加。因此，在这一背景下，基因组指导治疗不仅提高了治疗成功率，而且对减少潜在的药物不良反应也有显著的贡献[1]。

肿瘤细胞的抗原性和免疫原性的高变异性以及异质的个体间免疫反应对肿瘤免疫治疗的影响越来越大。最重要的是，精准抗癌药物对高度突变和免疫原性的癌症如黑色素瘤的诊治带来帮助。根据美国癌症协会（ACS）的数据，2017年将有87 000例新的黑色素瘤病例被诊断出来[2]，欧洲也有类似的趋势[3]，这表明这种癌症的发病率正在迅速增加。黑色素瘤的标准治疗方案包括手术、放疗和化疗，但是疗效不佳。最近，取得了可喜的成果，新型免疫治疗可通过刺激宿主的内源性抗肿瘤的免疫反应，从而导致肿瘤减少和改善临床结果[4]。免疫监视理论制订于20世纪50年代末，认为免疫反应经常监测肿瘤的发展。尽管体内有大量的证据表明，免疫系统可以形成对肿瘤的反应，但关于免疫监视的真正作用究竟是什么一直存在争论。随着不断的研究，发现免疫系统中有着重要的抗肿瘤反应[5]。肿瘤为了逃避免疫监视，可以激活关键免疫检查点，防止自身免疫和调节免疫内稳态。因此，对免疫检查点的封锁是抗肿瘤治疗的主要目标之一。利用各种免疫治疗方法诱发有效的抗肿瘤免疫反应可大致分为两大类。第一组包括非抗原特异性免疫刺激因子，如细胞因子、共刺激分子配体和检查点抑制药。第二组包括抗肿瘤疫苗，它能刺激对选定的肿瘤抗原的免疫反应[6-11]。

Sahin等提出了通过结合生物信息学和测序分析，从单个患者的肿瘤中获得的个体肿瘤新抗原，并利用这些抗原制造个性化疫苗的新型免疫疗法（图28–1）[12-19]。

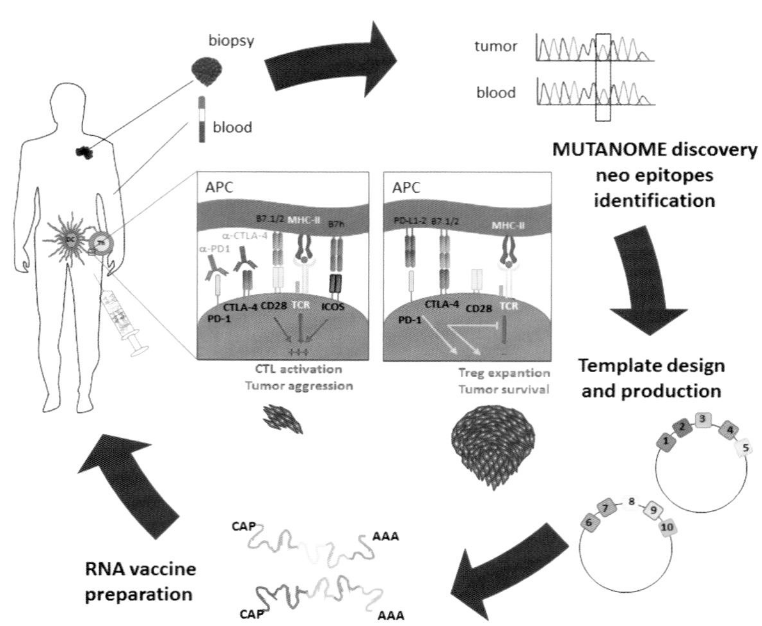

图28–1 描绘了用于获得黑色素瘤治疗的个性化RNA疫苗的生物技术方法

"突变体"是内部肿瘤突变的整体模式，它可通过比较血液和生物样本中的DNA和RNA获得的。基于目前的研究，如果患者被检测到与内源性MHC II类和I类分子具有高亲和性结合，则可选择10种新抗原。将核酸序列设计为能产生与所选择的新抗原相对应的rna编码肽并注入腹股沟淋巴结，在那里它们将被翻译成与MHC分子相关联的肽并呈递给T细胞。这种疫苗接种方法可与检查点抑制药免疫疗法起到协同治疗作用，这样也许可以在打破疫苗新抗原的反应方面起到合作。

他们使用基于"mutanome"（即内部肿瘤突变的整体模式）的个性化RNA疫苗进行了第一次恶性黑色素瘤的人体临床试验。结果表明，这些疫苗可引起广泛的抗肿瘤抗原特异性T细胞反应，并在转移性事件累积率和无进展生存期上取得积极的临床结果。Sahin的研究结果与奥特等发表在《自然》杂志上的一项研究基本一致，作者成功地用相似的多组方法为每个患者选择了20个新抗原[20]。与新抗原相对应的长肽可以与MHC结合，并被用于治疗6个黑色素瘤患者。患者免疫接种后诱导出了一种多功能性和耐久的$CD4^+$和$CD8^+$ T细胞。此外，4例患者在复发25个月后无复发，复发的2例患者对后续的抗PD-1治疗有充分反应，扩增了新抗原特异性T细胞。

综上所述，这两项研究都显示了在人黑色素瘤中进行个性化免疫接种的安全性和可行性，并为使用这种方法治疗其他显示高变异率和高转移潜能的肿瘤铺平了道路。有趣的是，这种疫苗接种方法可能与检查点抑制药免疫疗法协同工作，这种免疫疗法可以在不破坏疫苗新抗原的反应方面进行合作。

参考文献

[1] Sahin U, Derhovanessian E, Miller M, et al. Personalized RNA mutanome vaccines mobilize poly-specific therapeutic immunity against cancer. Nature 2017, 547: 222-226.

[2] Siegel RL, Miller KD, Jemal A. Cancer Statistics, 2017. Available online: http: //onlinelibrary.wiley.com/doi/10.3322/caac.21387/pdf

[3] Ferlay J, Soerjomataram I, Ervik M, et al. GLOBOCAN 2012 v1.0, Cancer Incidence and Mortality Worldwide: IARC CancerBase No. 11. Lyon, France: International Agency for Research on Cancer, 2013. Available online: http: //globocan.iarc.fr

[4] Achkar T, Tarhini AA. The use of immunotherapy in the

treatment of melanoma. J Hematol Oncol 2017, 10: 88.
[5] Dunn GP, Bruce AT, Ikeda H, et al. Cancer immunoediting: from immunosurveillance to tumor escape. Nat Immunol 2002, 3: 991-998.
[6] Callahan MK, Postow MA, Wolchok JD. CTLA-4 and PD-1 Pathway Blockade: Combinations in the Clinic. Front Oncol 2015, 4: 385.
[7] Krummel MF, Allison JP. CD28 and CTLA-4 have opposing effects on the response of T cells to stimulation. J Exp Med 1995, 182: 459-465.
[8] Keir ME, Butte MJ, Freeman GJ, et al. PD-1 and its ligands in tolerance and immunity. Annu Rev Immunol 2008, 26: 677-704.
[9] Redoglia V, Dianzani U, Rojo JM, et al. Characterization of H4: a mouse T lymphocyte activation molecule functionally associated with the CD3/T cell receptor. Eur J Immunol 1996, 26: 2781-2789.
[10] Dianzani C, Minelli R, Gigliotti CL, et al. B7h triggering inhibits the migration of tumor cell lines. J Immunol 2014, 192: 4921-4931.
[11] Dianzani C, Minelli R, Mesturini R, et al. B7h triggering inhibits umbilical vascular endothelial cell adhesiveness to tumor cell lines and polymorphonuclear cells. J Immunol 2010, 185: 3970-3979.
[12] Chen DS, Mellman I. Elements of cancer immunity and the cancer-immune set point. Nature 2017, 541: 321-330.
[13] Hawkins RE, Zhu D, Ovecka M, et al. Idiotypic vaccination against human B-cell lymphoma. Rescue of variable region gene sequences from biopsy material for assembly as single-chain Fv personal vaccines. Blood 1994, 83: 3279-3288.
[14] Lipson EJ, Sharfman WH, Chen S, et al. Safety and immunologic correlates of Melanoma GVAX, a GM-CSF secreting allogeneic melanoma cell vaccine administered in the adjuvant setting. J Transl Med 2015, 13: 214.
[15] González FE, Gleisner A, Falcón-Beas F, et al. Tumor cell lysates as immunogenic sources for cancer vaccine design. Hum Vaccin Immunother 2014, 10: 3261-3269.
[16] Schlake T, Thess A, Fotin-Mleczek M, et al. Developing mRNA-vaccine technologies. RNA Biol 2012, 9: 1319-1330.
[17] Nichols WW, Ledwith BJ, Manam SV, et al. Potential DNA vaccine integration into host cell genome. Ann N Y Acad Sci 1995, 772: 30-39.
[18] Hodis E, Watson IR, Kryukov GV, et al. A landscape of driver mutations in melanoma. Cell 2012, 150: 251-263.
[19] Leiter U, Meier F, Schittek B, et al. The natural course of cutaneous melanoma. J Surg Oncol 2004, 86: 172-178.
[20] Ott PA, Hu Z, Keskin DB, et al. An immunogenic personal neoantigen vaccine for patients with melanoma. Nature 2017, 547: 217-221.

译者：奚松阳，镇江市中西医结合医院

第二十九章　利用磁性纳米粒子的感应加热改进组织冷冻保存

原文标题：Improved tissue cryopreservation using inductive heating of magnetic nanoparticles

原文作者：Manuchehrabadi N[1,2], Gao Z[1,3], Zhang J[4], Ring HL[3,4], Shao Q[1,2], Liu F[1], McDermott M[3], Fok A[5], Rabin Y[6], Brockbank KG[7,8], Garwood M[4,9], Haynes CL[3], Bischof JC[10,2]

[1]Department of Mechanical Engineering, University of Minnesota, Minneapolis, MN 55455, USA; [2]Department of Biomedical Engineering, University of Minnesota, Minneapolis, MN 55455, USA; [3]Department of Chemistry, University of Minnesota, Minneapolis, MN 55455, USA; [4]Center for Magnetic Resonance Research, University of Minnesota, Minneapolis, MN 55455, USA; [5]Minnesota Dental Research Center for Biomaterials and Biomechanics, University of Minnesota, Minneapolis, MN 55455, USA; [6]Department of Mechanical Engineering, Carnegie Mellon University, Pittsburgh, PA 15213, USA; [7]Department of Bioengineering, Clemson University, Clemson, SC 29634, USA; [8]Tissue Testing Technologies LLC, North Charleston, SC 29406, USA; [9]Department of Radiology, University of Minnesota, Minneapolis, MN 55455, USA; [10]Department of Mechanical Engineering, University of Minnesota, Minneapolis, MN 55455, USA. bischof@umn.edu.

刊载信息：Sci Transl Med. 2017 Mar 1;9(379). pii: eaah4586. doi: 10.1126/scitranslmed.aah4586.

玻璃化冷冻法是一种液体发生玻璃化冷冻凝固的动力学过程，可为组织冷冻保存提供许多潜在的好处，包括无限期存储、入库和有利于移植组织匹配。然而到目前为止，想要成功复温保存在冷冻保护液VS55中的组织，必须从1 mL开始进行小体积的对流升温。成功复温需要匀速并快速以减少热机械应力和裂纹，并防止复温相结晶。我们在VS55中使用射频激发的介孔二氧化硅包覆氧化铁纳米粒子实现了1~80 mL样品的可扩展纳米升温技术，并通过傅里叶变换和显微CT等先进成像技术验证了使用VS55和纳米颗粒对猪动脉进行玻璃化冷冻的过程。随后，使用纳米升温技术来对空白对照（1~80 mL）和包括人皮肤成纤维细胞、猪动脉和猪主动脉瓣瓣小叶组织（1~50 mL）在内的生物组织以130 ℃/min的升温速率进行均匀且快速地复温。纳米升温所产生的效果在1~50 mL系统中优于作为金标准的对流增温，同时也优于慢速复温。最后生物力学测试显示，与未经处理的新鲜猪动脉相比，纳米升温后血管长度和弹性模量没有显著的生物力学特性变化。总的来说，这些数据从物理学和生物学上显示了该技术可在更大样本体积上改善玻璃化冷冻低温储存组织的结果。

在移植过程中，组织和器官在从供体的获取到受体的植入期间发生的缺血性损伤是目前器官移植技术需要面临的主要问题之一。低温保存移植器官的最大耐受时间通常为：心、肺4 h，肝、肠、胰8~12 h，肾36 h。在许多情况下，这种时间限制实际上阻碍了受体获得活组织或器官。例如，超过60%的供体心和肺不能移植，部分原因是其低温保存时间超过了最大限制。

生物材料的超低温冷冻和保存为组织和器官的恢复、分配和移植提供了一次潜在的革命。长期组织保存将增加组织和器官利用率，改善短期和长期的移植功能，并以较低的成本提高患者的整体生存率。许多较小的生物系统（如细胞），现在可以成功地通过低温保存或玻璃化冷冻保存。然而更大的生物系统（如组织），因为冰晶形成所造成的损害，在1~4 mol/L浓度的冷冻保护溶液中低温保存往往失败，从而对移植产生不利影响。到目前为止，复温的研究没有跟上组织和器官低温保存的步伐。

建立在前人的低体积理论基础上，我们的研究工作证明：与作为金标准的对流复温相比，纳米粒子加热能提高组织活力，防止大体积冷冻后复温过程中的生理功能障碍。在这里，作者描述了一个新的可扩展的被称为“纳米升温”的技术，即使用氧化铁纳米颗粒加热特性，以更均匀和快速加热大体积的冷冻猪动脉和心脏瓣膜组织。该技术为再生医学作出了显著贡献。冷冻保护液VS55对流冷却可以实现玻璃化冷冻的体积>1 mL，但只有≤3 mL的冷冻保护液VS55可以进行快速对流升温。

为了显示纳米升温的潜力，作者使用了几个组织和从1~80 mL不同的体积系统。作者研究表明，纳米升温对许多生物系统有益，包括1 mL和50 mL体系人真皮成纤维细胞、猪颈动脉、猪心脏瓣膜和猪股动脉。作者还演示了在50~80 mL系统中进行物理放大。作者研究表明，在50 mL体系中，动脉系统玻璃化冷冻后可成功进行纳米升温，而不能进行对流升温。作者还证明了可在50 mL和80 mL体系中以120 ℃/min的升温速率进行纳米升温，而对流升温会出现开裂和脱玻化失败。纳米升温与快速对流变暖生物力学测试表明，在50 mL体系时，纳米升温组织活性优于对流加温，该结果同样也出现在80 mL体系中。纳米升温可适用于高达1 L及以上的体积体系，进行较大的组织和器官的复温。在器官的预处理和/或后处理方面继续取得突破性进展的情况下，进一步改进灌注和玻璃化冷冻流程，以及研究其他可能的技术，最终可能成功实现玻璃化冷冻人体器官。纳米升温可以融合并同这些技术一起帮助实现器官保存。

总结：陈东芹，苏州大学附属第一医院

[点 评]

技术创新促进组织保存

原文标题： Creative technology advances tissue preservation

原文作者： Mandi J. Lopez

Laboratory for Equine and Comparative Orthopedic Research, School of Veterinary Medicine, Louisiana State University, Baton Rouge, LA, USA Correspondence to: Professor Mandi J. Lopez, DVM, MS, PhD. Laboratory for Equine and Comparative Orthopedic Research, School of Veterinary Medicine, Louisiana State University,1909 Skip Bertman Drive, Baton Rouge, LA 70803, USA. Email: mlopez@lsu.edu. Provenance: This is an invited Editorial commissioned by the Section Editor Dr. Mingzhu Gao (Department of Laboratory Medicine, Wuxi Second Hospital, Nanjing Medical University, Wuxi, China).

Comment on: Manuchehrabadi N, Gao Z, Zhang J, et al. Improved tissue cryopreservation using inductive heating of magnetic nanoparticles. Sci Transl Med 2017;9. pii: eaah4586.

刊载信息： Ann Transl Med 2017;5(23):463. doi: 10.21037/ atm.2017.09.08

View this article at: http://atm.amegroups.com/article/view/16783

近20年来，技术进步极大地增加了使用可行的替代物修复受损或病变的组织和器官的选择性。同时，获取、生产及植入这些替代物的技术一直在革新。专业的知识、技能和设施，使之前不敢想象的回复组织功能成为可能。可不幸的是，移植物在供体和受体之间有总的时间限制。这是由于在取得并重新植入时，组织存活有固定的时间窗所致。允许的最大时间窗将限制移植物的短途及长途运输距离。改进组织和器官的保存机制可极大地增加潜在受体源，同时减少损失宝贵的组织供体。

从历史的视角来看，细胞的冷冻保存最早应用于兽医产科学领域[1-2]。用于长途运输保存细胞和卵母细胞的规模很小，而且可能有专门的运输容器。在玻璃化冷冻过程中，高浓度的冷冻保护剂保护下快速冷却，可防止细胞毒性冰晶的形成。该技术是一种可以长期保存细胞和小组织样本的成熟机制。不幸的是，激活或复苏那些被组织包围的细胞回到新陈代谢活跃的状态，目前并没有取得类似的成果。

细胞复苏涉及温度从–160 ℃~37 ℃的过程，包括晶体形成的温度（–15 ℃~60 ℃之间）[3]。包含高渗透性保护剂二甲基亚砜（DMSO）冷冻介质的VS55通过对分子组织产生化学屏障帮助减少冰晶产生。然而，冷冻保护剂并不是完全有效的，尤其是在解冻过程中在有利于结晶的温度停留时间过长的情况下[4]。另一个至关重要的问题是，升温过程必须允许介质和细胞之间进行液体交换，以防止不可逆的膜或细胞器损坏，以及“热休克”的结果[5]。因此，解冻过程是效率（到目标温度的速率）和效果（细胞存活率）的微妙平衡。

作者Manuchehrabadi等在他们的论文中，测试一系列创新技术以方便快速、大规模的组织升温“利用磁性纳米粒子诱导促进愈合组织冷冻保存”[6]。使用纳米加热过程，作者实现可快速复苏的冷冻细胞和组织多达50 mL，该体积比标准的1 mL玻璃化冷冻样品体积更接近组织移植物的体积。存活率与已建立的对流增温相似，并优于慢速解冻。此外，该过程中猪动脉组织的力学性能没有发现能检测到的改变。通过一系列措施，将低射频能量交变磁场与生物相容性氧化铁纳米颗粒创造性地结合在一起，解冻了玻璃化冷冻的细胞和组织，结果表明这种新技术是可行的。这项工作基于以前的一些围绕改进商业性磁性纳米粒子研究的作者的成果，通过在暴露于低射频能量交变磁场冷冻保存液中的磁性纳米粒子产生热量[7-8]。当其暴露于交变磁场，里面材料的磁场弛豫落后于外部磁场。这导致产生磁化反转，其在粒子产生一个相对磁性旋转产生的大量热量（Neel松弛），或作为整体旋转粒子（Brownia松弛）。对于目前的研究，纳米颗粒被覆着结合聚乙二醇和三甲氧基硅烷的介孔二氧化硅壳，可有效地防止颗粒聚集，增加了尺寸均匀性和颗粒在全浓度以及半浓度下的冷冻介质VS55中的溶解度。作者还创建了一个射频感应加热线圈和（15 kW，80 mL，直径为5 cm，4-关闭线圈）系统，该系统与（1 kW，1 mL，1 cm直径，2.5匝线圈）系统比较，可在同一频率下将磁场强度提高3倍。在该研究中，射频感应加热线圈和磁性涂层被用来组织测试，即接下来所要涉及到的优化装载VS55介质和纳米颗粒的组织。

关于VS55中冷冻保护剂DMSO的细胞毒性研究很多[9-10]。长期暴露会加重毒性[11]。优化组织渗透时间和限制代谢活跃的细胞暴露于冷冻保护剂，作者用显微CT确定4 ℃环境中猪颈动脉组织VS55装载率[12]。研究者还用显微CT评估玻璃化冷冻后样品的凝固，这种样品凝固发生在15 ℃/分，其退火步骤仅仅在最低温度前。玻璃化冷冻猪动脉组织使用纳米升温在130 ℃/分的升温速率下仍保持活性，这速率超过了已经建立的VS55的临界升温速率。临界升温速率是特定溶液避免结晶的最大升温速率。因此，前期这些基础工作证实了这样一个概念，即纳米升温增加了VS55临界升温速率，避免样品在快速融化过程中结晶。

在对细胞和组织使用结合聚乙二醇和三甲氧基硅烷的介孔二氧化硅壳和VS55组合之前，研究人员使用一个一维的热传导和热应力的计算机模型测试对流和纳米升温的极限。他们在容器内利用VS55的热特性，容器半径从0.5 cm连续增加到2.5 cm。从体积来看，0.5 cm和2.5 cm的半径容量分别为1 mL和80 mL。使用热应力极限3.5 MPa（材料的临界屈服强度），对流冷却有效半径可高达约1.16 cm，对流升温高达约0.76 cm，纳米升温高达2.50 cm。对流冷却失败一般考虑是冰球形成、析晶或结晶导致了变暖故障。因此，在虚拟模型中使用已建立的值，明确了纳米升温的潜在优势是容积可高达80 mL。人类真皮成纤维细胞被用来测试冷冻保存介质单独或与结合聚乙二醇和三甲氧基硅烷的介孔二氧化硅壳联合对玻璃化冷冻前细胞活力的影响。随后，与慢对流增温相比，纳米升温效果更好。通过赫斯特碘化丙啶活性染色证实，VS55单独荷载或与纳米粒子一起荷载几乎没有影响。同时含有培养基和纳米颗粒的纳米升温后的细胞活力高于含单纯培养基的细胞活力，而两者均高于细胞在冰上缓慢复温或同期在冰VS55溶液中复温。研究中并未发现射频能量暴露对细胞存活率有影响。在细胞装载、冷却和复温技术建立的基础上，该系统1 mL和50 mL容积体系使用猪颈动脉组织进行了测试。结果，通过Alamar蓝检测，冷冻保存介质和纳米颗粒没有影响细胞活力。1 mL的纳米升温的组织细胞活力与新鲜组织相比无显著差异，并且与快速交流升温相比，他们都有细胞活力[13]。所有细胞存活率均高于1 mL慢速对流升温样品。在50 mL的样品体系，纳米升温样品细胞活力与1 mL样品体系纳米升温或快速交流升温的样品细胞活力相当，并且明显比50 mL样品体系的快速交流升温或1 mL样品体系慢速对流升温样品的细胞活力强[14-15]。

作为这一系列序贯研究的最后一步，磁共振成像被用来证实猪颈动脉组织去除纳米颗粒的能力。样品在上样4 h和24 h后进行评估和冲洗。研究结果表明，缓慢升温解冻的样品弹性模量较低，尖端区域短，初始长度长。在Manuchehrabadi等的有关促进组织保持的文章中，作者预计将有可能扩大这项技术，以容纳高达1 L的体积[16]。

总的来说，manuchehrabadi等通过磁性感应加热促进细胞和组织再生对组织器官移植的未来作出了巨大贡献。如前所述，新的发现提出了更多的问题，有助于指导实现的途径。尽管如此，纳米升温通过消除器官获取到移植之间的时间限制，有可能改变组织和器官移植的模式。基于这些重要基础工作为前提，毫无疑问，作者们已经准备好迎接这一挑战。

参考文献

[1] Polge C，Smith AU，Parkes AS. Revival of spermatozoa after vitrification and dehydration at low temperatures. Nature 1949，164：666.

[2] Whittingham DG，Leibo SP，Mazur P. Survival of mouse

embryos frozen to -196 degrees and -269 degrees C. Science 1972, 178: 411-414.

[3] Gao D, Critser JK. Mechanisms of cryoinjury in living cells. ILAR J 2000, 41: 187-196.

[4] Weng LD, Li WZ, Zuo JG, et al. Osmolality and unfrozen water content of aqueous solution of dimethyl sulfoxide. J Chem Eng Data 2011, 56: 3175-3182.

[5] Bakhach J. The cryopreservation of composite tissues: Principles and recent advancement on cryopreservation of different type of tissues. Organogenesis 2009, 5: 119-126.

[6] Manuchehrabadi N, Gao Z, Zhang J, et al. Improved tissue cryopreservation using inductive heating of magnetic nanoparticles. Sci Transl Med 2017, 9. pii: eaah4586.

[7] Etheridge ML, Xu Y, Rott L, et al. RF heating of magnetic nanoparticles improves the thawing of cryopreserved biomaterials. Technology 2014, 02: 229-242.

[8] Hurley KR, Ring HL, Etheridge M, et al. Predictable heating and positive MRI contrast from a mesoporous silica-coated iron oxide nanoparticle. Mol Pharm 2016, 13: 2172-2183.

[9] Liu Y, Xu X, Ma X, et al. Cryopreservation of human bone marrow-derived mesenchymal stem cells with reduced dimethylsulfoxide and well-defined freezing solutions. Biotechnol Prog 2010, 26: 1635-1643.

[10] Scheinkönig C, Kappicht S, Kolb HJ, et al. Adoption of long-term cultures to evaluate the cryoprotective potential of trehalose for freezing hematopoietic stem cells. Bone Marrow Transplant 2004, 34: 531-536.

[11] Fuller BJ. Cryoprotectants: the essential antifreezes to protect life in the frozen state. Cryo Letters 2004, 25: 375-388.

[12] Bischof JC, Mahr B, Choi JH, et al. Use of X-ray tomography to map crystalline and amorphous phases in frozen biomaterials. Ann Biomed Eng 2007, 35: 292-304.

[13] Chen JL, Steele TW, Stuckey DC. Modeling and application of a rapid fluorescence-based assay for biotoxicity in anaerobic digestion. Environ. Sci. Technol 2015, 49: 13463-13471.

[14] Júnior AM, Arrais CA, Saboya R, et al. Neurotoxicity associated with dimethylsulfoxide-preserved hematopoietic progenitor cell infusion. Bone Marrow Transplant 2008, 41: 95-96.

[15] Quimby JM, Webb TL, Habenicht LM, et al. Safety and efficacy of intravenous infusion of allogeneic cryopreserved mesenchymal stem cells for treatment of chronic kidney disease in cats: results of three sequential pilot studies. Stem Cell Res Ther 2013, 4: 48.

[16] Thirumala S, Goebel WS, Woods EJ. Clinical grade adult stem cell banking. Organogenesis 2009, 5: 143-154.

译者：陈东芹，苏州大学附属第一医院

第三十章　利用转录组测序改进孟德尔病的遗传诊断

原文标题：Improving genetic diagnosis in Mendelian disease with transcriptome sequencing

原文作者：Cummings BB[1,2,3], Marshall JL[1,2], Tukiainen T[1,2], Lek M[1,2,4,5], Donkervoort S[6], Foley AR[6], Bolduc V[6], Waddell LB[4,5], Sandaradura SA[4,5], O'Grady GL[4,5], Estrella E[7], Reddy HM[8], Zhao F[1,2], Weisburd B[1,2], Karczewski KJ[1,2], O'Donnell-Luria AH[1,2], Birnbaum D[1,2], Sarkozy A[9], Hu Y[6], Gonorazky H[10], Claeys K[11], Joshi H[5], Bournazos A[4,5], Oates EC[4,5], Ghaoui R[4,5], Davis MR[12], Laing NG[12,13], Topf A[14]; Genotype-Tissue Expression Consortium, Kang PB[7,8], Beggs AH[7], North KN[15], Straub V[14], Dowling JJ[10], Muntoni F[9], Clarke NF[4,5], Cooper ST[4,5], Bönnemann CG[6], MacArthur DG[16,2]

[1]Analytic and Translational Genetics Unit, Massachusetts General Hospital, Boston, MA 02114, USA; [2]Medical and Population Genetics, Broad Institute of Massachusetts Institute of Technology and Harvard, Cambridge, MA 02142, USA; [3]Program in Biological and Biomedical Sciences, Harvard Medical School, Boston, MA 02115, USA; [4]School of Paediatrics and Child Health, University of Sydney, Sydney, New South Wales 2006, Australia; [5]Institute for Neuroscience and Muscle Research, Kids Research Institute, The Children's Hospital at Westmead, Sydney, New South Wales 2145, Australia; [6]Neuromuscular and Neurogenetic Disorders of Childhood Section, Neurogenetics Branch, National Institute of Neurological Disorders and Stroke, National Institutes of Health, Bethesda, MD 20892, USA; [7]Division of Genetics and Genomics, Manton Center for Orphan Disease Research, Boston Children's Hospital, Harvard Medical School, Boston, MA 02115, USA; [8]Division of Pediatric Neurology, Department of Pediatrics, University of Florida College of Medicine, Gainesville, FL 32610, USA; [9]Dubowitz Neuromuscular Centre, University College London Institute of Child Health, London WC1N 1EH, U.K; [10]Division of Neurology, Hospital for Sick Children, Toronto, Ontario M5G 1X8, Canada; [11]Department of Neurology, University Hospitals Leuven and University of Leuven (Katholieke Universiteit Leuven), Leuven 3000, Belgium; [12]Department of Diagnostic Genomics, PathWest Laboratory Medicine, Perth, Western Australia 6009, Australia; [13]Harry Perkins Institute of Medical Research, University of Western Australia, Perth, Western Australia 6009, Australia; [14]John Walton Muscular Dystrophy Research Centre, MRC (Medical Research Council) Centre for Neuromuscular Diseases, Institute of Genetic Medicine, Newcastle University, Newcastle upon Tyne NE1 3BZ, U.K; [15]Murdoch Childrens Research Institute, Royal Children's Hospital, Parkville, Melbourne, Victoria 3052, Australia; [16]Analytic and Translational Genetics Unit, Massachusetts General Hospital, Boston, MA 02114, USA. danmac@broadinstitute.org.

刊载信息：Sci Transl Med. 2017 Apr 19;9(386). pii: eaal5209. doi: 10.1126/scitranslmed.aal5209.

1　研究目的

转录组测序技术用于孟德尔疾病中发现致病变异体的应用价值尚未得到评价。本项研究通过对转录组测序技术在一系列原发肌肉疾病患者中的诊断应用，探讨RNA测序的诊断价值。

2　研究方法

我们从GTEx项目中获得184套骨骼肌RNA测序数据作为参照。患者的肌肉标本由临床医生在2013年3月—2016年6月期间采集。RNA从肌肉标本中提取。RNA测序、RNA序列比对、外显子测序和全基因组测序（WGS）、致病剪接事件的鉴定结果将用于后期分析。其中，GTEx数据由基因型与表型数据库（dbGaP）中下载（(www.ncbi.nlm.nih.gov/gap）。

3 主要结果

在外显子组与基因组分析还未取得分子诊断时，RNA测序则有助于对编码以及非编码变异做出解释，而且能够在患者诊断率方面得到较大提升。本项研究中，在临床亚型以及DNA测序优于强候选基因时，RNA测序的诊断率为66%。相比较而言，通过在患者以及缺失GTEx的对照中对异常剪接事件进行确认，我们能够对WGS或全外显子组测序（WES）中不具有强候选者基因患者的诊断率达到21%。

4 讨论

我们的工作说明，大型多组织转录组数据集，比如，GTEx作为参考便于患者末端拼接或等位基因平衡异常事件的识别。在肌肉疾病中，我们的诊断主要是通过将GTEx骨骼肌RNA-Seq数据集作为参考对异常剪接予以直接识别。我们当前工作的重点在于，对已知肌肉疾病基因中的异常情况进行识别。与全基因相比，神经肌肉疾病基因中公认致病事件出现数量非常低，突出了候选基因列表在该项分析中的优势。对经过筛选确定下来的剪接连接的进一步改进，可能获得较少的候选基因事件，将有利于在新病种基因发现工作的拓展。此外，随着样本量的增加和方法学的改进，RNA测序将被用于确认体细胞变异体，并通过分析表达状态和等位基因失衡来检测上游的调控变异体。获得许多孟德尔疾病的疾病相关组织仍然是使用转录组测序在基因诊断中的一个主要障碍。在这项研究中开发的RNA测序框架，可以适用于能够获取活检的罕见病，如影响心脏、肾脏、肝脏、皮肤以及其他组织的孟德尔疾病。例如，在准备这篇论文期间，RNA测序在线粒体疾病遗传诊断所用成纤维细胞样品中的应用，是在一份未发表预印刊中给予了报道。

另外，本研究开发的框架还可以通过将患者细胞重新分化为诱导多能性干细胞，然后再分化成与疾病有关的组织来进行诊断。在我们的研究中采用了RNA测序诊断，特别是发现了高度复发COL6A1基因，表明其他这样隐蔽的剪接影响变异，可能大大有助于未确诊疾病，这些疾病逃避了外显子组或全基因组分析。

总的来说，这项工作表明，RNA测序是罕见病诊断工具包的一个重要组成部分，它有助于识别已知基因中的新致病变种以及孟德尔病的新机制。

5 结论

这项研究报道了一项转录组测序技术在罕见病诊断中的大规模系统应用。在当前标准诊断方法可能漏诊的情况下，应用该项技术对变异体检测与解释有用。

总结：罗亮，南京医科大学附属无锡第二医院

[点 评]

在罕见疾病中通过RNA测序提高诊断率–理解内含子或剪接变体的旁路障碍

原文标题：Increasing diagnostic yield by RNA-Sequencing in rare disease-bypass hurdles of interpreting intronic or splice-altering variants

原文作者：Dong Li[1], Lifeng Tian[1], Hakon Hakonarson[1,2,3]

[1]Center for Applied Genomics, The Children's Hospital of Philadelphia, Philadelphia, PA, USA; [2]Department of Pediatrics, University of Pennsylvania School of Medicine, Philadelphia, PA, USA; [3]Divisions of Human Genetics and Pulmonary Medicine, The Children's Hospital of Philadelphia, Philadelphia, PA, USA Correspondence to: Hakon Hakonarson, MD, PhD. Center for Applied Genomics, The Children's Hospital of Philadelphia, Abramson Research Building, Suite 1216B, 3615 Civic Center Boulevard, Philadelphia, PA 19104-4318, USA. Email: hakonarson@chop.edu.

Provenance: This is a Guest Editorial commissioned by Section Editor Wan Wang, PhD (Medical Technology School, Xuzhou Medical University, Xuzhou, China).

Comment on: Cummings BB, Marshall JL, Tukiainen T, et al. Improving genetic diagnosis in Mendelian disease with transcriptome sequencing. Sci Transl Med 2017;9.

刊载信息：Ann Transl Med 2018;6(7):126. doi: 10.21037/atm.2018.01.14

View this article at: http://atm.amegroups.com/article/view/18808

全外显子组测序（WES）已被证明是诊断孟德尔疾病的强有力工具。大多数关于WES应用的研究报道，其诊断率为25%~50%[1-4]，仍有大量未确诊病例。结果就出现了各种改善基因诊断的策略。在这方面，定期重新分析外显子组数据已被证明可以鉴定其他致病变异体[5]，将未确诊病例的诊断率提高约10%[6]。全基因组测序（WGS）有可能识别相对较小（<10 Kb）的拷贝数变异（CNV）和复杂的基因组重排，这是基因分型阵列所遗漏的[7-8]。10x基因组学平台允许将条形码序列读数组装成长链DNA片段（大小为50 kb或更大），有助于鉴别CNV与复杂重排[9]。在过去的几十年中，虽然生成大量序列信息的技术呈指数级增长，但完全解释所得变异体的能力却落后了[3]。最近，两项研究报道了利用RNA测序（RNA-Seq）来帮助解释通过WES/WGS在罕见疾病中发现的未知意义变异（VUS），从而提供了新的视野以及提高了分子诊断率[10-11]。

RNA测序（如转录组测序）常规用于传染病的基因表达分析和病原体检测。该技术在理论上也可以通过识别等位基因特异性表达（ASE）的模式，异常剪接（如外显子跳跃或延伸）以及任何给定转录物的上调或下调表达水平来寻找因果变体的优先顺序。已经显示多种机制与ASE相关[12-14]，例如遗传印迹，X失活，截短突变，选择性剪接和由遗传变化诱导的等位基因特异性转录。异常剪接导致疾病的一些值得注意的例子是：①由内含子7中的变体引起的SMN1外显子7的异常剪接导致脊髓性肌萎缩[15]；②多外显子缺失（外显子73~76）的DMD引起的点突变而导致杜氏肌营养不良症[16]。同样，在几个表达数量性状基因座（eQTL）研究[17-19]和RNA-Seq研究中记载的启动子，增强子，内含子或编码区的变体也可能导致异常表达[20]。麦克阿瑟的研究小组整合了受影响肌肉组织的RNA-Seq数据和WES/WGS数据，以确定原发性肌肉疾病的遗传原因[10]，证明可以利用多大的RNA-Seq数据集来探索非编码变体和编码变体的致病相关性。最初的研究表明，RNA-Seq在可靠和经济地鉴定已知和新发疾病基因的致病变异方面，具有实质性潜力。

在最近的一项研究中，Cummings等对63例疑似原发性肌肉疾病患者的肌肉组织进行了RNA-Seq检测，其中13例发现了预计会影响转录的遗传原因（阳性对照），50例无法做出特定的分子诊断[10]。作者指出，对疾病相关的组织进行测序的原因有两层：评估组织依赖性的表达与剪接能力；克服肌肉疾病基因在更容易进入的组织中不能很好地表达的问题。作者使用基因型–组织表达（GTEx）联盟项目相同的方案，对未确诊患者标准临床方案部分活检中获得的患病肌肉样品进行测序。随后他们采用相同的参数/计划来分析数据，寻找患者特有的异常剪接事件、异常基因表达水平以及对偶基因特异性表现（ASE），在与GTEx项目中骨骼肌RNA-Seq样本相匹配的184个质量指标进行比较时，这些都是独一无二的，而且可用作参考。在13位既往做出诊断的患者中，作者可手工确认既往基因组测试中报道的遗传变异所致转录水平变化，随后能够确定参数用于接下来未确诊病例的分析。这样就有了35%的总体诊断率，并且为17位以前未做出基因诊断的患者提供了分子诊断。

着眼于已知的疾病基因，作者主要研究了由编码和非编码致病性变体（如外显子跳跃、外显子延伸、外显子和内含子剪接收益）所致剪接缺陷，并随后通过逆转录聚合酶链式反应（RT-PCR）分析证实了这一发现。首先，作者强调了RNA-Seq在未知意义的变异分类中的价值。在两种情况下，先前确定的剪接位点变异体出现正常剪接被破坏，导致病因分类成为可能。其次，作者发现，由于某些外显子的覆盖范围较浅，WES仅回报了一种病因变异，因此RNA-Seq在发现隐性疾病的第二个等位基因方面具有优势。尽管持续改进的外显子组捕获可能会解决这种问题，RNA-Seq能够检测和评估超出WES分辨率的深层内含子致病变体。尽管WGS可以检测到，但它超出了我们解释的能力。事实上，作者接下来提出了肌营养不良症的深部内含子变异，其中包括3名患有杜氏肌营养不良症或轻度贝克肌营养不良症的患者，这些患者由假外显子导致并破坏了该基因的阅读框架。RNA-Seq还确定了DMD中的三种结构变异，并由WGS证实。RNA-Seq成功地评估了TTN中的错义和RYR1中的同义变体，从而在POMGNT1中产生新的剪接位点和一个同义变体，引起涉及3位患者的外显子跳跃。最后，重复深部内含子致病变体再次创造的新剪接位点在4例患者COL6A1中得以揭示，在4例患者外延诊断后全部呈阴性结果，包括WGS以及临床WES。RT-PCR证实了该变体所致隐藏剪接供体，保留72bp的假外显子导致24个氨基酸框内插入，破坏了COL6A1的保守三螺旋胶原GXY重复序列。因此，这种内含子变体对遗传学尚未确诊的胶原蛋白VI样营养不良组中的27种其他诊断做出了解释。

正如作者所讨论的那样，改变基因表达水平和/或导致ASE的致病变体在疾病发病机制中具有十分重要的意义，揭示这种机制也同样重要。RNA-Seq是否成为罕见疾病诊断的前沿方法仍然未知。然而，作者已经提供了利用更大样本系列中RNA-Seq在确定疾病致病变异体效能方面令人信服的情况，这恰恰是常被WES/WGS所忽略的[10]。

参考文献

[1] Ankala A, da Silva C, Gualandi F, et al. A comprehensive genomic approach for neuromuscular diseases gives a high diagnostic yield. Ann Neurol 2015, 77: 206-214.

[2] Chong JX, Buckingham KJ, Jhangiani SN, et al. The Genetic Basis of Mendelian Phenotypes: Discoveries, Challenges, and Opportunities. Am J Hum Genet 2015, 97: 199-215.

[3] Taylor JC, Martin HC, Lise S, et al. Factors influencing success of clinical genome sequencing across a broad spectrum of disorders. Nat Genet 2015, 47: 717-726.

[4] Yang Y, Muzny DM, Xia F, et al. Molecular findings among patients referred for clinical whole-exome sequencing. JAMA 2014, 312: 1870-1879.

[5] Bhoj EJ, Li D, Harr M, et al. Mutations in TBCK, Encoding TBC1-Domain-Containing Kinase, Lead to a Recognizable Syndrome of Intellectual Disability and Hypotonia. Am J Hum Genet 2016, 98: 782-788.

[6] Wenger AM, Guturu H, Bernstein JA, et al. Systematic

reanalysis of clinical exome data yields additional diagnoses: implications for providers. Genet Med 2017, 19: 209-214.

[7] Biesecker LG, Green RC. Diagnostic clinical genome and exome sequencing. N Engl J Med 2014, 370: 2418-2425.

[8] Dewey FE, Grove ME, Pan C, et al. Clinical interpretation and implications of whole-genome se-quencing. JAMA 2014, 311: 1035-1045.

[9] Spies N, Weng Z, Bishara A, et al. Genome-wide reconstruction of complex structural variants using read clouds. Nat Methods 2017, 14: 915-920.

[10] Cummings BB, Marshall JL, Tukiainen T, et al. Improving genetic diagnosis in Mendelian disease with transcriptome sequencing. Sci Transl Med 2017, 9.

[11] Kremer LS, Bader DM, Mertes C, et al. Genetic diagnosis of Mendelian disorders via RNA sequencing. Nat Commun 2017, 8: 15824.

[12] Li G, Bahn JH, Lee JH, et al. Identification of allele-specific alternative mRNA processing via tran-scriptome sequencing. Nucleic Acids Res 2012, 40: e104.

[13] Massah S, Beischlag TV, Prefontaine GG. Epigenetic events regulating monoallelic gene expression. Crit Rev Biochem Mol Biol 2015, 50: 337-358.

[14] Rivas MA, Pirinen M, Conrad DF, et al. Human genomics. Effect of predicted protein-truncating genetic variants on the human transcriptome. Science 2015, 348: 666-669.

[15] Lorson CL, Hahnen E, Androphy EJ, et al. A single nucleotide in the SMN gene regulates splicing and is responsible for spinal muscular atrophy. Proc Natl Acad Sci U S A 1999, 96: 6307-6311.

[16] Roberts RG, Bobrow M, Bentley DR. Point mutations in the dystrophin gene. Proc Natl Acad Sci U S A 1992, 89: 2331-2335.

[17] Zeng Y, Wang G, Yang E, et al. Aberrant gene expression in humans. PLoS Genet 2015, 11: e1004942.

[18] Zhao J, Akinsanmi I, Arafat D, et al. A Burden of Rare Variants Associated with Extremes of Gene Expression in Human Peripheral Blood. Am J Hum Genet 2016, 98: 299-309.

[19] Pickrell JK, Marioni JC, Pai AA, et al. Understanding mechanisms underlying human gene expression variation with RNA sequencing. Nature 2010, 464: 768-772.

[20] Jain M, Burrage LC, Rosenfeld JA, et al. The incorporation of whole blood and fibroblast RNAseq with whole exome sequencing implicates LZTR1 in a novel syndrome with features of rasopathy and mito-chondrial dysfunction. Presented at the 66th Annual Meeting of The American Society of Human Ge-netics. October 20, 2016. Vancouver, BC, Canada.

译者：马加威，南京医科大学附属无锡第二医院

第三十一章　β细胞自身免疫出现之前婴儿自身抗原反应CD4⁺ T细胞的差异人群

原文标题：A divergent population of autoantigen-responsive CD4$^+$ T cells in infants prior to β cell autoimmunity

原文作者：Heninger AK[1], Eugster A[1], Kuehn D[1], Buettner F[2], Kuhn M[3], Lindner A[1], Dietz S[1], Jergens S[4], Wilhelm C[1], Beyerlein A[4,5], Ziegler AG[4,5,6], Bonifacio E[7,6,8,9]

[1]DFG-Center for Regenerative Therapies Dresden, Carl Gustav Carus Faculty of Medicine, Technische UniversitätDresden, Fetscherstraße 105, 01307 Dresden, Germany; [2]European Molecular Biology Laboratory, European Bioinformatics Institute, Wellcome Trust Genome Campus, Hinxton, Cambridge CB10 1SD, U.K; [3]Institute for Medical Informatics and Biometry, Carl Gustav Carus Faculty of Medicine, Technische Universität Dresden, Fetscherstraße 74, 01307 Dresden, Germany; [4]Institute of Diabetes Research, Helmholtz Zentrum München, and Forschergruppe Diabetes, Klinikum rechts der Isar, Technische Universität München, Ingolstädter Landstraße 1, 85764 Neuherberg, Germany; [5]Forschergruppe Diabetes e.V., Ingolstädter Landstraße 1, 85764 Neuherberg, Germany; [6]German Center for Diabetes Research (DZD e.V.), Neuherberg, Germany; [7]DFG-Center for Regenerative Therapies Dresden, Carl Gustav Carus Faculty of Medicine, Technische UniversitätDresden, Fetscherstraße 105, 01307 Dresden, Germany. ezio.bonifacio@crt-dresden.de; [8]Paul Langerhans Institute Dresden of the Helmholtz Centre Munich at the Carl Gustav Carus Faculty of Medicine, Technische Universität Dresden, Dresden, Germany; [9]Institute for Diabetes and Obesity, Helmholtz Zentrum München, Ingolstädter Landstraße 1, 85764 Neuherberg, Germany.

刊载信息：Sci Transl Med. 2017 Feb 22;9(378). pii: eaaf8848. doi: 10.1126/scitranslmed.aaf8848.

1　研究目的

明确发生β细胞自身免疫的儿童是否在出现自身免疫前的婴儿期就存在自身反应性T淋巴细胞变化。

2　研究方法

我们检测了外周血单核细胞（PBMC）样本，这些样本来源于德国BABYDIET研究，是从具有1型糖尿病家族史和人类淋巴细胞抗原（HLA）易感性的儿童中所收集。样本数由BABYDIET研究中发生β细胞自身免疫儿童的数量所决定。在BABYDIET研究中，同样数量的儿童被作为对照纳入研究，这些儿童在整个随访期中的自身抗体均为阴性。研究组儿童与对照组儿童之间以年龄进行匹配。儿童自身抗体状态以及年龄均对研究者采用盲法屏蔽。

3　主要结果

β细胞反应性记忆CD4$^+$细胞表现与β细胞自身抗体产物之间是同步的。Naïve β细胞抗原反应性CD4$^+$ T细胞在β细胞自身抗体产物缺乏时仍然存在，其基因表达揭示了与随后致敏状态一致的独特集群，而且可以预测细胞自身免疫。Naïve破伤风类毒素反应性CD4$^+$ T细胞的基因表达特性与β细胞自身免疫无关。自身抗原反应性CD4$^+$ T细胞向TH1致敏特征方向转化。

4 讨论

本项研究中，我们对从具有1型糖尿病遗传易感性的儿童婴儿期以及儿童早期所获得的淋巴细胞特征进行了检测。我们明确了β细胞抗原存在不同的Naïve CD4$^+$ T细胞反应，加速了β细胞反应性记忆T细胞以及β细胞自身抗体表现。这种反应可以在6月龄婴儿中观察到。这个发现提示，β细胞自身免疫可能在婴儿前期就已经存在。在这项研究中，儿童在6月龄时既没有自身抗体，也没有记忆β细胞抗原的CD4$^+$ T细胞反应。然而，我们发现在这个年龄段，β细胞抗原应答CD4$^+$ T细胞并未完全启动。CD4$^+$ T细胞不完全启动，因为滤泡型TH（TFH）细胞的分化以及病毒感染的抗原呈递细胞而得到报道。因此，可以想象，这样的微环境中，β细胞抗原可能呈递CD4$^+$ T细胞，并使得免疫系统成为一个潜在的自身反应性状态。本研究的第二个特点是，能够观察到记忆T细胞反应的转变。总的来说，我们的研究结果表明，启动的CD4$^+$ T细胞对β细胞自身抗原的反应，可能是一个多步骤的过程，始于NaïveT细胞抗原低效表现的婴儿期，这仍然是一个不完全分化和随后过渡到成熟TH1细胞的持续阶段。

5 结论

在未来发生β细胞自身免疫的婴儿生命早期，存在独特的致炎前TH1/TH17/T滤泡助手细胞样基因表达特性的β细胞抗原反应性naïve细胞。这是由于遗传易感性或早期启动特定围产期暴露，从而导致了自身免疫全面致敏前不确定阶段中的潜在免疫易感期。

总结：罗亮，南京医科大学附属无锡第二医院

[点 评]

1型糖尿病发病的新认识：先于血清转化前解决早期致糖尿病性CD4$^+$ T细胞应答

原文标题：New insight into type 1 diabetes development: resolving early diabetogenic CD4$^+$ T cell responses that precede seroconversion

原文作者：Sonja Schallenberg[1], Karsten Kretschmer[1,2,3]

[1]Molecular and Cellular Immunology/Immune Regulation, DFG-Center for Regenerative Therapies Dresden (CRTD), Center for Molecular and Cellular Bioengeneering (CMCB), Technische Universität Dresden, Dresden, Germany; [2]Paul Langerhans Institute Dresden (PLID) of the Helmholtz Zentrum München at the University Hospital and Medical Faculty Carl Gustav Carus of TU Dresden, Dresden, Germany; [3]German Center for Diabetes Research (DZD e.V.), Ingolstädter Landstraße 1, Neuherberg, Germany

Correspondence to: Karsten Kretschmer. Molecular and Cellular Immunology/Immune Regulation, DFG-Center for Regenerative Therapies Dresden (CRTD), Center for Molecular and Cellular Bioengeneering (CMCB), Technische Universität Dresden, Dresden, Germany. Email: Karsten.Kretschmer@tu-dresden.de.

Provenance: This is a Guest Editorial commissioned by Section Editor Zhijun Han, MD (Department of Laboratory Medicine, Wuxi Second Hospital, Nanjing Medical University, Wuxi, China)

Comment on: Heninger AK, Eugster A, Kuehn D, et al. A divergent population of autoantigen-responsive CD4$^+$ T cells in infants prior to β cell autoimmunity. Sci Transl Med 2017;9.pii: eaaf8848.

刊载信息：Ann Transl Med 2018;6(3):58. doi: 10.21037/atm.2017.12.14

View this article at: http://atm.amegroups.com/article/view/17966

1型糖尿病（T1DM）是儿童和青少年中最常见和最严重的慢性疾病之一，其发病机制是自身免疫介导的胰岛β细胞破坏，从而引起胰岛素缺乏和高血糖[1]。目前还没有治愈或预防T1DM的方法，主要依赖于外源性胰岛素治疗，这对改善代谢症状至关重要，但对潜在的自身免疫过程无效，常引起严重的继发性并发症，如视网膜、肾以及神经系统病变[2]。

T1DM是由多因素导致的疾病，包括遗传易感性以及环境和免疫因素[3]。T1DM的遗传位点主要位于人类白细胞抗原（HLA）Ⅱ的特定等位基因。多种非HLA基因（如胰岛素，PTPN22，CTLA4和IL2RA）的多态性也会导致T1DM发病风险。在遗传易感个体中，T1DM是由不明确的环境因素（病毒，过敏原，毒素等）以及免疫调节异常[例如，Foxp3$^+$调节性T（Treg）细胞的功能受损]共同引起的。值得注意的是，自身免疫耐受障碍和对β细胞抗原的自身免疫反应往往在T1DM的临床症状出现之前就已经发生。T细胞介导的胰腺β细胞群选择性丢失则出现于无症状的临床前期之前，其特征在于逐步出现对β细胞相关自身抗原（例如胰岛素和65 kDa谷氨酸脱羧酶（GAD65））具有高亲和力的自身抗体（AAbs）[4-5]。重要的是，在健康新生儿的脐带血中也可检测到具有β细胞反应性的CD4$^+$ CD45RA$^+$

T细胞（胰岛素，GAD65），其与HLA依赖性遗传性T1DM易感性正相关[6]。然而，其不适当激活和分化成糖尿病性CD4⁺ T效应细胞的机制，以及它们与分泌高亲和力AAbs的β细胞特异性B细胞的关系仍然不清楚。由于人类胰腺不容易获得，所以CD4⁺ T效应细胞和对β细胞抗原具有反应性的AAbs产生之前所进行的免疫相关研究，其主要依赖于外周血单核细胞（PBMC）。主要困难还包括，具有高遗传风险T1DM个体的PBMC样品难以获得，以及PBMC中β细胞特异性T细胞的数量极低。

目前，Bonifacio等[7]最近的一项研究揭示了T1DM早期免疫事件的新发现，其结果表明，具有β细胞反应性以及异常的促炎性T辅助（TH）样表型的初始CD4⁺ CD45RA⁺ T细胞可标志着自身免疫易感性的潜伏期，这可能在记忆CD4⁺ CD45RO⁺ T细胞首次出现及血清转化成多个AAbs之前具有诊断价值。

1　在高危易感儿童中纵向追踪β细胞应答性CD4⁺ T细胞

通过获得婴儿期到儿童期的高危易感个体的PBMC样本和BABYDIET研究提供的样本[8]，作者有幸将β细胞特异性CD4⁺ T细胞应答的数量和质量差异与β细胞自身免疫和T1DM相关联。总体而言，该研究包括了16名高危儿童的纵向样品，这些儿童在观察期内均有β细胞反应性AAbs。为了对比，还获得了12名遗传易感的儿童且无β细胞自身免疫迹象的样本。

通过增殖能力（稀释荧光染料）及早期T细胞活化标志物CD25的检测，发现PBMC通过全蛋白质抗原（胰岛素原）体外再刺激后，可出现少量的β细胞反应性CD4⁺ T细胞，GAD65。基于CD4⁺ T细胞表面CD45RA和CD45RO的差异表达，进一步区分幼稚或记忆表型β细胞特异性CD4⁺ T细胞。在年龄6个月大时，初始纳入该研究中的28个高危易感儿童均未检测到记忆CD4⁺ CD45RO⁺ T细胞和与β细胞抗原相关的AAbs。然而，在随后时间点发现具有β细胞自身免疫的儿童中，检测到β细胞特异性AAbs的首次出现与CD45RO⁺记忆表型的β细胞反应性CD4⁺ T细胞密切相关。基于其在用同源自身抗原体外再刺激后的发生率和增殖特性，估计β细胞反应性CD4⁺ RO⁺ T细胞的比例是PBMC来源的CD4⁺T细胞的0.1%，并强调了该测定的高灵敏度。与此形成鲜明对比的是，CD4⁺ CD45RO⁺记忆T细胞和抗β细胞抗原的AAbs在对照组中仍低于检测极限。因此，使人联想到针对外来（即非自身）抗原的过继免疫应答，β细胞抗原似乎同时驱动CD4⁺ T细胞和AAbs源的B细胞的活化和分化。

与先前观察到的健康新生儿中β细胞特异性，幼稚的CD4⁺CD45RA⁺T细胞相一致，高危儿童的AAbs阳性和阴性组群在很大程度上与具有幼稚的CD45RA⁺表型的β细胞特异性CD4⁺ T细胞出现率相当。令人惊讶的是，随后的基因表达谱分析显示，后来出现β细胞自身免疫的儿童在出现记忆性CD4⁺ T细胞和AAbs反应性之前，已经显示出向具有促炎症特征异常的初始β细胞反应性CD4⁺ T细胞表型转化的倾向。

2　糖尿病相关的CD4⁺ T细胞转录特征

单细胞水平的基因表达谱用来明确为细胞间转录组变异，并且用于鉴定与疾病发病机制有关的细胞亚群。然而，尽管这一技术有所进步，但单细胞转录组仍然具有挑战性，特别是对于小细胞群和罕见的临床样品。为了解决这些问题，Heninger等利用可靠的定量RT-PCR方法，采用荧光激活细胞分选技术与多重引物联合纯化单个β细胞应答性CD4⁺ T细胞，分析一组19种编码蛋白质的mRNA转录产物（转录因子，细胞因子，表面标记，趋化因子受体）在CD4⁺ T细胞介导的效应功能（例如IFN-γ，TNF，IL-21）和免疫调节（例如IL-10，FOXP3）中的作用。尽管观察到它们对胰岛素原和GAD65的整体反应性具有定量相似性，但在6个月龄儿童的β细胞反应性幼稚CD4⁺ T细胞群中表现出显著的转录异质性，这可能归因于不同的亚型，主要为免疫调节（例如FOXP3，TGF-β和CTLA-4，在不存在促炎细胞因子的情况下）或促炎特征。后者包括初始CD4⁺ CD45RA⁺ T细胞亚群，其可以通过不断增加的一套独特的基因（CCR6，IL21，TBX21，TNF，RORC，EGR2，TGFB1，和ICOS）共表达来定义，并且在CD4⁺ TH反应的不同方面发挥重要作用，例如幼稚T细胞活化/增殖，分化和TH效应功能的获得。这种促炎症表型似乎相当罕见，因它将参与TH分化总体控制的基因（例如EGR2，TGF-β1）与功能上不同的CD4⁺ TH谱系的各个方面（TH1：T-bet，TNF；TH17：ROR-γT，CCR6；滤泡TH（TFH）：IL-21，ICOS）结合起来，而Treg细胞谱系规范因子Foxp3和TH17标记细胞因子IL-17的表达均无代表性。

引人注目的是，包括在基因表达调查中的6名儿童中的3名，绝大多数具有胰岛素原和GAD65反应性的天然CD4⁺ CD45RA⁺ T细胞都共享TH样表型，这主要存在于记忆CD4⁺ T细胞和对β细胞抗原具有反应性的AAbs的后续发育之前。重要的是，这种特殊的促炎亚型在所有测试的高风险儿童中基本上不存在，所述高风险儿童没有β细胞自身免疫的迹象，并且清楚地从对非β细胞抗原响应的幼稚CD4⁺ CD45RA⁺ T细胞的转录谱可辨别破伤风类毒素，正式排除了具有β细胞自身免疫的遗传易感性儿童在其抗原特异性CD4⁺ T细胞应答中表现出总体偏倚的可能性。

3 转化为记忆CD4⁺ T细胞反应和显著的β细胞自身免疫

他们在早期6个月龄的几个高危儿童中进行了独立鉴定，并且在进展为β细胞自身免疫患者中的选择性优势，已经表明混合的TH1/TH17/TFH样表型初始β细胞应答CD4⁺ T细胞可能代表了部分分化的过渡性，但在相当长期的阶段，可能产生完全分化的致糖尿病性CD4⁺ T效应细胞。一致的是，在血清转化前后，单个β细胞应答性CD4⁺ T细胞的比较基因表达谱提供了直接证据表明，β细胞自身免疫的进展确实伴随着向以IFNG表达为特征的更均一的TH1型应答的转变，主要表达TNF和CCR7，少部分的细胞表达IL17、IL4、IL10或FOXP3。然而，半定量TH1/H17/TFH样T细胞并不主要由增殖性克隆扩展驱动，因为在单细胞分辨率下，TCR/α/β链的配对分析揭示了β细胞应答性记忆CD4⁺细胞表达的TCR多样性。

4 具有β细胞反应性的幼稚TH样CD4⁺ T细胞：早期T1DM诊断和自身免疫干预靶点的标志物?

除了为T1DM的免疫发病机制提供新的见解之外，本研究可能对疾病诊断和预防β细胞自身免疫具有重要意义。到目前为止，β细胞特异性AAbs常被用作免疫生物标志物，其具有对遗传易感个体进展为T1DM的预测价值。基于Heninger等报道的幼稚CD4⁺ TH样表型的T细胞比率，可在建立β细胞特异性记忆CD4⁺ T细胞应答和血清转化之前改善β细胞自身免疫的早期检测，从而进一步加强与T1DM相关代谢并发症的诊断和预防。在一些（50%）初始β细胞应答CD4⁺ T细胞中检测到混合促炎性转录标记，但是并非所有都进展为β细胞自身免疫的高危儿童。然而，强调推动β细胞应答CD4⁺ T细胞初始活化的环境因素尚待确定似乎很重要。事实上，很可能是数量和质量上不同的环境线索早在初始引发β细胞抗原期间就对未定型的真正幼稚CD4⁺ T细胞产生影响，导致不同的促炎性CD4⁺ T细胞亚型。假设整个胰腺浸润T细胞亚群反映在血液中，PBMC衍生的β细胞应答性T细胞的全基因组单细胞转录组，可为其所涉环境刺激的识别提供第一提示。显然进一步研究很有必要，以证实新确定的幼稚CD4⁺ T细胞亚群的预测价值和致糖尿病潜力。

关于自身免疫性干预，开发免疫修饰方法以终止针对β细胞抗原的潜在自身免疫应答，一直是T1DM的一个长期目标，但在T1DM动物模型中所做令人鼓舞的观察研究，尚未在人类中证明其疗效与之相当。通过鉴定抗原特异性CD4⁺ Foxp3⁺ Treg细胞作为显性耐受和免疫稳态的关键介质，这种努力现在已经获得了相当大的动力。Foxp3⁺ Treg细胞在胰腺β细胞自身免疫保护中的核心作用，可能通过以下观察结果给予了最佳例证：由于FOXP3基因的突变，缺乏功能性Foxp3⁺ Treg细胞的男性患者中，T1DM呈现为IPEX（免疫功能障碍、多内分泌疾病、肠病、X-连锁）综合征的标志[9]。反过来讲，在T1DM和其他自身免疫性疾病的临床前动物模型中，基于Foxp3⁺ Treg细胞的治疗预防以及干扰已建立的β细胞自身免疫效果已显示出良好前景[10-11]，这包括β细胞特异性Foxp3⁺ Treg细胞的过继转移和β细胞抗原（如胰岛素原）的耐受以促进隐性（致糖尿病T效应细胞的缺失和无反应性）和显性（增强Treg细胞活性）免疫耐受机制。尽管不含药物免疫抑制的其他治疗方案如免疫保护性人工胰腺系统[12]也正在出现，但由于长期需要系统性免疫抑制和供体器官短缺，移植胰岛以恢复内源性胰岛素分泌仍然局限于小部分具有高代谢不稳定性的T1DM患者。因此，在破坏大部分产生胰岛素的β细胞之前，通过干扰自身免疫应答来保持内源性β细胞量和胰岛素产量，这似乎是非常需要的。然而，开发有效的T1DM预防策略将需要检测自身免疫过程中最早事件。在这种情况下，推测具有半定型TH样表型的β细胞应答初始CD4⁺ T细胞，其可能是评估早期T细胞对免疫调节性T1DM预防策略反应的合适目标，特别适用β细胞抗原致耐受性疫苗接种。

最近，有几项针对Foxp3⁺ Treg细胞的临床试验，在

T1DM发作后不同时间点的患者中进行。这包括通过静脉给儿童[13-14]和成人[15]患者输注体外扩增的自体多克隆FOXP3⁺ Treg细胞的细胞免疫疗法，以及通过给予成人患者反复皮内注射免疫显性胰岛素原以改善Foxp3⁺ Treg细胞功能的抗原免疫疗法[16]。

两种治疗策略均耐受良好，未观察到严重不良反应，强烈鼓励进一步的临床试验，以更详细地了解Treg细胞为基础的治疗在T1DM患者中阻止细胞自身免疫的潜力。值得注意的是，Pre-POINT临床试验的结果提供了第一个证据，即基于自身抗原的治疗可能确实适用于预防进展为β细胞自身免疫：在血清转化之前将胰岛素蛋白给予遗传敏感儿童口服（即β细胞AAb-负性儿童），可引发抗原特异性免疫应答，其特征是胰岛素应答的CD4⁺ T细胞具有Treg细胞样特性，而未观察到高血糖症或其他严重不良反应[17]。根据Heninger等目前的研究，在未来的临床研究中，需要评估高危儿童的早期耐受性疫苗是否会干扰初始β细胞应答性CD4⁺ T细胞的独特炎性表型的形成，抑制其进展为记忆性CD4⁺ T细胞，并导致β细胞反应性AAbs和临床T1DM的产生。

参考文献

[1] Wållberg M, Cooke A. Immune mechanisms in type 1 diabetes. Trends Immunol 2013, 34: 583-591.

[2] McKnight JA, Wild SH, Lamb MJ, et al. Glycaemic control of Type 1 diabetes in clinical practice early in the 21st century: an international comparison. Diabet Med 2015, 32: 1036-1050.

[3] Bluestone JA, Herold K, Eisenbarth G. Genetics, pathogenesis and clinical interventions in type 1 diabetes. Nature 2010, 464: 1293-1300.

[4] LaGasse JM, Brantley MS, Leech NJ, et al. Successful prospective prediction of type 1 diabetes in schoolchildren through multiple defined autoantibodies: an 8-year followup of the Washington State Diabetes Prediction Study. Diabetes Care 2002, 25: 505-511.

[5] Ziegler AG, Rewers M, Simell O, et al. Seroconversion to multiple islet autoantibodies and risk of progression to diabetes in children. JAMA 2013, 309: 2473-2479.

[6] Heninger AK, Monti P, Wilhelm C, et al. Activation of islet autoreactive naive T cells in infants is influenced by homeostatic mechanisms and antigen-presenting capacity. Diabetes 2013, 62: 2059-2066.

[7] Heninger AK, Eugster A, Kuehn D, et al. A divergent population of autoantigen-responsive CD4+ T cells in infants prior to beta cell autoimmunity. Sci Transl Med 2017, 9. pii: eaaf8848.

[8] Hummel S, Pfluger M, Hummel M, et al. Primary dietary intervention study to reduce the risk of islet autoimmunity in children at increased risk for type 1 diabetes: the BABYDIET study. Diabetes Care 2011, 34: 1301-1305.

[9] Barzaghi F, Passerini L, Bacchetta R. Immune dysregulation, Polyendocrinopathy, Enteropathy, X-linked (IPEX) syndrome: a paradigm of immunodeficiency with autoimmunity. Front Immunol 2012, 3: 211.

[10] Petzold C, Riewaldt J, Watts D, et al. Foxp3+ regulatory t cells in mouse models of type 1 diabetes. J Diabetes Res 2013, 2013: 940710.

[11] Petzold C, Schallenberg S, Stern JN, et al. Targeted antigen delivery to DEC-205(+) dendritic cells for tolerogenic vaccination. Rev Diabet Stud 2012, 9: 305-318.

[12] Ludwig B, Reichel A, Steffen A, et al. Transplantation of human islets without immunosuppression. Proc Natl Acad Sci U S A 2013, 110: 19054-19058.

[13] Marek-Trzonkowska N, My liwiec M, Dobyszuk A, et al. Therapy of type 1 diabetes with CD4(+)CD25(high) CD127-regulatory T cells prolongs survival of pancreatic islets - results of one year follow-up. Clin Immunol 2014, 153: 23-30.

[14] Marek-Trzonkowska N, Mysliwiec M, Dobyszuk A, et al. Administration of CD4+CD25highCD127- regulatory T cells preserves beta-cell function in type 1 diabetes in children. Diabetes Care 2012, 35: 1817-1820.

[15] Bluestone JA, Buckner JH, Fitch M, et al. Type 1 diabetes immunotherapy using polyclonal regulatory T cells. Sci Transl Med 2015, 7: 315ra189.

[16] Alhadj Ali M, Liu YF, Arif S, et al. Metabolic and immune effects of immunotherapy with proinsulin peptide in human new-onset type 1 diabetes. Sci Transl Med 2017, 9. pii: eaaf7779.

[17] Bonifacio E, Ziegler AG, Klingensmith G, et al. Effects of high-dose oral insulin on immune responses in children at high risk for type 1 diabetes: the Pre-POINT randomized clinical trial. JAMA 2015, 313: 1541-1549.

译者：马加威，南京医科大学附属无锡第二医院

第三十二章　酪氨酸激酶7靶向抗体–药物偶联物减少肿瘤起始细胞并诱导持续的肿瘤消退

原文标题：A PTK7-targeted antibody-drug conjugate reduces tumor-initiating cells and induces sustained tumor regressions

原文作者：Damelin M[1], Bankovich A[2], Bernstein J[2], Lucas J[3], Chen L[3], Williams S[2], Park A[2], Aguilar J[2], Ernstoff E[3], Charati M[3], Dushin R[4], Aujay M[2], Lee C[2], Ramoth H[2], Milton M[2], Hampl J[2], Lazetic S[2], Pulito V[3], Rosfjord E[3], Sun Y[4], King L[4], Barletta F[3], Betts A[4], Guffroy M[3], Falahatpisheh H[3], O'Donnell CJ[4], Stull R[2], Pysz M[2], Escarpe P[2], Liu D[2], Foord O[2], Gerber HP[3], Sapra P[1], Dylla SJ[5]

[1]Pfizer Worldwide Research and Development (R&D), 401 North Middletown Road, Pearl River, NY 10965, USA. marc.damelin@pfizer.com puja.sapra@pfizer.com scott.dylla@abbvie.com; [2]AbbVie Stemcentrx LLC, 450 East Jamie Court, South San Francisco, CA 94080, USA; [3]Pfizer Worldwide Research and Development (R&D), 401 North Middletown Road, Pearl River, NY 10965, USA; [4]Pfizer Worldwide R&D, 445 Eastern Point Road, Groton, CT 06340, USA; [5]AbbVie Stemcentrx LLC, 450 East Jamie Court, South San Francisco, CA 94080, USA. marc.damelin@pfizer.com puja.sapra@pfizer.com scott.dylla@abbvie.com.

刊载信息：Sci Transl Med. 2017 Jan 11;9(372). pii: eaag2611. doi: 10.1126/scitranslmed.aag2611.

1　研究目的

研究并评估酪氨酸激酶-7（PTK7）靶向抗体–药物偶联物（ADC）的抗肿瘤活性，并与标准化疗进行比较。

2　研究方法

（1）收集乳腺癌、卵巢癌或肺癌患者的肿瘤标本，经系列处理后植入6~10周龄的NOD scid小鼠中，可获得新鲜异种移植肿瘤；

（2）通过Kaplan-Meier软件对PTK7 mRNA表达水平与患者生存数据进行分析；

（3）实验组NOD scid小鼠中提取全转录组的RNA测序，进行PTK7 RNA的表达分析；

（4）进行杂交瘤实验，用纯化的PTK7细胞外结构域免疫小鼠，筛选PTK7蛋白和表达PTK7细胞进行克隆，克隆出6M24mAb并进行人源化；

（5）使用两种抗-PTK7mAb（H2.35和6M38，Stemcentrx）测定人血清样品和组织裂解物中的PTK7浓度；

（6）通过缬氨酸–瓜氨酸（mcValCitPABC）接头与细胞毒性剂auristatin Aur0101（PF-06380101）缀合的h6M24人源化抗PTK7 IgG1 mAb进行PTK7靶向的ADC生物偶联；

（7）对PTK7靶向ADC进行体内外疗效及毒理实验。

3　主要结果

（1）肿瘤起始细胞中富含PTK7；

（2）PTK7在肿瘤组织中过表达；

（3）PTK7靶向的ADC可诱导有丝分裂停滞和细胞死亡；

（4）与标准化疗对比，PTK7靶向ADC可引起持续肿瘤消退并减少肿瘤起始细胞（TIC）比率；

（5）PTK7在肿瘤脉管系统、浆细胞样树突细胞、循环等基质隔室中亦有表达；

（6）体外动物实验研究发现，PTK7表达的组织（如食管、肾脏、膀胱和肺部）并未发现靶标依赖性毒性，亦未发现一定药物浓度下的毒性反应。

4 讨论

本研究检测到PTK7在三阴乳腺癌（TNBC）、卵巢癌（OVCA）和非小细胞性肺癌（NSCLC）中的TIC上过表达，并研发了PTK7靶向的ADC，其在低通量患者来源的异种移植（PDX）肿瘤中发挥着强大的抗肿瘤活性。在大多数情况下，ADC诱导了持续的肿瘤消退并且优于标准化疗。虽然，PTK7在某些正常组织中表达，但在猴中未观察到靶标依赖性毒性，其表明正常组织表达并不能预测ADC的毒性，通常需要高抗原表达并蓄积循环细胞后才能发挥作用，故在临床癌症患者治疗中需确立相应的治疗浓度范围。本研究数据表明，将抗有丝分裂药物（如奥瑞他汀）掺入ADC中可以有效地影响TIC，改善临床结果。其中，PTK7靶向的ADC可通过细胞内区域对肿瘤细胞杀伤以及通过在肿瘤微环境中释放奥瑞他汀激活髓样树突细胞（mDC）来抗肿瘤免疫。此外，通过对肿瘤基质中PTK7表达的研究，表明PTK7靶向ADC治疗仍存在其他潜在治疗机制，如体外证实PTK7靶向ADC的靶向依赖性抗血管生成作用；又如在原发性肿瘤的循环中可观察到PTK7在浆细胞样树突细胞（pDC）上的表达。总之，PTK7靶向偶联物奥瑞他汀可能具有多种抑制肿瘤生长的作用机制，其中主要取决于肿瘤细胞与基质细胞的比例，肿瘤血管系统和调节PTK7脱落的参数在特定肿瘤中的相对贡献以及调节对奥瑞他汀敏感性的遗传或表观遗传因子。这些机制中的一些可能有助于促进抗肿瘤免疫应答，而另一些机制则特别针对PTK7。这需要对PTK7靶向偶联物奥瑞他汀进行进一步临床研究来阐明这些不同机制对癌症患者生存的影响。

5 结论

PTK7 ADC（PF-06647020）通过靶向肿瘤干细胞和肿瘤微环境分别直接和间接的诱导其抗肿瘤效应，且优于标准化疗方案，但其有效治疗浓度、毒性浓度、有效治疗人群仍需大量高质量的临床研究来进一步证实。

总结：李倩倩，南京医科大学附属无锡第二医院

[点 评]

酪氨酸激酶7靶蛋白嵌合抗体药物，一种酪氨酸激酶相似分子受体参与WNT和血管内皮生长因子信号通路：对肿瘤干细胞，肿瘤微环境和全身内环境平衡有一定影响

原文标题： Antibody-drug conjugate targeting protein tyrosine kinase 7, a receptor tyrosine kinase-like molecule involved in WNT and vascular endothelial growth factor signaling: effects on cancer stem cells, tumor microenvironment and whole-body homeostasis

原文作者： Masaru Katoh

Department of Omics Network, National Cancer Center, Tokyo, Japan Correspondence to: Masaru Katoh, MD, PhD. Department of Omics Network, National Cancer Center, 5-1-1 Tsukiji, Chuo-ward, Tokyo 104-0045, Japan. Email: mkatoh-kkr@umin.ac.jp.

Provenance: This is an invited Editorial commissioned by the Section Editor Dr. Hongcheng Zhu, MD, PhD (Department of Radiation Oncology, The First Affiliated Hospital of Nanjing Medical University, Nanjing, China).

Comment on: Damelin M, Bankovich A, Bernstein JA, et al. PTK7-targeted antibody-drug conjugate reduces tumor-initiating cells and induces sustained tumor regressions. Sci Transl Med 2017;9. pii: eaag2611.

刊载信息： Ann Transl Med 2017;5(23):462. doi: 10.21037/atm.2017.09.11

View this article at: http://atm.amegroups.com/article/view/16868

肿瘤干细胞（CSCs）和肿瘤起始细胞（TICs）是肿瘤细胞的亚群，分别由自我更新与多分化潜能及体内致瘤潜力来定义[1-2]。TICs由于自身可塑性而去分化为CSCs，然后CSCs引起大量肿瘤细胞发生增殖或去分化为TICs，因此CSCs和TICs在癌症生物学领域几乎是相似的概念。CSCs/TICs已在多种癌症中被证实存在，如乳腺癌[3]、结肠直肠癌[4]、胃癌[5]和肺癌[6]，并且具备癌症类型或亚型特异性CSCs标志物，如BMI1[7]、CD133（PROM1）[8]、LGR5（GPR49）[9]和蛋白酪氨酸激酶-7（PTK7）[2,10]。

CSCs通过遗传和表观遗传改变的积累，在肿瘤进展过程中获得更多的恶性特征[1]。CSCs经历上皮–间质转化（EMT）来促进侵袭和转移，而CSCs复发需要经历休眠而逃避癌症治疗。靶向受体酪氨酸激酶（RTKs）的小分子抑制药或基于抗体的药物一直有助于改善癌症患者的预后。然而，耐药性和复发是很难避免的严重问题。因为CSCs在肿瘤进展、治疗抵抗和肿瘤复发中发挥关键作用，开展CSCs靶向治疗是进一步提高癌症患者生活质量和生存的必要条件[1]。

人/人源化单克隆抗体（mAbs）（如抗HER2 mAb（曲妥珠单抗），抗PD-1 mAbs（派姆单抗和纳伟单抗），抗PD-L1单抗（atezolizumab，avelumab和durvalumab））和抗血管内皮生长因子（VEGF）mAb（贝伐单抗）是基于抗体的药物，已被批准用于治疗癌症患者，而抗原–药物缀合物（ADC）、双特异性抗体（bsAb）和嵌合抗原受体工程化的T细胞（CAR-T）是基于抗体基础上结构修饰的药物[11-14]。最近，Damelin等开发了一种抗蛋白酪氨酸激酶-7（PTK7）

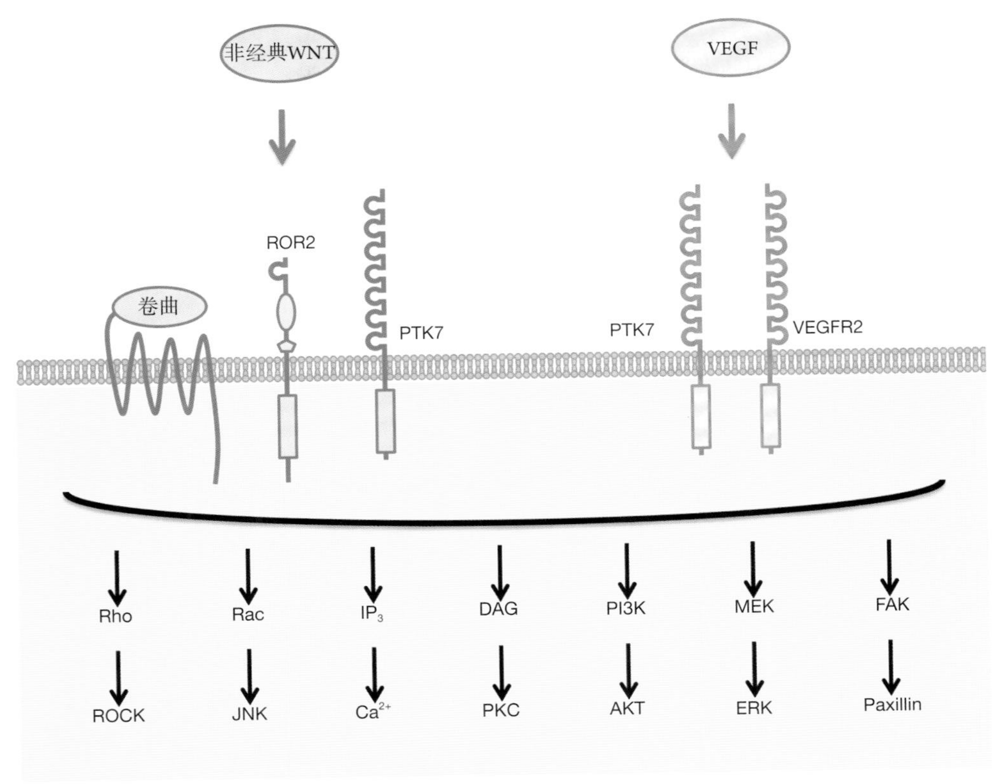

图32-1　PTK7在Wnt和VEGF信号转导中的作用

PTK7、ROR2和FZD受体参与非经典Wnt信号级联，而PTK7和VEGFR2参与VEGF信号级联。非经典Wnt信号诱导下游Rho-ROCK、Rac JNK、IP_3-Ca^{2+}、DAG-PKC和PI3K-AKT信号级联的激活，从而促进肿瘤细胞定向运动、侵袭和存活。VEGF信号诱导下游IP_3-Ca^{2+}、DAG-PKC、PI_3K-AKT、MEK-Erk和FAK-Pacillin信号级联激活，促进血管内皮细胞的血管生成和肿瘤细胞的增殖。

ADC（PF-06647020），其靶向CSCs和肿瘤微环境以分别诱导直接和间接的抗肿瘤效应[2]。在此，将介绍PTK7（图32-1）的结构和生理功能以及与PTK7相关的人类疾病，然后将讨论PTK7靶向ADC的作用机制和前景。

1　PTK7的结构和功能

PTK7是RTK家族成员，最初是被克隆作为结肠癌激酶4（CCK-4）在结肠癌组织中过表达[15-16]。PTK7是一个单通道的跨膜受体，在细胞外具有与免疫球蛋白相似的7个结构域，在细胞内有与酪氨酸激酶相似的结构域。去整合素金属肽酶（ADAM17）和γ-（分泌酶）的作用下，PTK7发生一系列的裂解，导致PTK7细胞外（PTK7-ECD）结构域的脱落，以及PTK7细胞内（PTK7-ICD）区域的核易位[17]。尽管PTK7是一种非典型RTK，并且没有内在酪氨酸激酶活性，但是PTK7依赖信号通路在胚胎发生和致癌作用中扮演着重要角色。PTK7参与的WNT和VEGF信号级联和体内干细胞的维护将在以下部分描述。

经典的WNT信号转导是转化成β-蛋白TCF/LEF和稳定的蛋白（STOP）信号级联，而非经典WNT信号是转化成平面细胞极性（PCP）、G-蛋白受体（GPCR）和RTK信号级联[18-19]。PTK7和卷曲蛋白-7（FZD7）作为WNT2B的受体，通过对WNT受体复合物的小窝蛋白依赖性内化来抑制经典的WNT/β-蛋白级联[20]，而PTK7和ROR2作为WNT5A受体，可以激活非经典WNT/PCP信号级联[21]。PCP信号通路可调节细胞极性的改变，人PTK7基因（如G348S）的生殖细胞系点突变发生在患有神经管缺陷的患者[22]，并且小鼠PTK7基因的种系截短突变可导致神经管闭合受损和定位纤维束定向障碍[23]。PTK7是WNT家族的共同受体，并且可较好地将经典的WNT信号转化为非经典的WNT/PCP信号级联。

VEGF（VEGFA）是一种典型的促血管生成因子，可通过激活VEGFR1（FLT1）和VEGFR2（KDR）受体信号通路以促进内皮细胞血管的再生[24]。VEGFR1、VEGFR2和PTK7有共同的结构域体系，即7次跨膜蛋白结构域和酪氨酸激酶结构域。在人类脐静脉内皮细胞（HUVECs），PTK7联合VEGFR2共同参与VEGF诱导的VEGFR2磷酸化，从而促进内皮细胞的血管生成[25]。

PTK7与其他干细胞标记（如LGR5、ASCL2）共同表达在人类肠干细胞/祖细胞中，并且那些高表达PTK7的细胞具有更高的自我更新潜能[26]。小鼠PTK7在造血干细胞和多能祖细胞上表达相对较高，在常见淋巴祖细胞上表达较弱，但在骨髓和外周血成熟白细胞中的粒细胞/巨噬细胞和红细胞/巨核细胞祖细胞上则检测不到，而在PTK7敲除的胎鼠肝脏中，造血干细胞更加静止、缺乏归巢和转移的潜能[27]。这些事实表明，PTK7参与维护机体干细胞，如肠道干细胞和造血干细胞的稳态。

2 在人类癌症中PTK7的相关功能

因为PTK7位于WNT、VEGF信号通路和干细胞生物学交叉路口，故PTK7参与多种肿瘤的研究已经有报道。PTK7在许多人类癌症中表达下调，如非典型畸形杆状肿瘤（ATRTs）[28]、乳腺癌[29]、胆管癌[30]、结直肠癌[31-32]、食管鳞状细胞癌[33]和胃癌[34]。

ATRTs是罕见且预后极差的小儿脑瘤。ATRT细胞增殖和生存能力可以被瓦他拉尼靶向作用于酪氨酸激酶或敲除PTK7所抑制[28]。通过激酶结构域缺陷的PTK7的过表达，抗PTK7多克隆抗体或PTK7敲除[29]，均可抑制乳腺癌细胞活性和侵袭性。因为PTK7是一个非典型WNT信号通路，其参与激活下游的PI3K-AKT和SRC信号级联[19-21]，从而促进癌症细胞的生存和侵袭。在乳腺癌[29]和胆管癌[30]以及法国结直肠癌[31]患者中，PTK7表达上调则预后不佳。

相比之下，因为非典型WNT信号通路能够抑制WNT/β-连环蛋白典型信号级联[19-20]，PTK7可通过典型的WNT/β-连环蛋白信号抑制产生肿瘤抑制功能。PTK7上调与胃癌[34]患者和中国结肠直肠癌[32]患者预后相关较好。这些事实表明，PTK7作为一个癌症驱动或肿瘤抑制功能是典型或非典型WNT信号网络的复杂性所致。

3 PTK7靶向作用于ADC对癌症治疗的临床前研究

Damelin等推测，ADC为基础的抗-PTK7人抗体能够优先作用于肿瘤干细胞，这是因为PTK7在肿瘤初始细胞中表达上调，并在多种模型上得到证实，如非小细胞性肺癌（NSCLC）、卵巢癌（OVCA）和三阴乳腺癌（TNBC）[2]。他们通过mc-缬氨酸-瓜氨酸-PABC接头介导的微管抑制药Aur0101，与人源化抗PTK7单克隆抗体的生物偶联产生抗PTK7 ADC PF-06647020，其平均药物/抗体比率为4。体外PF-06647020表现出对表达PTK7细胞系H446、H661和OVCAR3的细胞毒性，其EC50值分别为7.6±5.0，27.5±20.5和105±17 ng/mL。体内PF-06647020（3 mg/kg，每周2次，共4个周期）腹腔注射可诱导NSCLC、OVCA和TNBC衍生的PDX亚群抗肿瘤作用。例如，经PF-06647020治疗后，OVCA PDX（OV55）和TNBC PDX（BR22）持续消退时间约200天而无复发；经PF-06647020治疗后复发者，NSCLC PDX（LU176）持续消退时间约100 d。另外，与对照组相比，PF-06647020可降低TNBC PDX（BR13）中TIC的比率约5.5倍。这些结果表明，PTK7-靶向ADC在临床前模型试验中发挥抗CSC作用。

Damelin等也通过肿瘤微环境中的基质或免疫细胞调查了PF-06647020的间接抗肿瘤作用，因为在癌细胞及非癌细胞上检测到了抗PTK7免疫反应性。PTK7-ECD通过ADAM17依赖性切割，可部分解释基质抗PTK7免疫反应性。然而，在原发性肿瘤和外周血中，PTK7表达于HUVECs和浆细胞样树突状细胞（pDC）上。Damelin等提出，PF-06647020可能通过靶向免疫抑制性pDC来增强抗肿瘤免疫力。由于WNT信号转导为典型和非典型WNT信号级联反应，并以细胞背景依赖性方式调节抗肿瘤免疫和免疫逃避，因此需要进一步研究pDC和肿瘤免疫力来证明PF- 06647020诱导的抗肿瘤免疫增强作用。相反，Damelin等证明了PF-06647020可通过其对内皮细胞的作用而抑制血管生成[2]。PTK7靶向的ADC可通过基质细胞间接诱导抗肿瘤作用（图32–2）。

Damelin等在灵长类模型实验中解决了PF-06647020的安全问题[2]。向食蟹猴重复施用PF-06647020（高达5 mg/kg，每3周1次，持续3个周期）诱导骨髓抑制，但在表达PTK7的组织（如食管、肾、肺和膀胱）中没有毒性迹象。因为以5 mg/kg浓度予食蟹猴给药而体内PF-06647020平均浓度为11.8 ug/mL，明确高于预测的人类

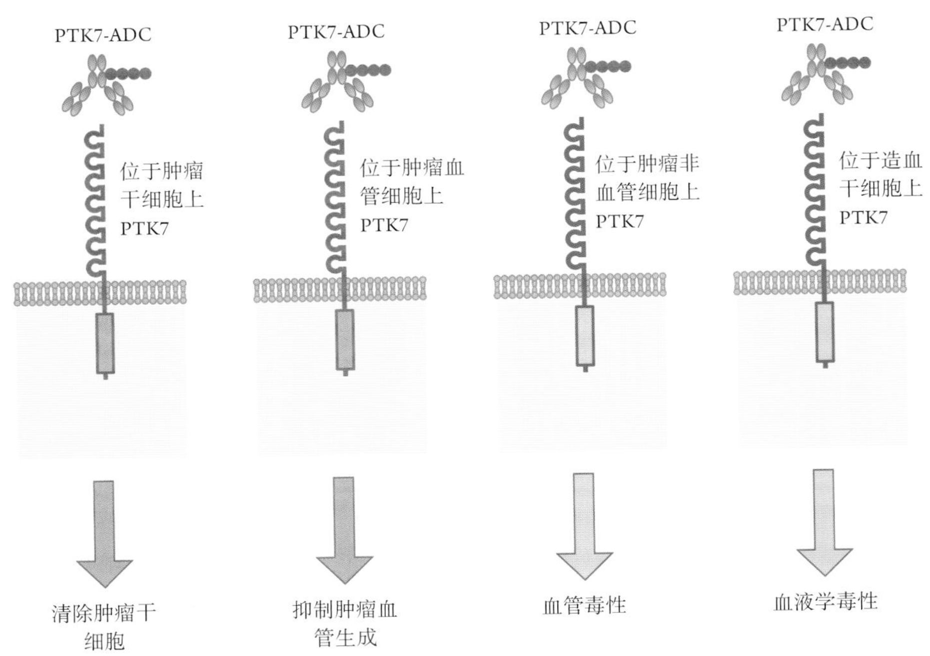

图32-2　PTK7靶向抗体药物偶联物（PTK7 ADC）

PTK7-ADC与肿瘤干细胞、肿瘤内皮细胞和非肿瘤血管内皮细胞和造血干细胞的PTK7受体结合。PTK-ADC可通过清除CSCs和抑制肿瘤血管生成而诱导直接和间接的抗肿瘤作用。相反，PTK7-ADC可诱导PTK7介导靶向不良作用，如血管和血液学毒性。CSCs：肿瘤干细胞；HSCs：造血干细胞；PTK7：蛋白酪氨酸激酶7；ADC：抗原–药物偶联物；VEGF：血管内皮生长因子。

功效浓度2.9~7.0 ug/mL，然并没有严重的中毒迹象，故PF-06647020用于癌症患者具有治疗窗。

4　展望

PF-06647020是一种有前途的抗癌疗法，并且通过了临床一期实验（ClinicalTrials.govIdentifer：NCT02222922）。因为抗PTK7 ADC作用的靶点在表达PTK7的肿瘤干细胞[2]、内皮细胞[25]和造血干细胞[27]，所以治疗过程中出血或血细胞减少是治疗的不良反应。在进行PF-06647020治疗时要检测血管和血细胞毒性，特别是老年人（图32-2）。相比之下，PF-06647020在临床前试验中，有必要检测癌症患者（尤其老年）的血管和血液学毒性。

相比之下，在临床前模型试验中，PF-06647020可诱导PDXs的退化，因为PTK7或其他WNT信号通路成员的致瘤或抑瘤性依赖于肿瘤或器官的类型[19-21]，PTK7靶向的ADC仅对PTK7上调致瘤的癌症患者有效。考虑患者选择而做出的伴随诊断应确保PF-06647020较好的利益风险比。

RTK在人类癌症中频繁过度表达或异常激活，ADCs作为优选目标是由于ADCs的可达性和内在性[35]。HER2靶向ADCs（曲妥珠单抗emtansine）已被批准用于治疗乳腺癌患者，而PTK7靶向ADCs以及其他RTKs如AXL、EGFR、EPHA2、ERBB3、FGFR2、FGFR3、FLT3、KIT和MET正在开发用于治疗癌症患者[35-36]，开发一系列针对癌症相关RTKs的ADCs，将有助于实现个体化/精准医学。

参考文献

[1]　Katoh M. Therapeutics Targeting FGF Signaling Network in Human Diseases. Trends Pharmacol Sci 2016，12：1081-1096.

[2]　Damelin M，Bankovich A，Bernstein J，et al. A PTK7-targeted antibody-drug conjugate reduces tu-mor-initiating cells and induces sustained tumor regressions. Sci Transl Med 2017，9. pii：eaag2611.

[3]　D'Angelo RC，Ouzounova M，Davis A，et al. Notch reporter activity in breast cancer cell lines identifies a subset of cells with

stem cell activity. Mol Cancer Ther 2015, 14: 779-787.

[4] Pan T, Xu J, Zhu Y. Self-renewal molecular mechanisms of colorectal cancer stem cells. Int J Mol Med 2017, 39: 9-20.

[5] Xu M, Gong A, Yang H, et al. Sonic hedgehog-glioma associated oncogene homolog 1 signaling en-hances drug resistance in CD44(+)/Musashi-1(+) gastric cancer stem cells. Cancer Lett 2015, 369: 124-133.

[6] Lundin A, Driscoll B. Lung cancer stem cells: progress and prospects. Cancer Lett 2013, 338: 89-93.

[7] Bartucci M, Hussein MS, Huselid E, et al. Synthesis and Characterization of Novel BMI1 Inhibitors Targeting Cellular Self-Renewal in Hepatocellular Carcinoma. Target Oncol 2017, 12: 449-462.

[8] Grosse-Gehling P, Fargeas CA, Dittfeld C, et al. CD133 as a biomarker for putative cancer stem cells in solid tumours: limitations, problems and challenges. J Pathol 2013, 229: 355-378.

[9] de Sousa e Melo F, Kurtova AV, Harnoss JM, et al. A distinct role for Lgr5+ stem cells in primary and metastatic colon cancer. Nature 2017, 543: 676-680.

[10] Asad M, Wong MK, Tan TZ, et al. FZD7 drives in vitro aggressiveness in Stem-A subtype of ovarian cancer via regulation of non-canonical Wnt/PCP pathway. Cell Death Dis 2014, 5: e1346.

[11] Smyth MJ, Ngiow SF, Ribas A, et al. Combination cancer immunotherapies tailored to the tumour microenvironment. Nat Rev Clin Oncol 2016, 13: 143-158.

[12] Ayyar BV, Arora S, O'Kennedy R. Coming-of-Age of Antibodies in Cancer Therapeutics. Trends Pharmacol Sci 2016, 37: 1009-1028.

[13] Gong X, Azhdarinia A, Ghosh SC, et al. LGR5-Targeted Antibody-Drug Conjugate Eradicates Gas-trointestinal Tumors and Prevents Recurrence. Mol Cancer Ther 2016, 15: 1580-1590.

[14] Berger C, Sommermeyer D, Hudecek M, et al. Safety of targeting ROR1 in primates with chimeric antigen receptor-modified T cells. Cancer Immunol Res 2015, 3: 206-216.

[15] Mossie K, Jallal B, Alves F, et al. Colon carcinoma kinase-4 defines a new subclass of the receptor tyrosine kinase family. Oncogene 1995, 11: 2179-2184.

[16] Katoh M. FGFR inhibitors: Effects on cancer cells, tumor microenvironment and whole-body home-ostasis (Review). Int J Mol Med 2016, 38: 3-15.

[17] Na HW, Shin WS, Ludwig A, et al. The cytosolic domain of protein-tyrosine kinase 7 (PTK7), generated from sequential cleavage by a disintegrin and metalloprotease 17 (ADAM17) and γ-secretase, enhances cell proliferation and migration in colon cancer cells. J Biol Chem 2012, 287: 25001-25009.

[18] Katoh M, Katoh M. WNT signaling pathway and stem cell signaling network. Clin Cancer Res 2007, 13: 4042-4045.

[19] Katoh M, Katoh M. Molecular genetics and targeted therapy of WNT-related human diseases (Review). Int J Mol Med 2017, 40: 587-606.

[20] Martinez S, Scerbo P, Giordano M, et al. The PTK7 and ROR2 Protein Receptors Interact in the Vertebrate WNT/Planar Cell Polarity (PCP) Pathway. J Biol Chem 2015, 290: 30562-30572.

[21] Berger H, Breuer M, Peradziryi H, et al. PTK7 localization and protein stability is affected by canonical Wnt ligands. J Cell Sci 2017, 130: 1890-1903.

[22] Wang M, De Marco P, Merello E, et al. Role of the planar cell polarity gene Protein tyrosine kinase 7 in neural tube defects in humans. Birth Defects Res A Clin Mol Teratol 2015, 103: 1021-1027.

[23] Lu X, Borchers AG, Jolicoeur C, et al. PTK7/CCK-4 is a novel regulator of planar cell polarity in vertebrates. Nature 2004, 430: 93-98.

[24] Goel HL, Mercurio AM. VEGF targets the tumour cell. Nat Rev Cancer 2013, 13: 871-882.

[25] Shin WS, Na HW, Lee ST. Biphasic effect of PTK7 on KDR activity in endothelial cells and angio-genesis. Biochim Biophys Acta 2015, 1853: 2251-2260.

[26] Jung P, Sommer C, Barriga FM, et al. Isolation of Human Colon Stem Cells Using Surface Expression of PTK7. Stem Cell Reports 2015, 5: 979-987.

[27] Lhoumeau AC, Arcangeli ML, De Grandis M, et al. Ptk7-Deficient Mice Have Decreased Hemato-poietic Stem Cell Pools as a Result of Deregulated Proliferation and Migration. J Immunol 2016, 196: 4367-4377.

[28] Messerli SM, Hoffman MM, Gnimpieba EZ, et al. Therapeutic Targeting of PTK7 is Cytotoxic in Atypical Teratoid Rhabdoid Tumors. Mol Cancer Res 2017, 15: 973-983.

[29] Gärtner S, Gunesch A, Knyazeva T, et al. PTK 7 is a transforming gene and prognostic marker for breast cancer and nodal metastasis involvement. PLoS One 2014, 9: e84472.

[30] Jin J, Ryu HS, Lee KB, et al. High expression of protein tyrosine kinase 7 significantly associates with invasiveness and poor prognosis in intrahepatic cholangiocarcinoma. PLoS One 2014, 9: e90247.

[31] Lhoumeau AC, Martinez S, Boher JM, et al. Overexpression of the Promigratory and Prometastatic PTK7 Receptor Is Associated with an Adverse Clinical Outcome in Colorectal Cancer. PLoS One 2015, 10: e0123768.

[32] Tian X, Yan L, Zhang D, et al. PTK7 overexpression in colorectal tumors: Clinicopathological cor-relation and prognosis relevance. Oncol Rep 2016, 36: 1829-1836.

[33] Shin WS, Hong Y, Lee HW, et al. Catalytically defective receptor protein tyrosine kinase PTK7 enhances invasive

phenotype by inducing MMP-9 through activation of AP-1 and NF-κB in esophageal squamous cell carcinoma cells. Oncotarget 2016, 7: 73242-73256.

[34] Lin Y, Zhang LH, Wang XH, et al. PTK7 as a novel marker for favorable gastric cancer patient survival. J Surg Oncol 2012, 106: 880-886.

[35] Beck A, Goetsch L, Dumontet C, et al. Strategies and challenges for the next generation of anti-body-drug conjugates. Nat Rev Drug Discov 2017, 16: 315-337.

[36] Beck A, Terral G, Debaene F, et al. Cutting-edge mass spectrometry methods for the multi-level structural characterization of antibody-drug conjugates. Expert Rev Proteomics 2016, 13: 157-183.

译者：马加威，南京医科大学附属无锡第二医院

第三十三章　抑制组织非特异性碱性磷酸酶对弹性纤维性假黄瘤异位钙化的影响

原文标题： Ectopic calcification in pseudoxanthoma elasticum responds to inhibition of tissue-nonspecific alkaline phosphatase

原文作者： Ziegler SG[1], Ferreira CR[2], MacFarlane EG[3], Riddle RC[4,5], Tomlinson RE[4], Chew EY[6], Martin L[7], Ma CT[8], Sergienko E[8], Pinkerton AB[8], Millán JL[8], Gahl WA[2], Dietz HC[1,9]

[1]Institute of Genetic Medicine, Johns Hopkins University School of Medicine, Baltimore, MD 21205, USA. sgziegler@jhmi.edu hdietz@jhmi.edu; [2]Medical Genetics Branch, National Human Genome Research Institute, National Institutes of Health, Bethesda, MD 20814, USA; [3]Institute of Genetic Medicine, Johns Hopkins University School of Medicine, Baltimore, MD 21205, USA; [4]Department of Orthopaedic Surgery, Johns Hopkins University School of Medicine, Baltimore, MD 21205, USA; [5]Baltimore Veterans Administrations Medical Center, Baltimore, MD 21201, USA; [6]National Eye Institute, National Institutes of Health, Bethesda, MD 20814, USA; [7]PXE Reference Center and MitoVasc Institute, Angers University Hospital, Angers, France; [8]Sanford Burnham Prebys Medical Discovery Institute, La Jolla, CA 92037, USA; [9]Howard Hughes Medical Institute, Chevy Chase, MD 20815, USA.

刊载信息： Sci Transl Med. 2017 Jun 7;9(393). pii: eaal1669. doi: 10.1126/scitranslmed.aal1669.

ATP结合盒C6（ABCC6）中的双等位基因突变引起弹性纤维性假黄瘤（PXE），一种以皮肤、眼睛和血管中的钙化为特征的疾病。ABCC6的功能和PXE的发病机制尚不清楚。本研究使用小鼠模型和患者成纤维细胞，证明PXE异位钙化和细胞外腺苷5'-三磷酸分解代谢紊乱引起的相关疾病之间存在遗传上的相关性和相似的生化及细胞机制。在成骨培养实验中，ABCC6突变细胞钙化，显示了诱发细胞自主缺陷的可能性。通过ABCC6基因敲除小鼠模型，排除了认为突变引起肝脏不再分泌钙化抑制药的致病假说。相反，在局部和远端细胞中，ABCC6的缺失对于早期实现组成型基因靶向作用和渗透异位钙化是必需的。在ABCC6突变细胞中，组织非特异性碱性磷酸酶（TNAP）的表达和活性增加，而TNAP可使主要抑制药焦磷酸降解钙化。口服TNAP抑制药在体内防止了ABCC6突变细胞中的钙化，同时减弱了Abcc6-/-小鼠体内钙化的发展，而且没有发现对骨骼的有害作用。

总结：查全斌，常州市金坛区人民医院（江苏大学附属金坛医院）

[点 评]

组织非特异性碱性磷酸酶：用于治疗弹性纤维性假黄瘤的潜在靶标

原文标题：Tissue-nonspecific alkaline phosphatase: a promising target for pseudoxanthoma elasticum therapy

原文作者：András Váradi, Krisztina Fülöp, Tamás Arányi, Flóra Szeri

Institute of Enzymology, RCNS, Hungarian Academy of Sciences, Budapest, Hungary Correspondence to: András Váradi. Institute of Enzymology, RCNS, Hungarian Academy of Sciences, Budapest, Hungary. Email: varadi.andras@ttk.mta.hu.

Provenance: This is a Guest Editorial commissioned by Section Editor Bing Gu, MD (Executive Editor Department of Laboratory Medicine, the First Affiliated Hospital of Nanjing Medical University, Nanjing, China).

Comment on: Ziegler SG, Ferreira CR, MacFarlane EG, et al. Ectopic Calcification in Pseudoxanthoma Elasticum Responds to Inhibition of Tissuenonspecific Alkaline Phosphatase. Sci Transl Med 2017;9. pii: eaal1669.

刊载信息：Ann Transl Med 2017;5(24):489. doi: 10.21037/atm.2017.10.01

View this article at: http://atm.amegroups.com/article/view/17064

在哺乳动物中，生物矿物质由形成羟基磷灰石的钙和磷酸盐组成。通过复杂的分子和细胞调节机制，哺乳动物体内仅有特定部位会产生结晶钙和磷酸盐（即形成羟基磷灰石）。焦磷酸盐（PPi）是预防软组织周围病理性磷酸钙沉淀的关键因素[1]。

弹性纤维性假黄瘤（PXE，OMIM 264800）是一种缓慢发展的遗传性钙化疾病，好发于皮肤、眼睛和动脉血管。PXE患病率为1:25 000~100 000。PXE严重影响生活质量，几乎所有患者最终都会出现眼部损伤，并且部分患者患有心血管问题[2-3]。由于眼睛布鲁赫膜的钙化伴随着血管样条纹并且经常导致新血管形成，至疾病晚期可能中央视觉丧失，这是PXE最严重的临床症状。PXE通常首先影响皮肤，脖子上出现黄色丘疹，之后皮肤松弛并起皱。中小动脉壁中的矿化损伤是典型病症，故而PXE患者常出现间歇性跛行等外周动脉疾病。

PXE通常被认为是一种“代谢性疾病”，PXE的病因是ABCC6突变。原因如下：①蛋白质ABCC6是一种有机阴离子转运蛋白，它在发生钙化的器官组织中不表达，但其在肝脏中高度表达，在肾脏和肠中表达的水平较低。将未知的代谢物（或其前体）从肝脏运输到循环中，从而防止结缔组织/软组织异位钙化。这是早期假说建立的基础；②Uitto实验室开展的工作支持上述假设：Abcc6-/-和野生型小鼠连体循环系统在很大程度上防止了KO（基因敲除）动物中的钙化[4]。在野生型和KO小鼠之间进行皮肤移植，结果从KO小鼠到野生型小鼠的移植皮肤未发生钙化，而从野生型小鼠到KO小鼠的移植皮肤却发生钙化[5]；③van der Wetering实验室的代谢物筛选研究表明，ABCC6能够运输ATP的单核苷酸、二核苷酸和三核苷酸。同时还发现，ATP在肝脏微循环中以ABCC6介导的方式从肝细胞释放，并通过胞外酶核苷酸焦磷酸酶磷酸二酯酶1（ENPP1）迅速转化为AMP和PPi[6-7]。该实验室还发现，PXE患者和Abcc6-/-小鼠中PPi的血浆水平约为正常值的40%。通过灌流实验，检测到肝脏中大量PPi流出，而Abcc6-/-动物肝脏中PPi流出量大大降低。这些发现提示循环PPi的主要来源是肝脏。

ABCC6是一种跨膜转运蛋白，位于肝细胞的正弦侧（即在基底外侧膜区）[8-9]。ENPP1也以膜蛋白的形式存在于肝脏中。由ENPP1产生的AMP通过胞外5'-核苷酸酶NT5E（CD73）进一步裂解成Pi和腺苷。腺苷是组织非特异性碱性磷酸酶TNAP（由ALPL编码）的有效抑制药。研究亦已发现，腺苷水平的降低会导致大动脉的钙化[10]，原因是TNAP活性增加，而TNAP能够水解PPi。这一结果解释了为什么NT5E缺陷将间接导致PPi水平降低。事实上，缺乏腺苷将导致细胞外PPi降解，因此缺乏NT5E的小鼠由于更高的TNAP活性而具有较低的血浆PPi[11]。

编码参与PPi稳态的酶基因失活会导致罕见的遗传性钙化障碍：除了ABCC6-PXE相互作用之外，ENPP1突变是婴儿发生广义动脉钙化（GACI，OMIM 208000）的原因；CALJA（关节和动脉硬化），即CD73缺陷引起的动脉钙化（ACDC），由NT5E突变引起。图33-1展示了上述抗钙化网络的示意图。

目前，还没有特定的治疗方法治疗PXE导致的异位矿化。然而，利用血管内皮生长因子拮抗药治疗眼部并发症已被证明是一种成功的干预措施，可防止新血管形成，并有助于保持视力[12]。由于PXE最严重的并发症是

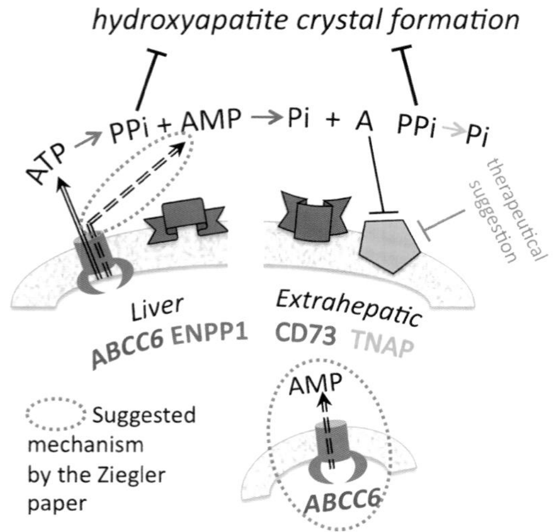

图33-1 ABCC6介导的抗钙化网络示意图

代谢步骤由ABCC6介导肝细胞释放ATP开始；胞外酶ENPP1将ATP转化为AMP和焦磷酸（PPi）；NT5E将AMP水解为腺苷和磷酸，随后PPi被TNAP水解破坏。由NT5E产生的腺苷可抑制TNAP活性，从而调节PPi水平。该图不仅展示了Ziegler论文针对当前已建立的模型机制而提出的可供选择的因素，也展示了论文所描述治疗方法（即针对TNAP的药理学抑制）。

视力丧失，这种方法为PXE患者提供了很大的帮助。

本篇文章主要提供两个重要信息：第一个与普遍接受的“代谢机制”有关，第二个是PXE钙化干预的新思路，有助于形成新的治疗方法。

作者进行了几项基因敲除实验，来证明ABCC6、ENPP1和NT5E基因在软组织钙化中的作用。并从这些实验中得出结论：所有这三种基因都参与抑制异位钙化。他们提出了ABCC6和CD73协同ENPP1抑制TNAP表达，从而提供足够的PPi来防止软组织钙化的机制。正如论文所写：“我们提供了遗传和生化研究结果，这些研究提示了ABCC6在ENPP1降解ATP到AMP和PPi过程中的作用”。但是，为了充分了解这些现象的分子机制，还应开展进一步研究。这并不排除原模型的有效性。

通过进行部分基因敲除实验，Ziegler等也发现，几种组织同时参与了ABCC6依赖的异位钙化。事实上，他们观察到，当ABCC6仅从肝脏表达的主要位点被敲除时，异位钙化现象虽然仍然存在，但与完全ABCC6敲除动物（Abcc6-/-）相比，程度要轻很多。结果提示，虽然有些组织（例如肾或肠）中ABCC6表达量比肝中低很多，但也在软组织钙化的病理机制中起作用，至少在肝脏不表达ABCC6的情况下是这样的。此时这些组织可能通过上调自身表达的ABCC6或通过其他未知机制来发挥作用，形成异位钙化。研究亦发现：给以Abcc6-/-小鼠PPi补充疗法可能仅恢复肝脏中ABCC6活性，抑制60%~80%模型小鼠的异位钙化。这一结果可进一步支持上述推测[13-16]。

该论文极大地提高了TNAP抑制药（SBI-425）在Abcc6-/-小鼠模型中的治疗潜力。这是一个非常重要的发现。作者表示，“虽然TNAP抑制在本实验背景下不能逆转现有的钙化，但它可以阻止钙化的进一步恶化……”。这个结果与最近提出的其他治疗方法一致。上述结果强调了TNAP是重要的钙化介质，并且提出了在其他结缔组织钙化疾病（例如CD73缺陷）中作为治疗靶点的可能性。作者发现，虽然血浆TNAP活性降低，但在SBI-425治疗后血浆PPi水平保持不变。先前的结果显示Nt5e-/-小鼠血浆中PPi浓度显著降低，这有点令人惊讶。正如前面讨论，NT5E缺乏导致更高的TNAP活性，从而导致更高的PPi水解速率。推测抑制TNAP的PPi水解活性应该会增加血浆PPi浓度。然而，Ziegler等并没有发现这种现象。故而尚需进一步深入研究。

现在有大量针对PXE潜在的全身干预（即不仅针对眼睛症状）实验研究结果。均是以达到标准化PPi水平为

目的。其中抑制催化PPi水解的酶—TNAP是治疗基础。

目前已有多篇关于体内抑制钙化的临床前研究（即以Abcc6-/-小鼠为研究对象）的报道，其治疗方式与Ziegler论文中所提到的类似。

Le Saux小组发现，给Abcc6-/-小鼠每日注射一次PPi，连续几个月，可防止自发钙化的发生[14]。结果提示，每日一次血浆PPi水平短暂升高可能具有预防作用。然而，由于患者需要终生治疗，口服PPi才是最优选择。而口服PPi的缺陷是，由于磷酸酶丰富地存在于肠道[17]，而口服PPi无法进入代谢循环（即其生物利用度实际上为零），因此不能有效抑制结缔组织钙化。研究发现，对两种不同的异位钙化疾病的小鼠PXE和GACI模型，用PPi口服治疗时，小鼠模型的钙化现象受到显著抑制。在健康志愿者的血浆中观察到PPi浓度短暂升高，提示PXE患者口服PPi可使PPi短暂升高到正常生理水平。由于PPi被认为是无毒的，这种方法可能具有很大的临床潜力。

ABCC6中的大多数突变都是错义突变，并且这些突变大多数保留了转运活性，可能导致钙质在细胞内滞留[18-19]。研究亦已发现，化学伴侣4-苯基丁酸酯（4-PBA）不仅促进了ABCC6错义突变成熟，而且通过抑制钙化恢复了Abcc6-/-小鼠肝脏中ABCC6错义突变体的生理功能[13]。这项研究显示了使用4-PBA作为PXE的特异性治疗策略的可能性。

Ziegler等发现，抑制TNAP可有效减弱PXE动物模型的钙化，因而靶向抑制TNAP是一种充满希望的治疗方法。以上列出的各种针对PXE钙化症状的治疗方案前景广阔。上述干预措施的组合可能是一种最佳选择。

参考文献

[1] Orriss IR, Arnett TR, Russell RG. Pyrophosphate: a key inhibitor of mineralisation. Curr Opin Pharmacol 2016, 28: 57-68.

[2] Germain DP. Pseudoxanthoma elasticum. Orphanet J Rare Dis 2017, 12: 85.

[3] Favre G, Laurain A, Aranyi T, et al. The ABCC6 Transporter: A New Player in Biomineralization. Int J Mol Sci 2017, 18. pii: E1941.

[4] Jiang Q, Oldenburg R, Otsuru S, et al. Parabiotic heterogenetic pairing of Abcc6-/-/Rag1-/- mice and their wild-type counterparts halts ectopic mineralization in a murine model of pseudoxanthoma elasti-cum. Am J Pathol 2010, 176: 1855-1862.

[5] Jiang Q, Endo M, Dibra F, et al. Pseudoxanthoma elasticum is a metabolic disease. J Invest Dermatol 2009, 129: 348-354.

[6] Jansen RS, Kucukosmanoglu A, de Haas M, et al. ABCC6 prevents ectopic mineralization seen in pseudoxanthoma elasticum by inducing cellular nucleotide release. Proc Natl Acad Sci U S A 2013, 110: 20206-20211.

[7] Jansen RS, Duijst S, Mahakena S, et al. ABCC6-mediated ATP secretion by the liver is the main source of the mineralization inhibitor inorganic pyrophosphate in the systemic circulation-brief report. Arteri-oscler Thromb Vasc Biol 2014, 34: 1985-1989.

[8] Scheffer GL, Hu X, Pijnenborg AC, et al. MRP6 (ABCC6) detection in normal human tissues and tumors. Lab Invest 2002, 82: 515-518.

[9] Pomozi V, Le Saux O, Brampton C, et al. ABCC6 is a basolateral plasma membrane protein. Circ Res 2013, 112: e148-e151.

[10] St. Hilaire C, Ziegler SG, Markello TC, et al. NT5E Mutations and Arterial Calcifications. N Engl J Med 2011, 364: 432-442.

[11] Li Q, Price TP, Sundberg JP, et al. Juxta-articular joint-capsule mineralization in CD73 deficient mice: similarities to patients with NT5E mutations. Cell Cycle 2014, 13: 2609-2615.

[12] Verbraak FD. Antivascular endothelial growth factor treatment in pseudoxanthoma elasticum patients. Dev Ophthalmol 2010, 46: 96-106.

[13] Pomozi V, Brampton C, Szeri F, et al. Functional Rescue of ABCC6 Deficiency by 4-Phenylbutyrate Therapy Reduces Dystrophic Calcification in Abcc6-/- Mice. J Invest Dermatol 2017, 137: 595-602.

[14] Pomozi V, Brampton C, van de Wetering K, et al. Pyrophosphate Supplementation Prevents Chronic and Acute Calcification in ABCC6-Deficient Mice. Am J Pathol 2017, 187: 1258-1272.

[15] Dedinszki D, Szeri F, Kozák E, et al. Oral administration of pyrophosphate inhibits connective tissue calcification. EMBO Mol Med 2017, 9: 1463-1470.

[16] Brampton C, Aherrahrou Z, Chen LH, et al. The level of hepatic ABCC6 expression determines the severity of calcification after cardiac injury. Am J Pathol 2014, 184: 159-170.

[17] Ferguson A, Watson WC, Maxwell JD, et al. Alkaline phosphatase levels in normal and diseased small bowel. Gut 1968, 9: 96-98.

[18] Pomozi V, Brampton C, Fulop K, et al. Analysis of pseudoxanthoma elasticum-causing missense mutants of ABCC6 in vivo; pharmacological correction of the mislocalized proteins. J Invest Dermatol 2014, 134: 946-953.

[19] Le Saux O, Fulop K, Yamaguchi Y, et al. Expression and in vivo rescue of human ABCC6 dis-ease-causing mutants in mouse liver. PLoS One 2011, 6: e24738.

译者：查全斌，常州市金坛区人民医院（江苏大学附属金坛医院）

AME 医学

emed.amegroups.cn

最前沿医学知识

最实用科研干货

最独到学术见解

AME 书城

AME全系列图书及特刊在线看
单章购买，直达要点，告别
“大部头”

AME 专题

前沿资讯、科研技巧、手术
视频、大牛访谈，应有尽有
更有AME译者倾情翻译特刊
文献，不再为英文烦恼

多渠道检索

按图书
按专家
按文章
按专题
一个关键词，全内容搜索

支持快币兑换

用知识攒快币，
用快币换知识
全频道内容，
快币免费兑换

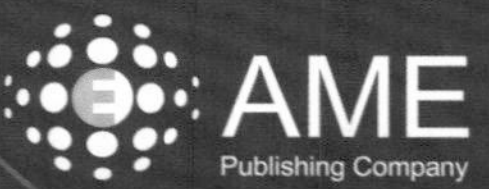

AME JOURNALS

Founded in 2009, AME has rapidly burst into the international market with a dozen of branches set up all over mainland China, Hong Kong, Taiwan and Sydney. Combining the highest editorial standards with cutting-edge publishing technologies, AME has published more than 60 peer-reviewed journals (13 indexed by SCIE and 18 indexed by PubMed), predominantly in English (some are translated into Chinese), covering various fields of medicine including oncology, pulmonology, cardiothoracic disease, andrology, urology and so forth (updated on Jun. 2020).

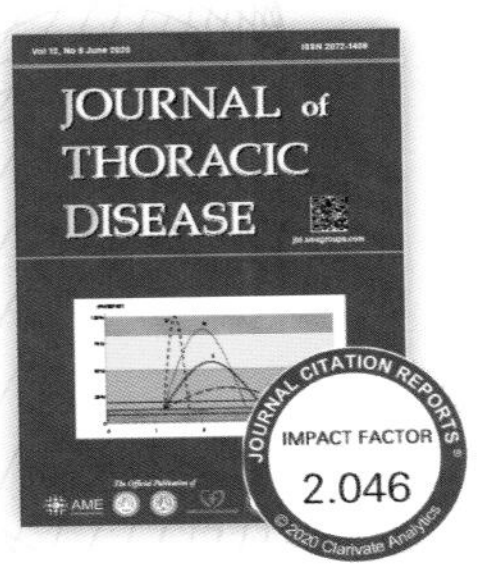

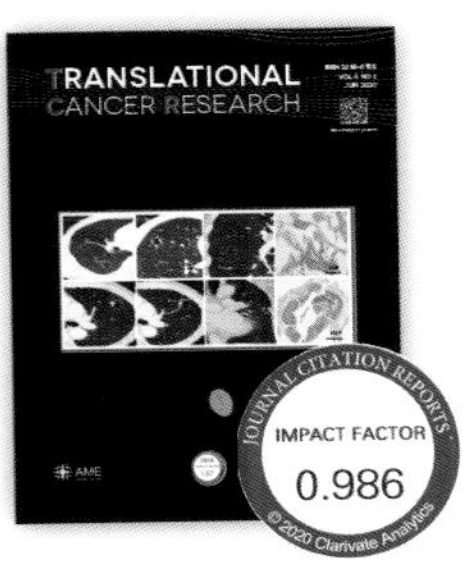

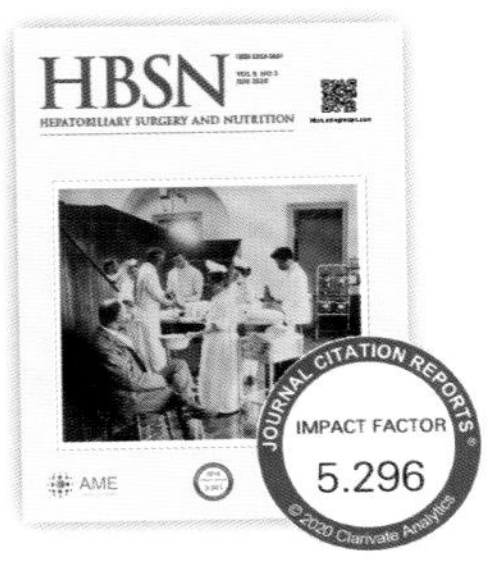

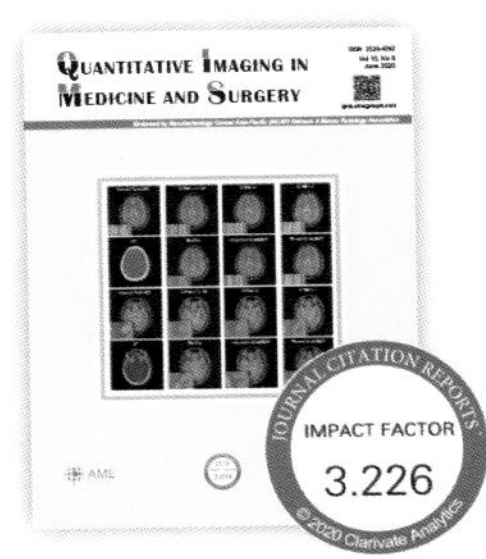

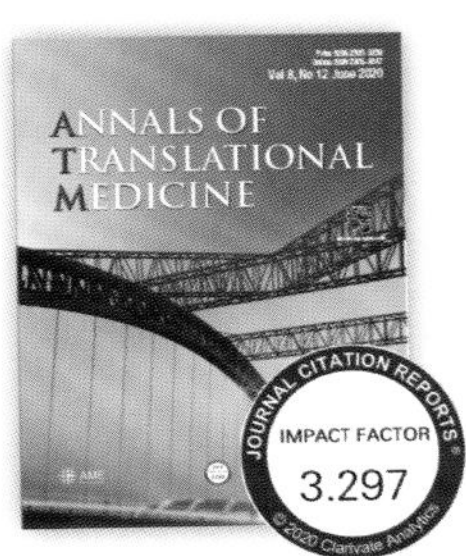

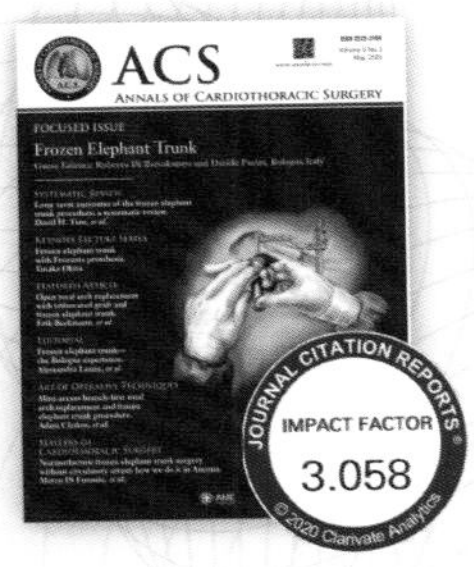

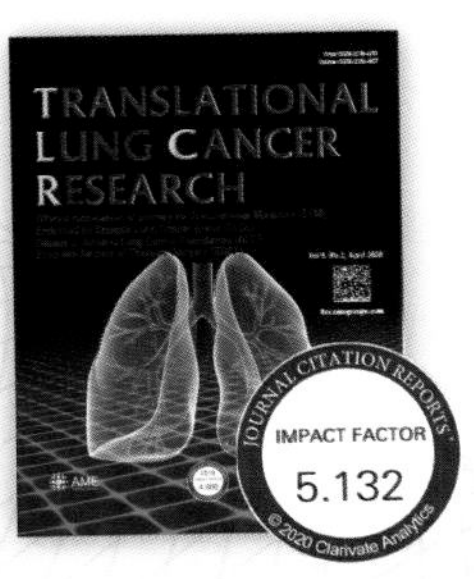

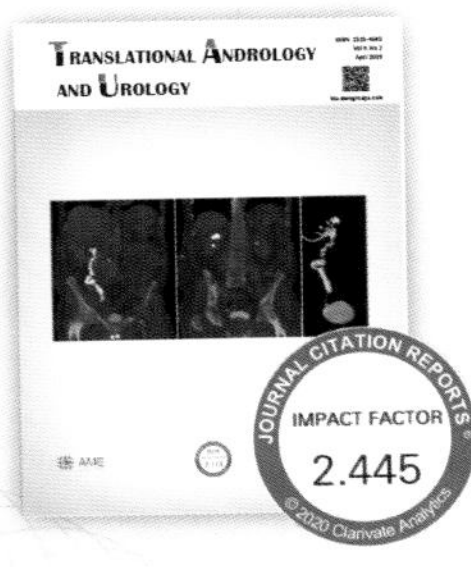

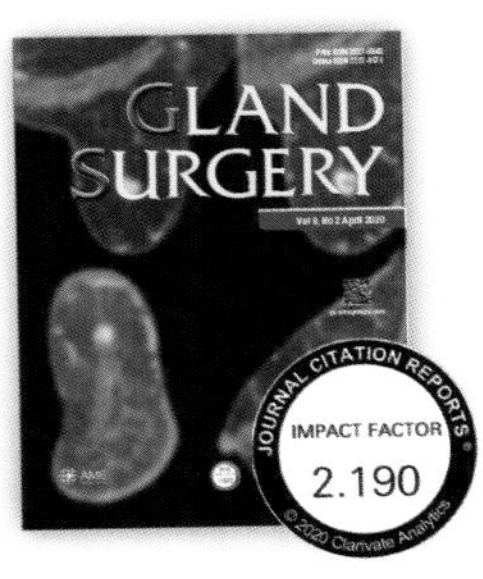

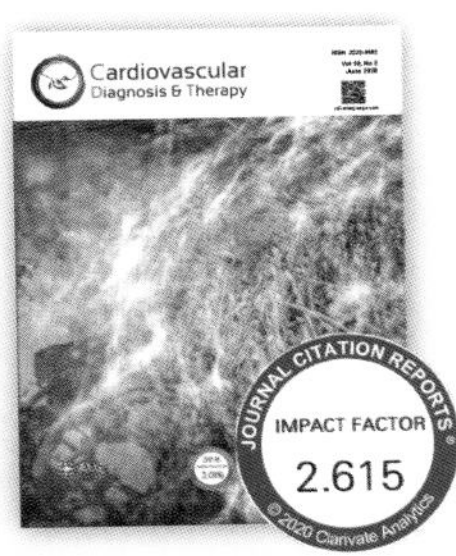

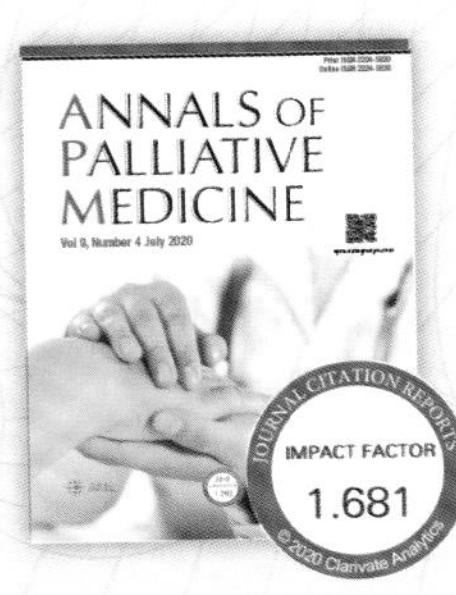

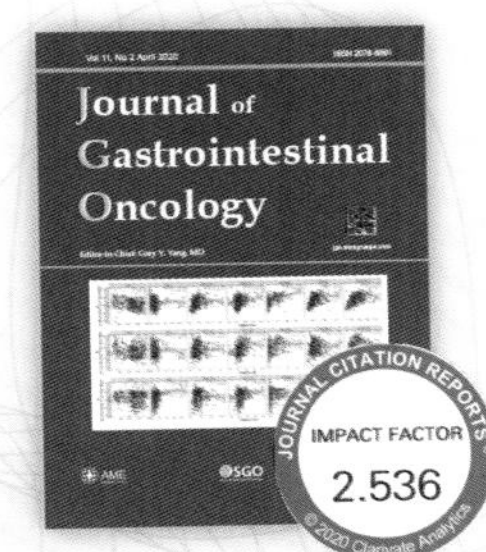

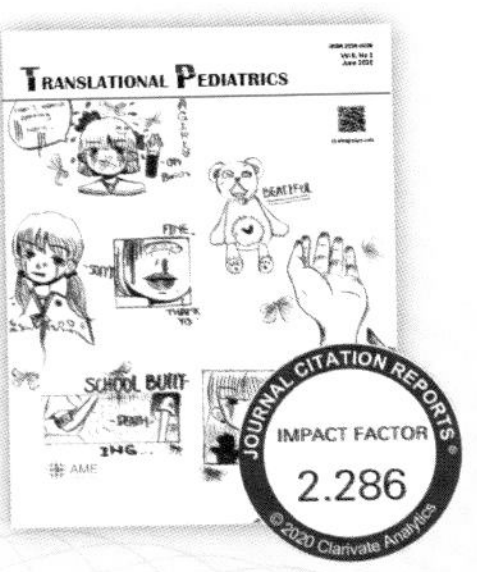

AME Publishing Company | Academic Made Easy, Excellent and Enthusiastic
砍穷千里目、快乐搞学术